中国康复医学会“康复医学指南”丛书

推拿康复指南

主　编　赵　焰　李义凯　于天源
副主编　王俊华　吕　强　吕立江
　　　　刘明军　董　桦　魏向阳

人民卫生出版社
·北　京·

图书在版编目（CIP）数据

推拿康复指南 / 赵焰，李义凯，于天源主编 . 北京 ：人民卫生出版社，2025. 9. -- ISBN 978-7-117-38610-4

Ⅰ. R244.1-62；R247.9-62

中国国家版本馆 CIP 数据核字第 2025YP5088 号

人卫智网	www.ipmph.com	医学教育、学术、考试、健康，购书智慧智能综合服务平台
人卫官网	www.pmph.com	人卫官方资讯发布平台

推拿康复指南

Tuina Kangfu Zhinan

主　　编： 赵　焰　李义凯　于天源
出版发行： 人民卫生出版社（中继线 010-59780011）
地　　址： 北京市朝阳区潘家园南里 19 号
邮　　编： 100021
E - mail： pmph @ pmph.com
购书热线： 010-59787592　010-59787584　010-65264830
印　　刷： 北京顶佳世纪印刷有限公司
经　　销： 新华书店
开　　本： 787 × 1092　1/16　**印张：** 14
字　　数： 349 千字
版　　次： 2025 年 9 月第 1 版
印　　次： 2025 年 11 月第 1 次印刷
标准书号： ISBN 978-7-117-38610-4
定　　价： 90.00 元
打击盗版举报电话：010-59787491　E-mail：WQ @ pmph.com
质量问题联系电话：010-59787234　E-mail：zhiliang @ pmph.com
数字融合服务电话：4001118166　E-mail：zengzhi @ pmph.com

编者（按姓氏笔画排序）

于天源（北京中医药大学）
万裕萍（荆州市中医医院）
王　程（新疆维吾尔自治区中医医院）
王念宏（复旦大学附属华山医院）
王俊华（湖北医药学院附属太和医院）
牛　坤（海南医科大学）
占　超（黄石市中医医院）
田万林（赤峰市中医蒙医医院）
吕　强（上海中医药大学附属曙光医院）
吕立江（浙江中医药大学）
华浩昌（溧阳市妇幼保健院）
刘再高（深圳市龙岗区人民医院）
刘明军（长春中医药大学）
刘佩军（湖北文理学院附属襄阳市中心医院）
刘俊昌（新疆医科大学）
刘跃斌（武汉市第九医院）
许慧艳（辽宁医药职业学院）
苏　莉（青岛市中医医院）
苏清伦（连云港市第一人民医院）
李　炜（内蒙古自治区中医医院）
李义凯（南方医科大学）
李成林（辽宁中医药大学）
李禹燕（昌吉回族自治州中医医院）
杨　润（山西中医药大学附属医院）
吴云川（南京中医药大学）
吴以诚（安徽中医药大学第一附属医院）
吴兴全（长春中医药大学附属医院）

张　平（十堰市中医医院）
张阳普（湖北中医药大学附属新华医院）
陈水金（福建中医药大学附属康复医院）
陈克军（长江大学附属荆州医院）
陈昌欢（武汉市中医医院）
周　晶（湖北中医药大学）
赵　焰（湖北中医药大学）
赵环宇（北京中医药大学附属护国寺中医医院）
徐　辉（郑州大学第五附属医院）
高彦平（南方医科大学第三附属医院）
董　桦（天津中医药大学第一附属医院）
韩广顺（敦化市中医院）
樊　云（湖北中医药大学）
魏向阳（郑州大学第一附属医院）

编写秘书

余韵扬（湖北中医药大学）

中国康复医学会“康复医学指南”丛书

序言

受国家卫生健康委员会委托，中国康复医学会组织编写了“康复医学指南”丛书（以下简称“指南”）。

康复医学是卫生健康工作的重要组成部分，在维护人民群众健康工作中发挥着重要作用。康复医学以改善患者功能、提高生活质量、重塑生命尊严、覆盖生命全周期健康服务、体现社会公平为核心宗旨，康复医学水平直接体现了一个国家的民生事业发展水平和社会文明发达程度。国家高度重视康复医学工作，近年来相继制定出台了一系列政策文件，大大推动了我国康复医学工作发展，目前我国康复医学工作呈现出一派欣欣向荣的局面。康复医学快速发展迫切需要出台一套与工作相适应的“指南”，为康复行业发展提供工作规范，为专业人员提供技术指导，为人民群众提供健康康复参考。

“指南”编写原则为，遵循大健康大康复理念，以服务人民群众健康为目的，以满足广大康复医学工作者需求为指向，以康复医学科技创新为主线，以康复医学技术方法为重点，以康复医学服务规范为准则，以康复循证医学为依据，坚持中西结合并重，既体现当今现代康复医学发展水平，又体现中国传统技术特色，是一套适合中国康复医学工作国情的“康复医学指南”丛书。

“指南”具有如下特点：一是科学性，以循证医学为依据，推荐内容均为公认的国内外最权威发展成果；二是先进性，全面系统检索文献，书中内容力求展现国内外最新研究进展；三是指导性，书中内容既有基础理论，又有技术方法，更有各位作者多年的实践经验和辩证思考；四是中西结合，推荐国外先进成果的同时，大量介绍国内开展且证明有效的治疗技术和方案，并吸纳中医传统康复技术和方法；五是涵盖全面，丛书内容涵盖康复医学各专科、各领域，首批计划推出66部指南，后续将继续推出，全面覆盖康复医学各方面工作。

“指南”丛书编写工作举学会全体之力。中国康复医学会设总编写委员会负总责，各专业委员会设专科编写委员会，各专业委员会主任委员为各专科指南主编，全面负责本专科指南编写工作。参与编写的作者均为我国当今康复医学领域的高水平专家、学者，作者数量达千余人之多。“指南”是全体参与编写的各位同仁辛勤劳动的成果。

“指南”的编写和出版是中国康复医学会各位同仁为广大康复界同道、

为人民群众健康奉献出的一份厚礼，我们真诚希望本书能够为大家提供工作中的实用指导和有益参考。由于“指南”涉及面广，信息量大，加之编撰时间较紧，书中的疏漏和不当之处在所难免，期望各位同仁积极参与探讨，敬请广大读者批评指正，以便再版时修正完善。

衷心感谢国家卫生健康委员会对中国康复医学会的高度信任并赋予如此重要任务，衷心感谢参与编写工作的各位专家、同仁的辛勤劳动和无私奉献，衷心感谢人民卫生出版社对于“指南”出版的高度重视和大力支持，衷心感谢广大读者对于“指南”的关心和厚爱！

百舸争流，奋楫者先。我们将与各位同道一起继续奋楫前行！

中国康复医学会会长

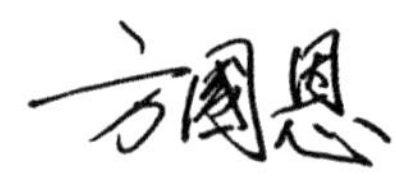

2020年8月28日

中国康复医学会“康复医学指南”丛书

编写委员会

中国康复医学会“康复医学指南”丛书

目录

31. 精神疾病康复指南	主编	贾福军		
32. 生殖健康指南	主编	匡延平		
33. 产后康复指南	主编	邹　燕		
34. 疼痛康复指南	主编	毕　胜		
35. 手功能康复指南	主编	贾　杰		
36. 视觉康复指南	主编	卢　奕		
37. 眩晕康复指南	主编	刘　博		
38. 听力康复指南	主编	周慧芳		
39. 言语康复指南	主编	陈仁吉		
40. 吞咽障碍康复指南	主编	窦祖林		
41. 康复评定技术指南	主编	恽晓萍		
42. 康复电诊断指南	主编	郭铁成		
43. 康复影像学指南	主编	王振常	梁长虹	
44. 康复治疗指南	主编	燕铁斌	陈文华	
45. 物理治疗指南	主编	王于领	王雪强	
46. 运动疗法指南	主编	许光旭		
47. 作业治疗指南	主编	闫彦宁	李奎成	
48. 水治疗康复指南	主编	王　俊		
49. 神经调控康复指南	主编	单春雷		
50. 高压氧康复指南	主编	潘树义		
51. 浓缩血小板再生康复应用指南	主编	程　飚	袁　霆	
52. 推拿康复指南	主编	赵　焰	李义凯	于天源
53. 针灸康复指南	主编	高希言		
54. 康复器械临床应用指南	主编	喻洪流		
55. 康复辅助器具临床应用指南	主编	武继祥		
56. 社区康复指南	主编	余　茜		
57. 居家康复指南	主编	黄东锋		
58. 心理康复指南	主编	朱　霞		
59. 体育保健康复指南	主编	赵　斌		
60. 疗养康复指南	主编	单守勤	于善良	
61. 医养结合康复指南	主编	陈作兵		
62. 营养食疗康复指南	主编	蔡美琴		
63. 中西医结合康复指南	主编	陈立典	陶　静	
64. 康复护理指南	主编	李秀云	郑彩娥	
65. 康复机构管理指南	主编	席家宁	周明成	
66. 康复医学教育指南	主编	敖丽娟	陈健尔	黄国志
67. 康复质量控制工作指南	主编	周谋望		

前言

随着我国经济社会的发展和人民生活水平的提高，人民群众对健康服务的需求日益增加，健康中国概念逐渐深入人心并走向国家发展的重要战略。国务院于2016年2月22日印发的《中医药发展战略规划纲要（2016—2030年）》成为新时期推进我国中医药事业发展的纲领性文件，2016年10月25日中共中央、国务院印发的《"健康中国2030"规划纲要》是推进健康中国建设的宏伟蓝图和行动纲领。同年12月25日由第十二届全国人民代表大会常务委员会第二十五次会议通过的《中华人民共和国中医药法》将中医药事业的发展提升到法律高度，此部中医药法的颁布可谓是中医药发展史上的里程碑。世界卫生组织于2017年2月6日至7日在日内瓦召开了"康复2030：呼吁采取行动"的国际会议，首次发布有关康复的国际指南——《健康服务体系中的康复》，通过会议关注到了日益增长的康复需求，提高了对康复医学的认识，强调了发展康复医疗服务对于实现世界卫生组织提出的各卫生战略以及实现《联合国2030年可持续发展议程》相关目标的重要意义。

为了满足中医药事业和康复事业发展的需要，推进健康中国战略的实施，促进推拿康复技术的进步与疗效提升，在中国康复医学会的组织规划下，推拿技术与康复专业委员会与本学科专家共同成立了指南编写委员会及工作小组，对近年来推拿康复技术所涉及优势病种及功能障碍的临床证据进行梳理，从中提炼科学有效、安全简便、易于规范的技术方法，通过制定《推拿康复指南》来规范和指导推拿康复工作者的医疗行为，提高推拿康复行业的医疗服务水平，促进推拿康复技术的标准化和规范化建设。

目前，《国际疾病分类第十一次修订本》（International Classification of Diseases 11th Revision，ICD-11）与《功能、残疾和健康的国际分类》（International Classification of Functioning，Disability，and Health，ICF）是世界卫生组织国际分类家族的重要参考分类标准。ICD-11提供关于疾病、外伤或其他健康情况的"诊断"信息，而ICF提供了"功能"信息，诠释了"预防-保健-治疗-康复"四位一体的现代医学模式，补充和丰富了ICD-11的内容。本指南在联合应用ICD-11和ICF的基础上，选择康复医学常见的、有推拿治疗特色的病种和功能障碍，通过系统评价的方法，参照中国康复医学会指南制定标准与撰写规范，理论与实践相结合，既从现代康复角度介绍了这些病种和功能障碍的定义、流行病学、诊断、康复评定，又重点介绍了中医推拿技术疗法的循证应用。

本指南涵盖绪论、神经系统疾病、肌肉骨骼系统疾病、内科疾病、儿科疾病、妇产科疾病及常见功能障碍七大板块内容，共 40 余个病种及功能障碍。特点在于立足临床，侧重康复治疗，突出中医推拿康复。现代康复部分详于评定，推拿康复部分详于治疗。为了增加本书的可读性，按证据和推荐级别从高到低排序相应的内容，层次清楚，中西医融通、理论与临床紧密联系，具有较强的科学性、规范性及实用性，可供广大临床康复医师参考，也可作为医学院校科研、教学人员以及医学生、研究生的参考书。

全体参编人员以认真负责的精神，查阅了大量国内外文献资料，精益求精地推敲编撰内容，对指南做了反复的校对和修改。但由于水平有限，疏漏之处在所难免，敬请推拿康复同仁和广大读者不吝赐教，提出宝贵意见，以便进一步修订完善。

中国康复医学会
推拿技术与康复专业委员会
赵　焰
2025 年 6 月

目录

第一章 绪论

第一节 推拿技术康复的基本概述

推拿学是研究用推拿手法或功法治疗和预防疾病的一门系统学科，是中医最具特色的临床学科之一，属于传统医学范畴；康复医学是一门以消除和减轻人的功能障碍，弥补和重建人的功能缺失，设法改善和提高人的各方面功能的医学新兴学科。这两个学科之间，可以实现学科渗透、学科交叉，甚至发展成为新的交叉学科——康复推拿学。有学者提出康复推拿的学术思想是以功能障碍为研究对象，以推拿手法和功能训练为治疗手段，以恢复生理功能，直至回归社会为治疗目的。推拿康复学科交叉的意义在于，用现代康复理念来指导推拿手法，现代康复理论与技术为推拿理论与实践发展而服务，所以推拿康复学科交叉的持续发展，甚至形成康复推拿学，是对推拿学的发展，也是学科发展的产物。

一、推拿技术康复医学的特色和优势

（一）以中西医理论为基石，是中西医结合模式的表现形式

康复推拿基于中医基础理论和现代康复医学理论，既重视运用中医的整体观、辨证观，也融入康复医学理论的康复运动疗法技术、康复评价体系。康复推拿倡导以理论指导手法，以现代康复理论指导中医推拿手法，强调运用康复的运动力学技术、康复评定方法，实时动态评估推拿手法疗效，在诊治一体化过程中调整推拿手法参数，是一种很好的中西医结合形式。

（二）将康复评定、功能评判与推拿手法相结合，朝向精准治疗

康复推拿的治疗手段以推拿手法或功法训练为主，推拿手法是医者根据治疗对象实际情况而设定的特殊运动治疗处方，推拿手法的力的实施参数因人而异，并随功能恢复的变化而调整；功法治疗在训练过程中强调身心并练，功法的选择也依据中医的辨证论证、因人而异，根据康复评估结果制订个性化功法训练方案。康复采用评定的方法，评定功能障碍的性质、部位、范围、严重程度、发展趋势、预后及转归。通过评价可以确定各种功能障碍程度，分析障碍起因，对比治疗效果，评定贯穿于整个康复推拿过程。中医推拿对疾病进行诊断和程度鉴别，远没有康复评价细化，治疗上存在一定程度的模糊性；而康复推拿通过实时、定量的评定，调整推拿手法参数，达到精准治疗目的，更适应康复治疗的需要。

（三）注重功能观，以功能为导向，提升功能为目标

康复推拿的治疗目的不再着眼于治愈疾病，而是最大限度地恢复病、伤、残、亚健康者的功能障碍，使其回归家庭，回归社会，提高生活质量。一切以功能为导向，无论患者是否有病或残疾，提升功能为目标。

随着“生物 - 心理 - 环境 - 人文”医学模式的发展，医学界对健康理念的理解，已经从单

纯身体健康转化为身心健康、生活质量提升；对身体健康的要求，不仅要身体无疾病，也要身体各项功能尽可能良好、生活质量高；对身体功能的关注度越高，康复的需求和期望值就越大，康复推拿的社会需求就越显著。

现代疾病谱已经由感染性疾病转变为非感染性慢性病为主，伴随我国老龄化的趋势，慢性病如高血压、胃病、冠心病、糖尿病、慢性支气管炎等，发病率明显增高，已成为当前危害老年人健康的主要原因，针对老年慢性病的功能障碍，康复推拿通过功能训练，包括推拿手法和功法训练，开展预防性康复、早期康复训练和疾病时期的全面康复，从而预防残疾的发生、减轻残疾的影响，使得患者的功能不断提高，获得最大程度的生活自理能力和社会参与能力，提高生活质量。

二、推拿技术康复的临床实践

推拿技术历史悠久，推拿治疗范围广泛，推拿疗效也广受赞誉，但随着现代医学和技术的发展，传统推拿技术备受冲击，只有充分挖掘推拿技术的精髓、摒弃推拿中的不足，并结合现代医学及技术，与时俱进，才能让传统推拿技术继续传承和发扬，也才能推动推拿学科的发展。因此，将传统推拿技术与现代康复医学相结合，应用于康复临床，对于推动学科发展和满足人类健康需求具有重要意义。

推拿具有镇痛、修复、激活三大作用。推拿刺激量适中，可缓解肌肉痉挛和粘连，既有利于疼痛的解除，疾病的康复，又不会造成二次损伤；推拿柔和舒缓的操作，可加速血液循环，促进损伤组织的修复；推拿舒缓的刺激，可激活损伤细胞的活性和迟钝肌肉的弹性。

推拿头面部的手法，如揉百会、抹前额，揉印堂、太阳，拿五经等手法点按诸孔窍、疏通诸阳经，可改善脑部供血，刺激大脑皮层，推拿的渗透作用可直接修复损伤的脑细胞以促进认知功能恢复。在四肢肌肉丰厚处行推拿操作，如拿揉肢体，弹拨腘窝、肘窝等处肌腱，点按曲池、合谷、委中、足三里等穴位，可激活损伤的肌细胞、恢复肌肉弹性，弹拨肌腱、摇法及弧线运动关节，增大关节的活动度，可预防肌肉萎缩，促进肢体感觉恢复，改善肢体功能，适用于脑卒中后肩手综合征、手功能障碍、肌肉萎缩及步态异常者。推拿腹部及腰骶，如摩腹、弹拨腰骶八髎穴，可有效调节腹部脏器功能，恢复腰骶部力学平衡而调节盆腔脏器功能，可有效改善脑卒中后二便失调。推拿背部（膀胱经、夹脊穴），背部㨰法、揉法，点按背俞穴，可调整脊柱生理曲度及紊乱的小关节，缓解躯干部肌肉紧张痉挛，刺激脊神经，从而调节心肺功能。

然而，推拿手法流派众多，推拿技术个体化差异较大，缺乏规范化、标准化、精细化；而现代康复评定与训练注重局部，缺乏整体功能观、辨证观。因此，传统推拿技术借鉴现代康复的精细评定方法，现代康复融入中医整体功能观、辨证观的原则，是推拿技术康复未来发展的方向。

（赵 焰）

第二节 推拿技术手法

一、手法的定义

手法就是用手或肢体的某些部位，按特定的技巧作用于体表，使产生的力达到防病、治病、康复、保健的目的，这种特定的技巧称为“手法”。这里规定了手法的实质是力；应用手法的目的为防病、治病、康复、保健；手法应用的部位为体表。

临床应用推拿手法时不仅可以用手，还可以用前臂（前臂揉法）、肘（肘揉法）、腰（背法）、膝（胸椎对抗复位法）、足（踩跷法）；但手是主要与患者接触的部位，所以统称为“手法”。除主要用手治疗的形式以外，若以足为主要接触部位的治疗形式则称为“踩跷法”；以桑枝棒为主要接触患者的治疗形式则称为“拍打疗法”。

虽然各种手法都来源于日常生活，但又区别于日常生活中的动作，其区别点就在于手法有特定的技巧，是能治病、防病、保健的医疗手段，故称为“法”。《医宗金鉴·正骨心法要旨》称：“法之所施，使患者不知其苦，方称为法也。”若不按“法”的要求做，则可导致没有疗效、损伤患者、损伤医生、甚至加重病情等情况出现，因此“法”贯穿整个医疗过程。

手法依据应用的场合不同其目的也就不同。医生用则为医疗推拿，康复师用则为康复推拿，保健调理师用则为保健推拿，自我使用则为自我推拿，家庭用则为家庭推拿。

二、手法的要求

（一）基本要求

手法的基本要求是所有推拿技术手法应遵循的，包括：持久、有力、均匀、柔和、深透和渗透。

1. 持久　是指按手法的要求作用一段时间。包括两层含义，一是按要求，二是作用一段时间。按要求即是按“法”进行操作，目的是保证疗效；若不按要求则可能出现没有疗效、损伤患者、损伤医生，甚至加重病情等现象的出现。作用一段时间，这里的持久并非单纯的长时间；临床治疗时，如揉法、㨰法、一指禅推法、摩法等通常需要 3~5 分钟或更长，但也有的手法是瞬间用力，如扳法。因此，应正确理解持久的含义为作用“一段时间”。

2. 有力　是指手法要有一定的力度，达到一定的层次。在用力时应根据患者的体质、病情选择适当的力量。力量是可大可小的，大时力量可达骨骼、脏腑；小时仅达皮肤和皮下；也就是说力量并不是越大越好。如在治疗“腰部软组织损伤”时，手法的力量应达到软组织，过大则容易导致新的损伤，不及则达不到治疗效果。再如在治疗便秘时，手法的力量应达到胃肠，否则无法实现健脾助运、传导糟粕、促使胃肠蠕动的治疗目的。再如点穴，穴位是脏腑气血输注的部位，居于经络之上；因此点穴时，力量应达到经络所在的层面，才能出现酸、麻、胀、重、松等感觉，才能有止痛、松筋的效果；同样经络在循行过程中有伏行分肉之间，游走于四肢表浅的部位，因此点穴的力量也有大有小。

3. 均匀　是指手法的力量要均匀、速度要均匀、操作幅度要均匀、变化要均匀。均匀的实际内涵包含四个，即在操作时力量不可时轻时重，速度不可时快时慢，幅度不可时大时小，在改变力量、速度、幅度时要逐渐地、均匀地改变。临床应用时，绝大多数手法都要求均匀，只有均匀了，手法质量才好，疗效才高，患者容易接受。如果不均匀会影响治疗效果。

4. 柔和 是指手法要轻柔缓和，不使用蛮力、暴力，做到"轻而不浮，重而不滞"。推拿手法常应用于软组织，软组织中医称为"筋"，而"筋喜柔不喜刚"。因此柔和对于治疗软组织疾病、神经损伤导致的肌肉无力瘫痪是非常重要的，是手法基本要求中的重要内容。

5. 深透 是指每个手法应用完之后，均能使该部位的浅层组织和深层组织得到充分放松。肌肉有深有浅，损伤亦有深有浅，因此在治疗损伤时，特别是深层组织损伤时，手法需要透达到深层组织，使浅深组织都可以受力，达到治疗目的。

6. 渗透 是指一些手法产生的效果是从浅层组织渗透到深层组织。与深透不同，深透是要用力的，而渗透则是不用力。如擦法，应用擦法时即刻就可产生热，但最先出现的热是皮肤，而疾病、需要治疗的部位往往在深层如肌肉、胃肠，这就要求在做擦法时持续操作一段时间，使产生的热逐渐渗透到深层组织，如此才可称为"透热"。

（二）用力原则

手法的实质是力，因此在施用手法时必须有用力原则，以保证疗效，防止损伤。手法操作时用力的基本原则包括三点：以近带远、刚柔相济、整体用力。

1. 以近带远 用力的基本要求是以近端带动远端。靠近心脏的部位较远离心脏的部位称为"近"，远离心脏的部位称为"远"。以近带远即是临床中常说的用"腰"上的力、用"丹田"的力。如掌揉法是以上肢带动手掌进行按揉；拇指拨法是以上肢带动拇指进行操作，而拇指的掌指关节及指间关节不动；抹法是以拇指的近端带动远端着力。如果手法仅仅是用手上的力，则力量小不能持久、部位不能深透。临床中医生应尽量以近端的力、自身的重力做手法治疗，减少体力的消耗，更好、更多地解决患者的疾苦。如掌揉法作用于腰骶部时，医生双掌重叠置于腰骶部，身体前倾，以自身的重力作为向下的按压力量，如此既轻松，又可持久。

2. 刚柔相济 手法要刚柔相济，即刚中有柔，柔中有刚。有些手法以刚为主，而有些手法则应以柔为主。在施用以刚为主的手法时，患者应感觉到力量很大但能忍受；在施用以柔为主的手法时，患者应感觉到很舒适但手法有一定的力度。如点法、一指禅推法、拨法均是以刚为主的手法，而揉法、摩法、拿法均是以柔为主的手法。但这些手法均是刚柔相济的手法。绝大部分手法均是刚柔相济的手法，就一组手法或一套治疗手法而论，也应是刚柔相济的手法组合。

3. 整体用力 在施用手法时，是在大脑的指挥下，身体各部协同运动、发力。用力方法是：起于根（足或丹田），顺于中（下肢、腰、上肢），发于梢（掌、指）。切忌以掌着力时力发于掌、以指着力时力出于指。以颈部拔伸法为例，看似是医生肩肘用力，但实为医生两下肢、骨盆、上身、肩、肘共同用力、同时用力；单独哪一个部位发力都是错的。整体用力保证了手法产生的力足够大。整体用力使得医生各部位用最小的力保护了医生的各部位。整体用力也是一种用力方法，需要反复练习、体会，才能做好、做正确。

（三）形体要求

在学习手法时，除要掌握手法基本要求和用力原则外，还要学习注意形体、姿势的调整。对于手法操作时形体的要求有两点，即体松、体正。

1. 体松 即身体放松。要做到身体放松，首先要精神放松；其次是颈肩部放松以保证沉肩；肩部放松以保证肘关节自然下垂；肘及上臂放松以保证肘及腕关节能自由屈伸；松髋、松膝、两足抓地以保证下肢的稳定与放松。体松可以概括为“松而不懈，紧而不僵”。体松是为了更好地应用手法，避免软组织出现劳损；但这并不等于注意力不集中。临床治疗中，医生应随时注意手下的感觉、患者的变化，做到随时调整手法以获得更好的疗效，这就是“松而不懈”的含义。应用手法时如果医生注意力过度集中，特别是长时间紧张，就容易导致心率、血压的变化，日久对身体健康是不利的，因此在做手法时，医生首先应保证放松，这便是“紧而不僵”的含义。

2. 体正　即身体正直。在手法操作过程中，身体要保持正直，即：头正、颈直、含胸、拔背、塌腰、敛臀以保证脊柱正直，脊柱无屈伸、侧屈和旋转。如果在做手法时，没有注意到身体正直，出现低头、驼背、弯腰，日久定会造成项、背、腰部的肌肉损伤，甚至颈椎、胸椎、腰椎出现增生。体正还要求医生在治疗时尽量两足开立，不偏不倚。这就要求医生在做手法时，对于患者的体位、治疗床的高低、手法的选用方面做出精心安排与设计，保证身体正直，防止损伤。

（四）呼吸要求

与手法形体要求同样重要的还有对呼吸的要求。手法操作时对于医生呼吸的基本要求是自然呼吸。自然呼吸是指在手法操作过程中自然呼吸，不憋气，以保证能够连续、持久地应用手法。自然呼吸的具体要求是呼吸要做到“静、缓、深、匀”。“静”是指呼吸要平稳，呼吸的动作不宜过大。“缓”是指呼吸要慢，呼吸的速度不宜太快。“深”是指呼吸要深沉，呼吸深度为气达丹田。“匀”是指呼吸要均匀，呼吸的频率要适中，要与手法的用力、快慢相适应。

在任何情况下，如果呼吸被自己察觉或被他人看出，均为不自然的呼吸。若要做到自然呼吸，在学习和实践过程中需要反复练习。

手法是防病、治病、康复、保健的关键。欲达到良好的效果，首先必须熟练掌握每个手法的操作、动作要领、作用、作用层次、手法特点及注意事项。其次应该细心揣摩练习，达到由生到熟，由熟到巧，并能得心应手地运用。第三手法每次练习后应总结、反思，找出优点要保持，发现不足求改进。如此经过一段时间练习、揣摩、总结，才能出现质变，才能做到得心应手。第四手法学习过程中要不断在临床实践中与患者交流，用以改进手法，提高手法质量和临床疗效。

三、手法的分类

纵观目前的推拿技术手法，其特点是手法种类多，治疗范围广。据不完全统计，现有推拿技术手法已多达百余种，治疗范围已涵盖了骨伤科、内科、妇科、儿科、五官科等临床学科的疾病。本节精选了十余种常用推拿技术手法，并根据推拿技术手法的治疗作用及其特点，分为松动类、整复类、兴奋类、镇静类和小儿类等技术手法。

（一）松动类技术手法

目前把刺激量较小、动作柔和舒适的一类基本手法和复合手法，统称为松动类技术手法，主要包括㨰法、揉法、擦法、搓法、拿法等推拿技术手法。其以患者放松舒适为前提，以松弛肌肉、降低软组织的保护性紧张、增强痛阈、促进局部血液循环等为目的，手法操作应由轻到重，由浅入深。

1. 㨰法　以第 5 掌指关节背侧吸定于体表施术部位，通过腕关节的屈伸运动和前臂的旋转运动，用小鱼际连同手背尺侧在施术部位上做持续不断的来回滚动，称为㨰法

(图 1-2-1),包括小鱼际㨰法、掌指关节㨰法和拳㨰法三种。本法接触面较大,刺激平和舒适,渗透性强,适用于颈项部、肩背部、腰臀部及四肢等肌肉丰厚部位。其吸定的部位应紧贴于体表,不可拖动、摆动或跳动。手法的压力、频率和摆动幅度要均匀,尽可能增大腕关节的屈伸幅度,动作要协调而有节律。

㨰法以柔和为基础,以刚劲为用,“刚柔相济”。正确运用可起到舒筋活血、解痉止痛、滑利关节的作用,有较好的缓解肌肉痉挛、增强肌肉韧带运动能力、促进血液循环以及消除肌肉疲劳等功效,常用于神经系统、肌肉骨骼系统等常见功能障碍的康复治疗。

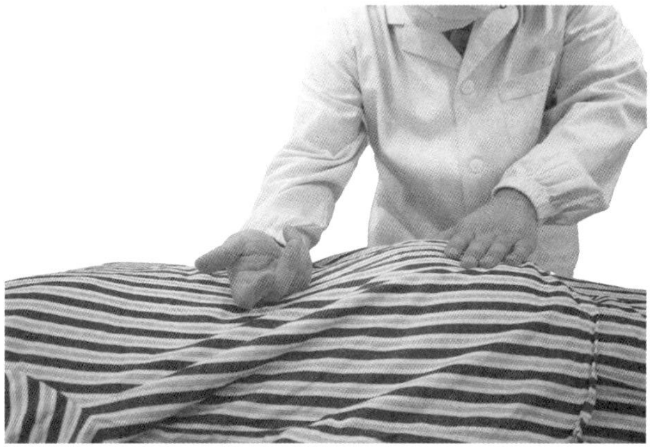

图 1-2-1 㨰法

2. 揉法 以手掌鱼际或掌根、全掌、手指螺纹面着力,吸定于体表施术部位或穴位上,做轻柔和缓的上下、左右或环旋揉动的一种技术手法,称为揉法(图 1-2-2)。根据操作时接触面的不同可分为掌揉法和指揉法,掌揉法又可分为鱼际揉法、掌根揉法和(全)掌揉法,指揉法又可分为中指揉法、三指揉法和拇指揉法。揉法应吸定于施术部位,带动皮下组织一起运动,不能在体表上有摩擦运动,操作时向下的压力不可太大。

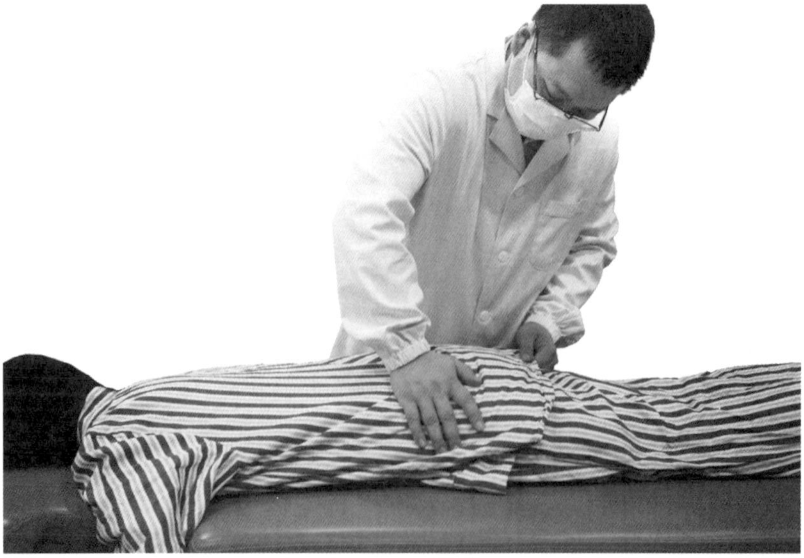

图 1-2-2 揉法

揉法是常用的主要手法之一，在手法技术中出现极早，应用范围广泛，适用于全身各个部位，正确运用可起到疏通经络、行气活血、健脾和胃、消肿止痛等作用，常与按法、摩法、拿法等手法配合应用于各病症的康复治疗。

3. 擦法　用掌面或掌根或鱼际、小鱼际贴附于体表施术部位，做较快速的直线往返运动，使之摩擦生热的一种技术手法，称为擦法（图 1-2-3）。根据操作部位不同，可分为指擦法、掌擦法、鱼际擦法和小鱼际擦法。其作用力较浅，仅作用于皮肤及皮下，运行线路不可歪斜，常擦到皮肤发红，但不可擦破皮肤，故在操作时多用介质润滑，防止皮肤受损。

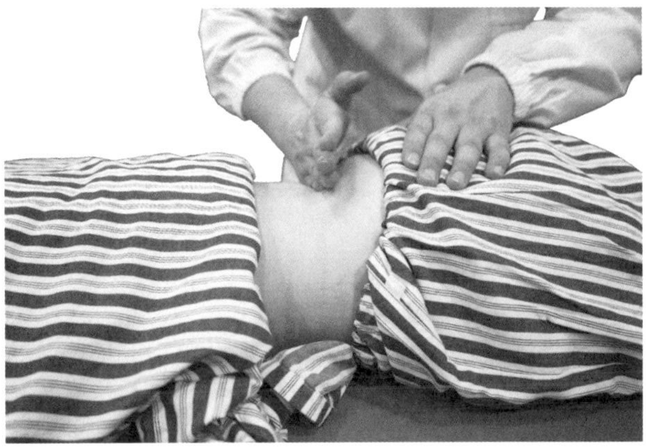

图 1-2-3　擦法

擦法需根据不同的治疗部位酌情选用，正确运用可起到温经通络、祛风散寒、宽胸理气、止咳平喘、健脾和胃、行气活血等作用，可用于呼吸系统、消化系统及肌肉骨骼系统等常见功能障碍的康复治疗。

4. 拿法　用拇指和其余手指指面着力，对称用力，提捏或揉捏一定部位或穴位的一种技术手法，称为拿法（图 1-2-4）。实际上拿法为一复合技术，含有捏、提、揉这三种成分，捏提中宜含有揉动之力，因而有"捏而提起谓之拿"的说法。根据拇指与其他手指配合数量的多少，有三指拿法、五指拿法等称谓，可单手操作，亦可双手同时操作。拿法应注意动作的协调性，用劲要由轻而重，不可突然用力。

拿法刺激强度较大，施术时间或次数以短、少为佳，常在施术后配合轻柔缓快的揉法，以缓解刺激引起的不适之感。正确运用可起到疏经通络、行气活血的作用，常与其他手法配合应用，适用于颈项部、肩部、四肢部和头部等多种病症的康复治疗。

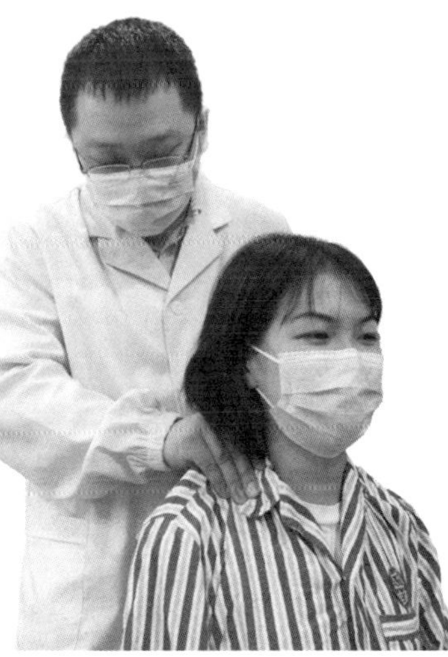

图 1-2-4　拿法

5. 搓法　用双手掌面夹住肢体，微微悬提，对称用力，做快速交替搓动或往返搓动的一种技术手法，称为搓法（图 1-2-5）。包括夹搓法和推搓法两种，夹搓法适于四肢部、胁肋部；推搓法适于背腰部及下肢后侧。搓动的速度应快，而上下移动的速度宜慢，施力不可过重，夹搓时如夹得太紧或推搓时下压力过大，会造成手法呆滞。

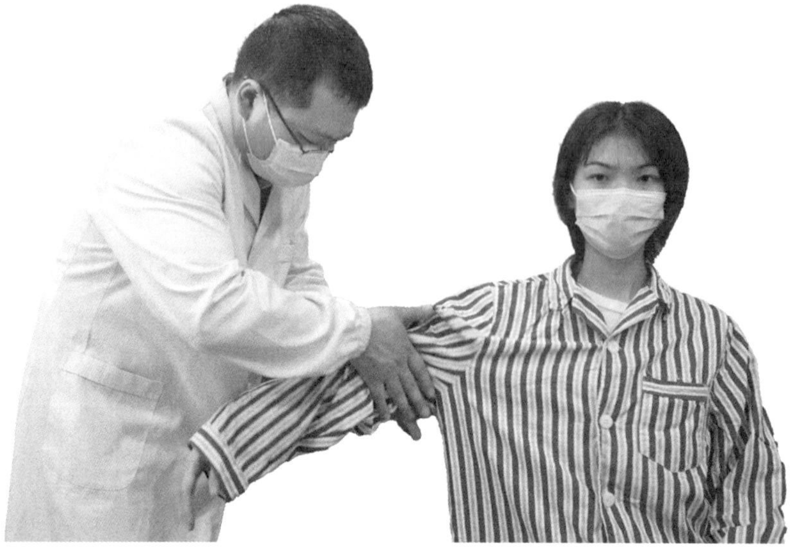

图 1-2-5　搓法

搓法轻快柔和，多在手法操作后期施用，常用于四肢、胁肋等部位，正确运用可起到疏松肌筋、调和气血、解痉止痛及疏肝理气等作用，主要用于关节活动不利、肌肉酸痛及胸肋屏伤等病症的康复治疗，也可作为其他疾病康复治疗的辅助技术手法或结束技术手法使用。

6. 抖法　抖法是用单手或双手握住患肢的远端，稍作牵引，用力做小幅度上下或左右方向连续抖动的一种技术手法（图 1-2-6）。通常可分为抖上肢、抖下肢和抖腰三种操作方法，操作时抖动幅度要小，频率要快。

抖法的力量作用于肌肉、关节、韧带，是较为轻快、柔和的一种手法，被抖动的肢体有轻松、舒畅的感觉，正确运用可起到舒展筋骨、松解粘连、滑利关节及调和气血等作用，是放松关节、增加关节功能恢复的常用手法之一。临床常用于四肢部、脊柱部病症引起关节活动范围减小的康复治疗，也可用于减轻手法后反应，增加手法的舒适感，常为理筋结束技术手法。

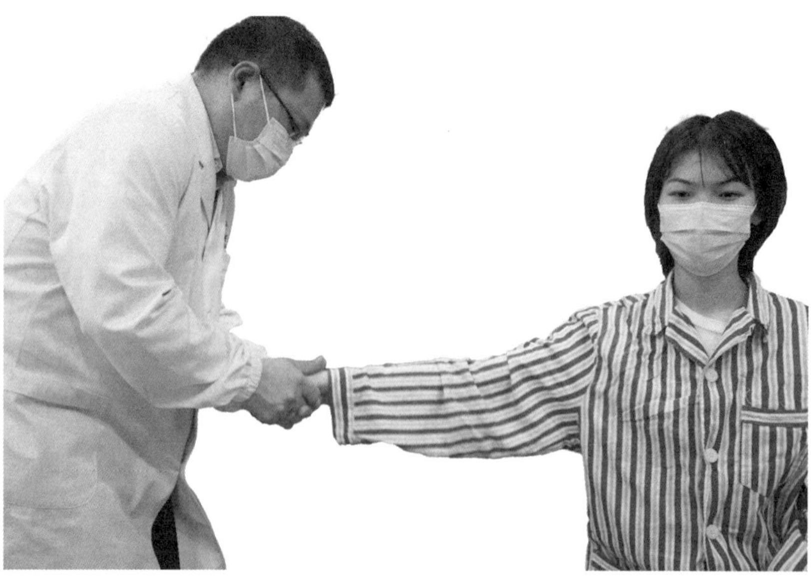

A

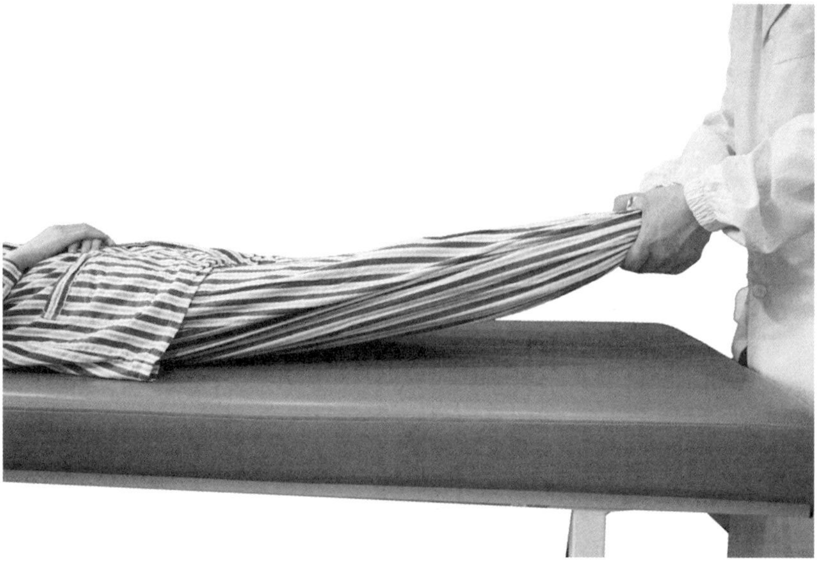

B

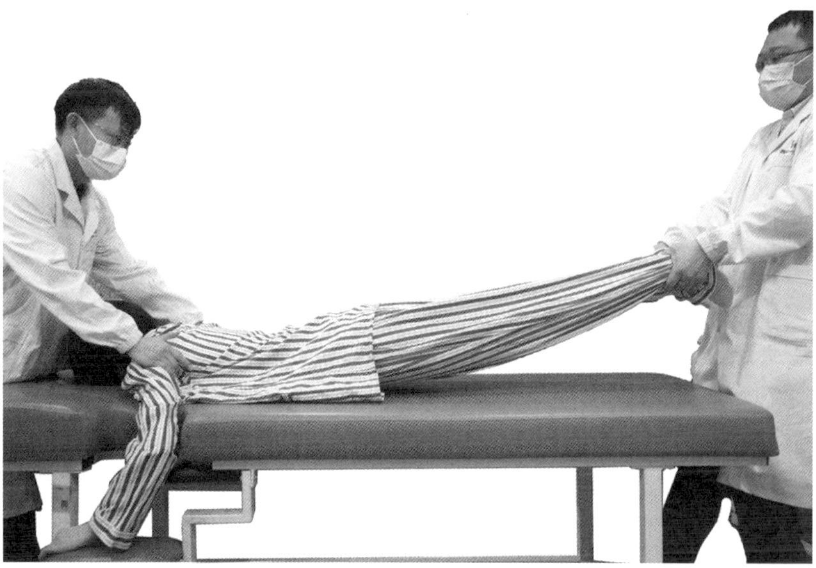

C

图 1-2-6 抖法

A. 抖上肢法；B. 抖下肢法；C. 抖腰法

（二）整复类技术手法

1. 摇法 摇法是以关节为轴心，用一手握住或夹住关节近端肢体，另一手握住关节远端肢体，做被动的缓慢回旋转动的一种技术手法，包括颈项部、肩部、腰部和四肢关节部摇法（图 1-2-7）。在施术时要将体位安置合适，摇动的动作要和缓稳妥，速度要慢，幅度要在被动运动关节的正常生理活动范围内进行，不可突然快速摇转。

摇法是较常用的被动活动关节的手法，尤其对肢体关节功能的增进与恢复有着良好的效应，正确运用可起到舒筋通络、滑利关节以及增强关节活动功能的功效，同时也可用于解除粘连的辅助治疗。如以滑利关节的作用而言，摇法可作为关节部的主要方法应用；如以

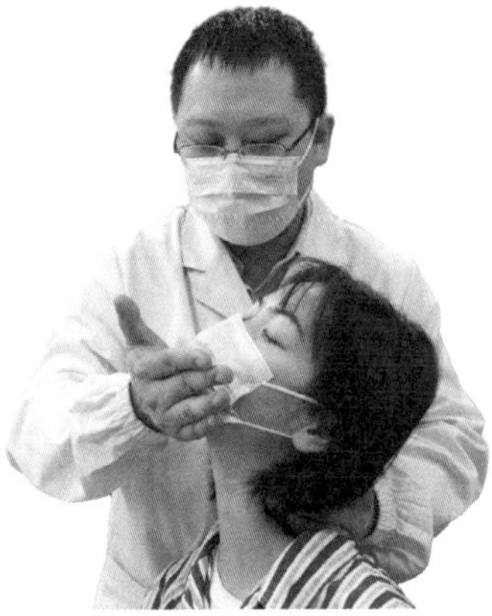
A

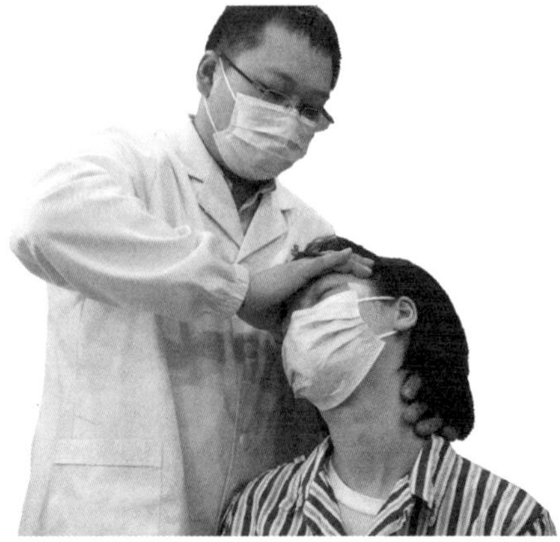
B

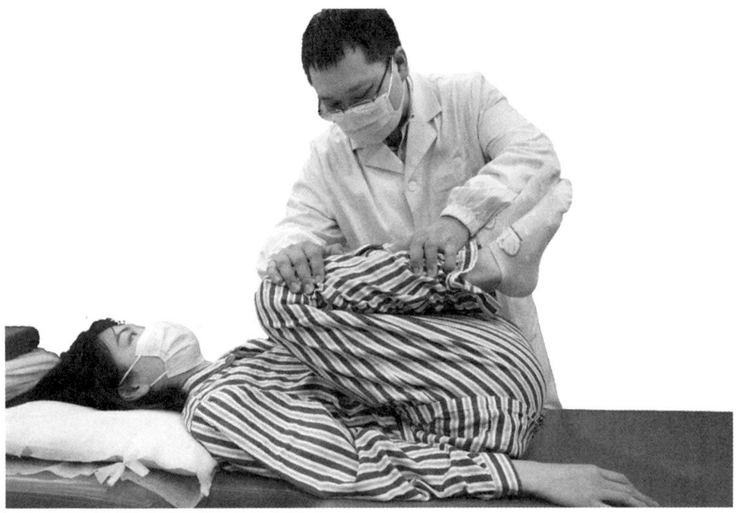
C

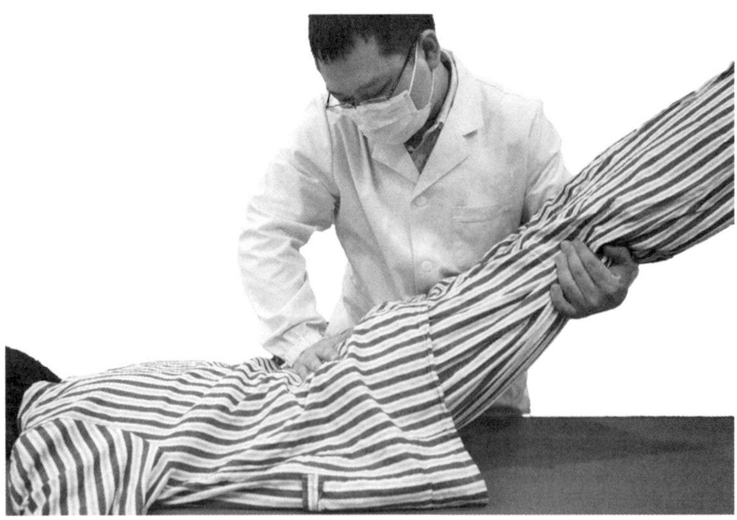
D

图1-2-7　摇法

A. 颈项部摇法；B. 颈项部摇法；C. 仰卧位摇腰法；D. 俯卧位摇腰法

解除粘连的作用而言，摇法则为辅助技术手法。此法适用于各种软组织损伤性疾病、骨折后遗症等各种关节活动功能障碍的康复治疗。摇法常与拿法、点法、按法等配合应用于各关节部。

2. 拔伸法 固定关节或肢体的一端，牵拉另一端，应用对抗的力量使关节或肢体得到伸展的一种技术手法，称为拔伸法（图 1-2-8），又称牵引法或牵拉法。适用于全身关节处，拔伸时力量由小到大，逐渐加力，拔伸结束时要缓慢松开，切忌暴力拔伸，以免造成损伤。

拔伸法是治疗四肢关节功能障碍的主要手法之一，正确运用可起到缓解痉挛、松解粘连、整复错缝、矫正肢体短缩畸形等功效，常用于软组织损伤后出现痉挛和挛缩、关节脱位等康复治疗。

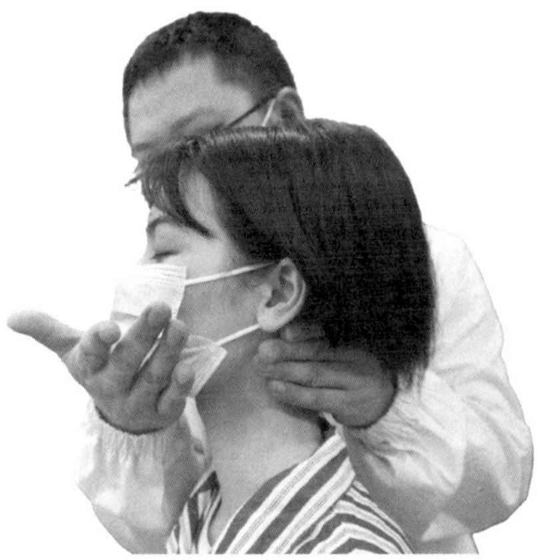

A

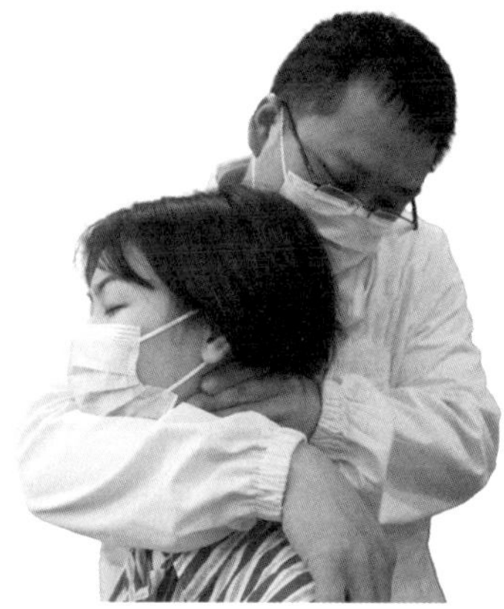

B

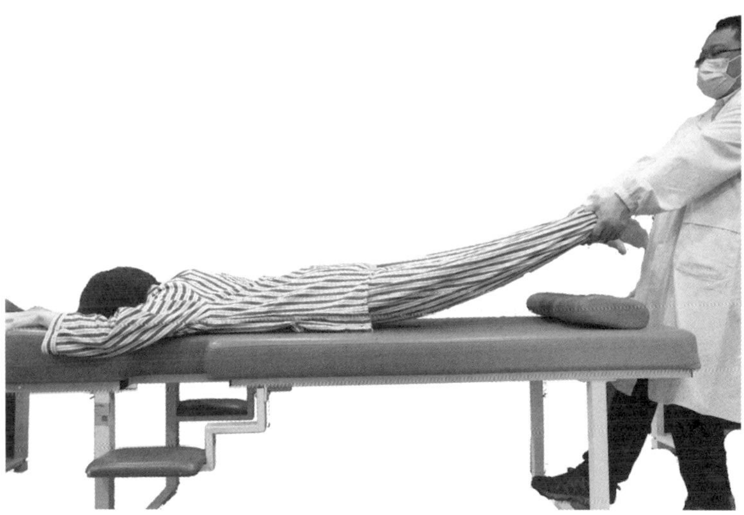

C

图1 2 8 拔伸法

A. 掌托拔伸法；B. 屈肘臂托拔伸法；C. 腰椎拔伸法

3. 扳法 两手分别固定关节的两端或肢体的一定部位，做相反方向的用力扳动，使关节做被动、小幅度、瞬间的旋转、屈伸、收展等运动的一种技术手法，称为扳法（图 1-2-9）。根据其扳动部位的不同，分为颈部扳法、胸部扳法、腰部扳法、肩部扳法、肘部扳法、腕部扳法、髋部扳法、膝部扳法、踝部扳法等。适用于全身各关节，操作时动作宜稳，定位宜准，运力宜巧，发力宜快，不可逾越关节运动的生理范围，不可粗暴用力和使用蛮力，不可强求关节弹响。诊断不明确的脊柱外伤及带有脊髓症状体征者禁用扳法，老年人伴有较严重的骨质增生、骨质疏松者慎用或禁用扳法，对于骨关节结核、骨肿瘤者也禁用扳法。

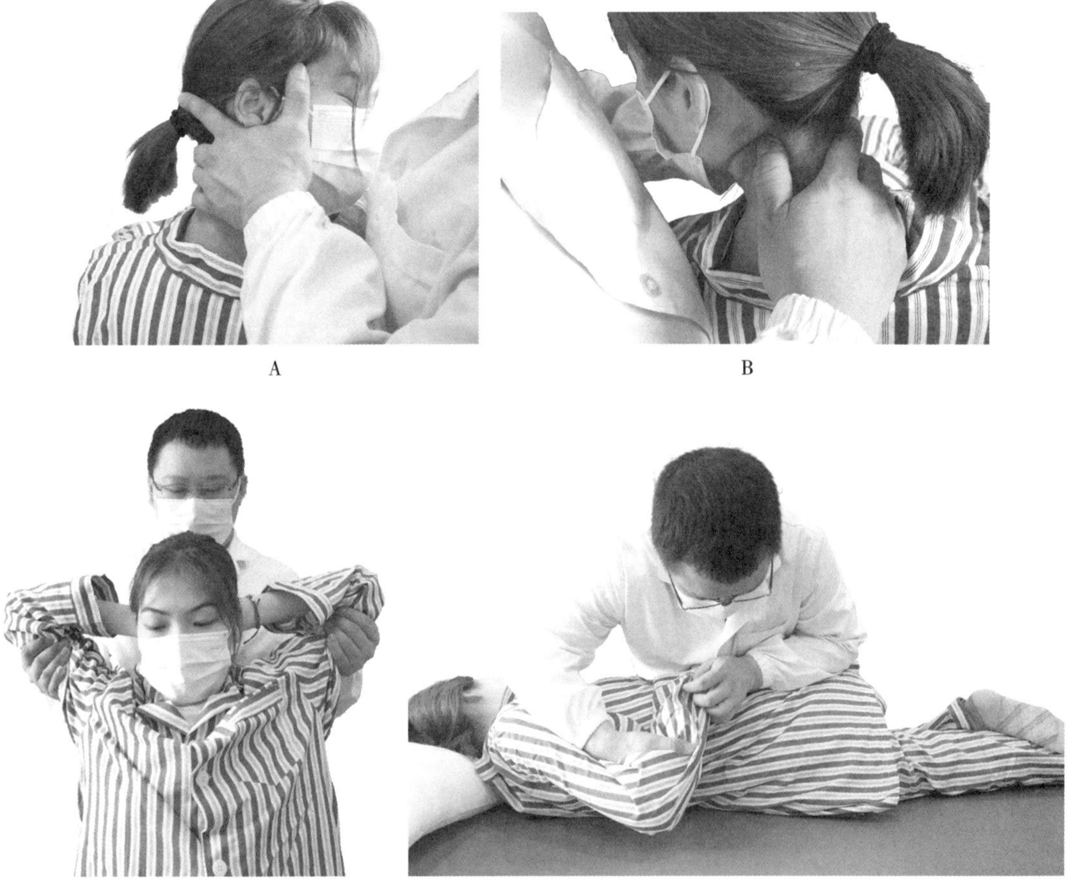

A B C D

图 1-2-9 扳法

A. 颈部斜扳法；B. 颈椎旋转定位扳法；C. 胸椎对抗复位扳法；D. 腰部斜扳法

扳法具有"巧力寸劲"的特点，也是整复类技术手法中常用的主要手法，正确运用可起到滑利关节、整复错位、松解粘连、矫正畸形以及恢复肢体功能等作用，尤其对脊柱小关节错缝的整复和肢体关节畸形的矫正有着明显效果。由于扳法较摇法的刺激强度大，因而在扳法使用后常配合擦法或按揉法予以放松，以减轻扳法的反应，增强手法的功效。

（三）兴奋类技术手法

兴奋类技术手法是指具有修复受损或虚弱的神经、肌肉、肌腱等组织和脏腑功能的一类技术手法，主要包括拍法、捏法、拨法、推法等推拿技术手法。此类手法能促进血液循环，激发脏器组织及细胞的活力，提高神经的兴奋性，改善肌肉组织的营养，唤醒身体的应答反应。

1. 拍法 用虚掌着力，准确、轻快而有节律地拍打体表的一种技术手法，称拍法

（图 1-2-10）。拍法分为指拍法和掌拍法两种，可单手操作，亦可双手同时操作，常用于肩背部、腰骶部和下肢后侧。拍击时力量不可有所偏重，否则易使拍击的皮肤产生疼痛感。

拍法是推拿技术的主体手法之一，正确运用可起到调和气血、舒筋活络、缓解痉挛、消除疲劳等作用。其临床应用范围广泛，可根据具体辨证选择不同的部位或穴位，若需要更大的刺激强度，可将其演变为击法。

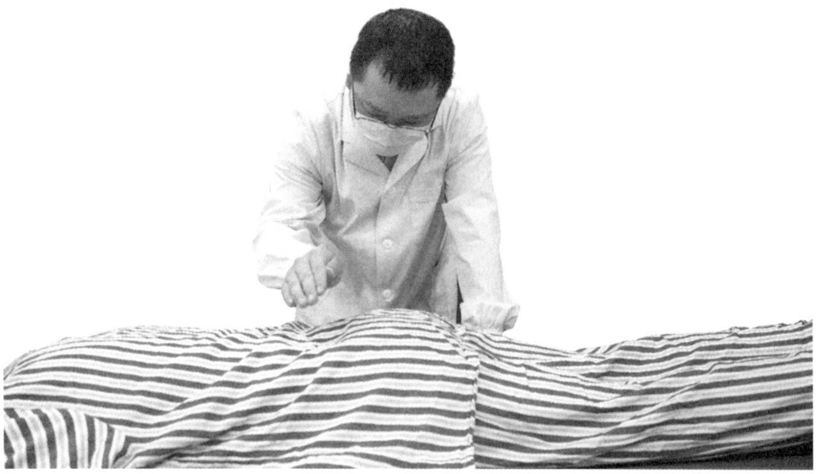

图 1-2-10 拍法

2. 捏法 以拇指和其他手指的指腹着力，在施术部位对称挤压，称为捏法（图 1-2-11）。捏法因拇指与其他手指配合的多少，而有三指捏法、五指捏法等名称，可单手操作，亦可双手同时操作，适用于颈项部及四肢部。捏法操作简单，容易掌握，但要求拇指与余指具有强劲持久的对合力，所以需长期练习。操作时注意不要含有揉的成分，如捏中含揉，则其性质即趋于拿法。

捏法较为柔和，正确运用可起到舒筋通络、行气活血及解除肢体疲劳等作用。如治疗疲劳性四肢酸痛，用捏法自四肢的近端捏向远端，可配合四肢部拿法；治疗颈椎病时用捏法自两侧风池穴向下捏至颈根部，可配合颈项部按揉法、拨法、拿法等。

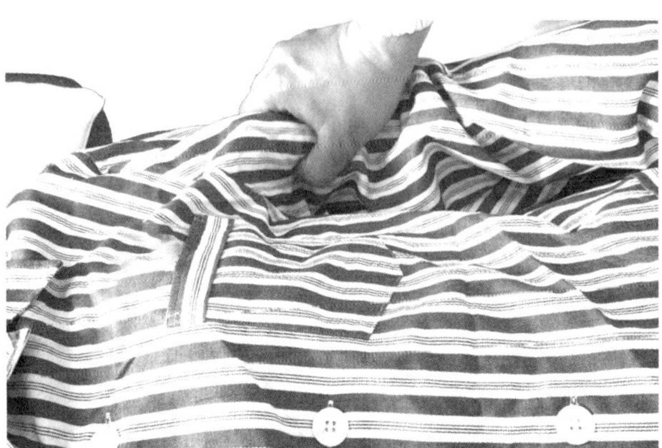

图 1-2-11 捏法

3. 拨法　用拇指指端或肘后尺骨鹰嘴部着力于一定部位或穴位，进行单向或往返拨动的一种技术手法，称为拨法（图 1-2-12）。用于穴位多取指端着力，称为指拨法，又称拨络法。用于肌肉丰厚部位可取肘后尺骨鹰嘴部着力，称之为肘拨法。操作时先适当用力下压至一定深度，待有酸胀感时，再做与肌纤维或肌腱、韧带、经络成垂直方向的单向或来回拨动。若单手指力不足时，亦可以双拇指重叠进行操作，操作时间不可过长，施术后常辅以轻揉法来缓解手法刺激的反应。

拨法刺激力度较强，力量沉实，拨动有力，正确运用可起到舒筋通络、行气活血、松解粘连等作用，对神经、肌肉、肌腱等软组织功能有较好的修复作用，常用于组织粘连、增生、变性的康复治疗。

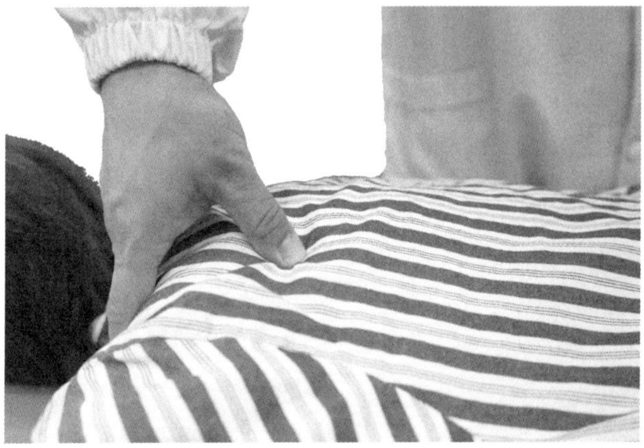

图 1-2-12　拨法

4. 推法　以指、掌、拳或肘部着力于体表一定部位或穴位上，用力向一定方向做直线推动的一种技术手法，称为推法（图 1-2-13）。成人推法以单方向直线推为主，又称平推法。根据操作部位的不同，可分为指推法、掌推法、拳推法和肘推法。推法适用于全身各部，一般指推法适用于头面部、颈项部、手部和足部；掌推法适用于面积较大的部位，如胸腹部、腰背部和四肢部；拳推法刺激较强，适用于腰背部及四肢部；肘推法刺激最强，适用于腰背脊柱两侧。为防止推破皮肤，可使用冬青膏、滑石粉及红花油等润滑剂。

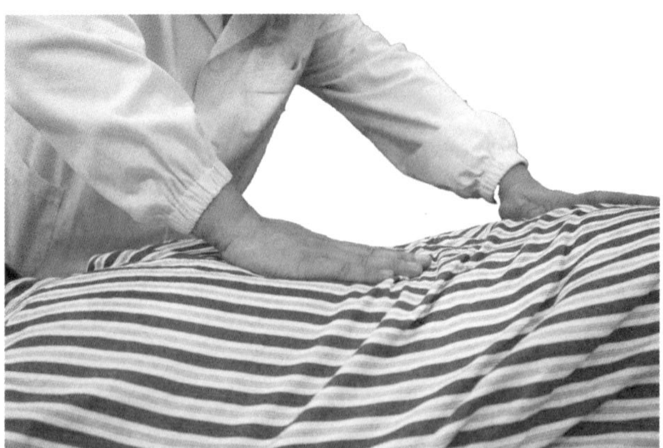

图 1-2-13　推法

推法对体表压力较大，推进速度缓慢均匀，正确运用可起到行气止痛、温经通络、调和气血等作用，常用于各种慢性疾病和功能障碍的康复治疗。

（四）镇静类技术手法

镇静类技术手法是指具有抑制亢进的神经、肌肉、肌腱等组织或脏腑功能的一类技术手法，主要包括摩法、按法、点法、抹法等推拿技术手法。此类手法能改善血液循环，抑制脏器组织及细胞的过度活跃，降低神经的兴奋性，缓解肌肉痉挛，使机体处于一种相对平静状态。

1. 摩法　用指或掌贴附于体表一定部位或穴位，做环形或直线往返摩动的一种技术手法，称为摩法（图 1-2-14），分为指摩法和掌摩法两种。适用于全身各部，以腹部应用较多，常结合使用介质以提高手法的效应。操作时摩动的速度、压力宜均匀，一般指摩法宜稍轻快，掌摩法宜稍重缓。在操作方向上以顺摩为补、逆摩为泻，尤其是手法在腹部应用和小儿推拿中更强调这点。

摩法较为轻柔，是原始手法之一，只在局部体表作抚摩而不带动皮下组织，正确运用可起到镇静安神、和中理气、消食导滞、宣肺宽中、调节胃肠功能等作用，常用于消化系统、呼吸系统、生殖系统等多种功能障碍的康复治疗。

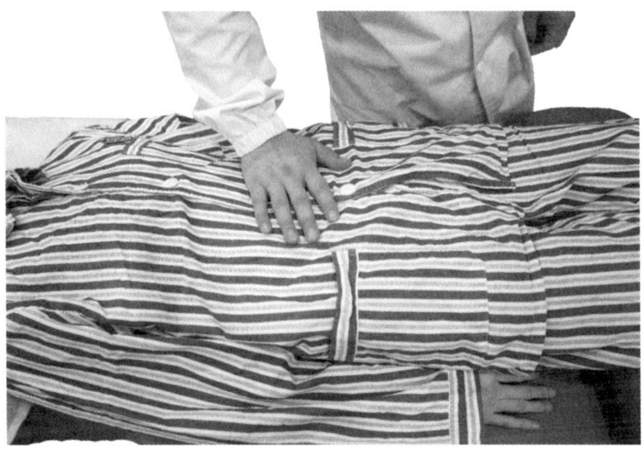

图 1-2-14　摩法

2. 按法　以指或掌着力于一定的部位或穴位，逐渐用力向下按压的一种技术手法，称为按法（图 1-2-15）。分为指按法和掌按法两种，可单手操作，亦可双手交叉重叠进行操作。指按法适用于全身各部，尤以经络、穴位常用；掌按法适于腰背部、下肢后侧以及胸腹部等面积较大而平坦的部位。用力要由轻到重，稳而持续，使刺激充分达到机体组织的深部。

按法具有刺激强而舒适的特点，常在按后施以揉法，组成“按揉”复合技术手法。正确运用可起到镇静止痛、通经活络、放松肌肉等作用，适用于多种疾病和功能障碍的康复治疗，临证中根据具体疾病选择不同的部位和穴位进行操作。

3. 点法　用指端或屈曲的指间关节突起部着力于一定的部位或穴位，持续用力向下点压的一种技术手法，称为点法（图 1-2-16）。分为拇指端点法、屈拇指点法和屈示指点法等，临床以拇指端点法常用。适用于全身各部位，尤以穴位多用。点法因刺激力量强，在应用时不宜多用，更不能长时间使用，用后常辅以揉法来缓解手法刺激反应，以避免气血积聚及点法所施部位或穴位的局部软组织损伤。

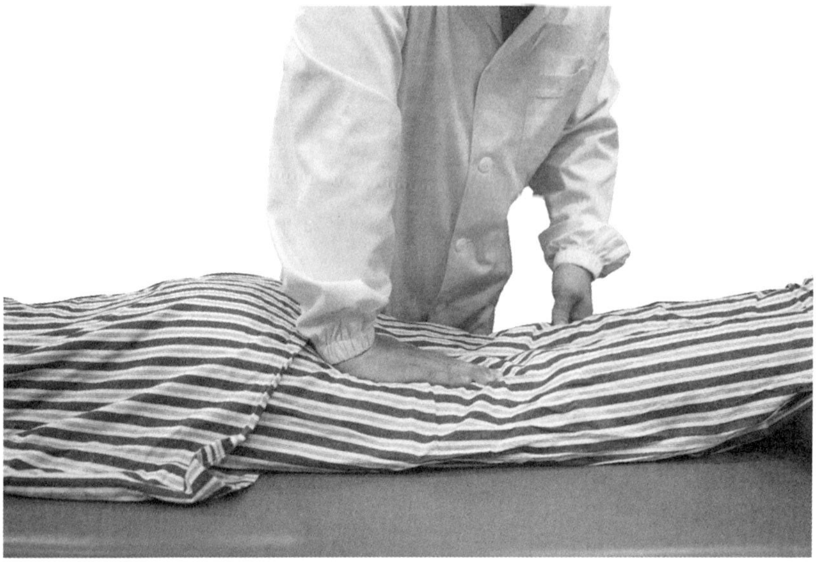

图 1-2-15 按法

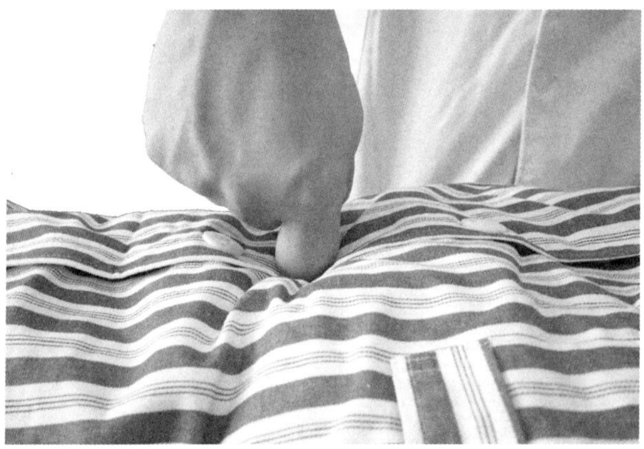

图 1-2-16 点法

点法由按法演变而来，具有着力点小、刺激强、操作省力等特点，正确运用可起到活血止痛、开通闭塞、开窍醒神等作用，适用于多种疾病和功能障碍的康复治疗，临证中根据具体疾病选择不同的部位和穴位进行操作。

4. 抹法 用单手或双手拇指螺纹面紧贴皮肤，做上下、左右或弧形曲线往返移动的一种技术手法，称为抹法（图 1-2-17）。根据操作方向不同，分为分抹法和合抹法。操作时注意手法用力均匀柔和，平稳着实，做到"轻而不浮，重而不滞"，多用于头面部、手足部等部位。

抹法由推法演变而来，常为开始或结束时辅助技术手法，正确运用可起到安神止痛、开窍明目、理气导滞、散瘀消肿等作用，常用于感冒、头痛、面瘫、肢体酸痛等病症的康复治疗。

（五）小儿类技术手法

小儿类技术手法与成人技术手法有所不同。由于小儿脏腑娇弱，肌肤柔嫩，且小儿穴位具有点、线、面三方面特点，因此小儿类技术手法具有特有的穴位和术式，特别强调轻快

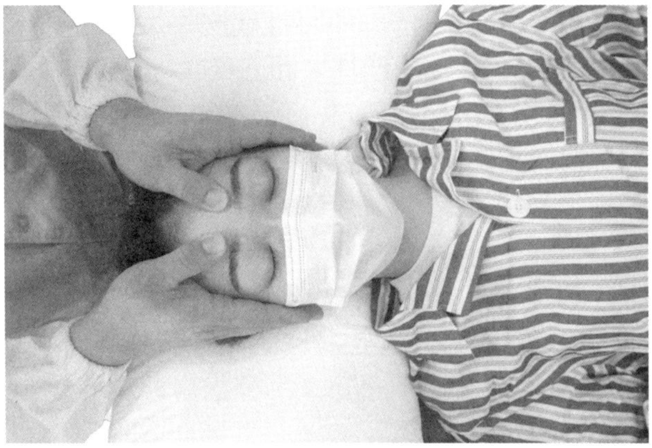

图 1-2-17 抹法

柔和，平稳着实，适达病所而止，不可竭力攻伐。常用的技术手法有推法、揉法、按法、摩法、掐法、捏法、运法等，此类手法操作时，常用滑石粉、薄荷汁、冬青膏等作为介质，不仅能润滑肌肤，防止擦破皮肤，还有助于提高疗效。

1. 推法 以拇指或示指、中指末节指腹着力于治疗部位，做单向直线、弧线或环形推动的一种技术手法，称为推法（图 1-2-18）。根据操作方向的不同，分为直推法、旋推法、分推

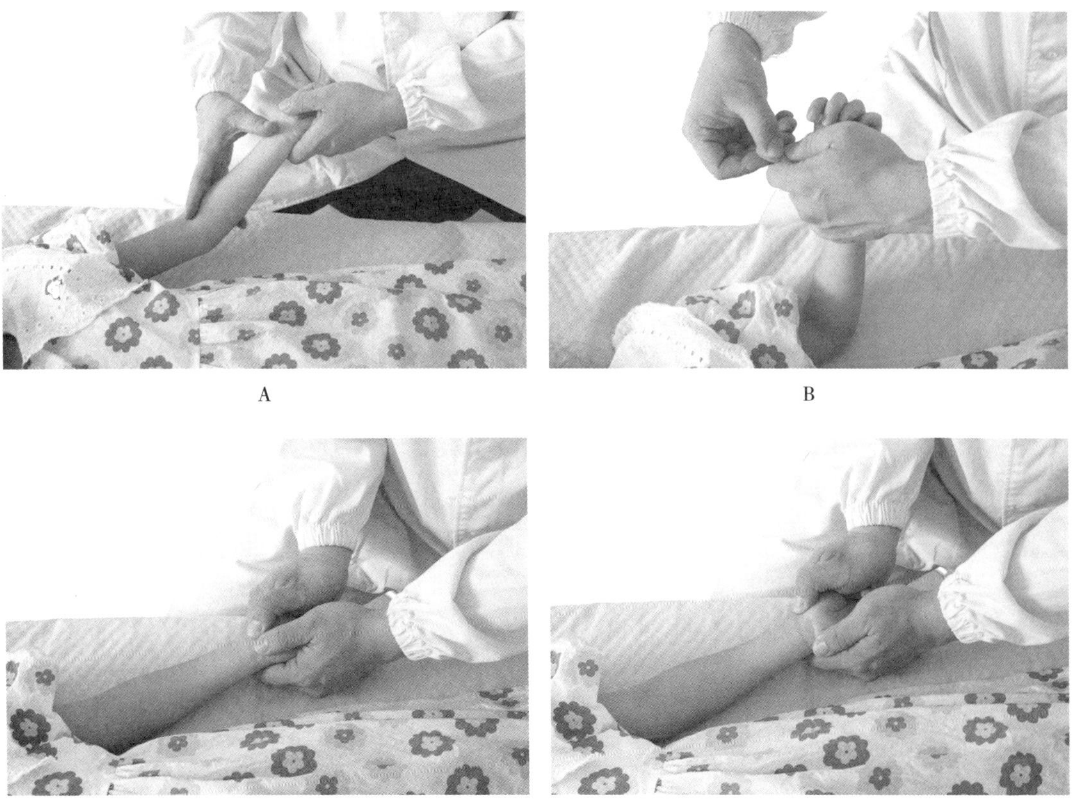

A B C D

图 1-2-18 推法

A. 直推法；B. 旋推法；C. 分推法；D. 合推法

法、合推法。直推法操作时宜做直线推动，不可推破皮肤，一般不需要手蘸介质操作，用力均匀，适用于头面部、四肢部、脊柱部的线性穴和五经穴等；旋推法类同摩法，仅在皮肤表面推动，不带动皮下组织，适用于手部五经穴、面状穴等；分推法操作时两手用力均匀一致，可横如直线，也可弯曲如弧，适用于面状穴、线状穴及平面部位等；合推法操作方向与分推法相反，适用于大横纹等。

推法是小儿类技术手法的主体手法之一，具有接触面小、操作灵活的特点，正确运用可起到调阴阳、和脏腑、理脾胃等作用。直推法常用于推三关、推大肠、推脾经、推肺经等，在五经穴上的推动方向与补泻有关；旋推法常用于旋推肺经、旋推肾经等；分推法常用于分腹阴阳、分推大横纹、分推膻中、推坎宫、分推肩胛骨等；合推法常用于合推大横纹等。

2. 揉法　以拇指或中指或掌根或鱼际着力于治疗部位，做顺时针或逆时针方向环形揉动的一种技术手法，称为揉法（图 1-2-19）。根据医者着力部位的不同，分为指揉法、掌根揉法、鱼际揉法。操作时着力部位要吸定于治疗部位，压力轻柔而均匀，带动皮下深层组织，不能在皮肤上有摩擦移动，适用于全身各部位的点状穴和面状穴。

揉法具有轻快柔和的特点，正确运用可起到消肿止痛、祛风散热、调和气血、理气消积等作用。指揉法根据病情需要，可二指并揉或三指同揉，如揉二扇门以发汗解表，揉天枢以调理大肠。

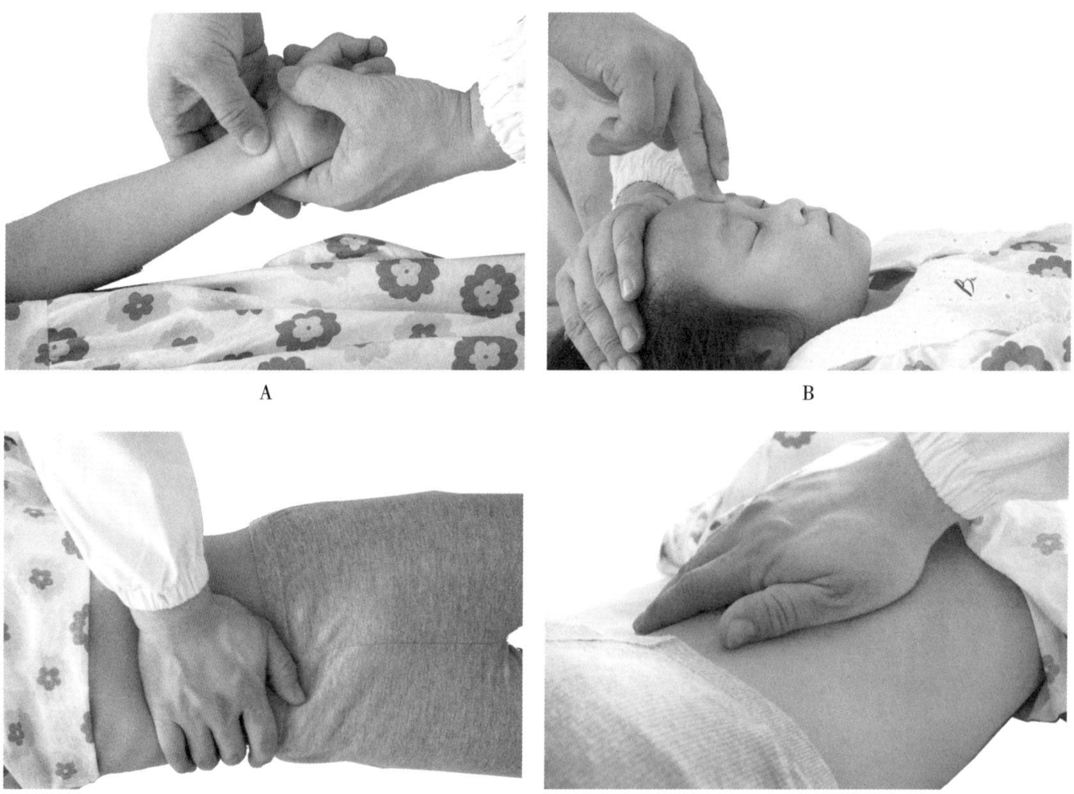

A　　B

C　　D

图 1-2-19　揉法

A. 拇指揉法；B. 中指揉法；C. 掌根揉法；D. 鱼际揉法

3. 按法 以指或掌着力于治疗部位，逐渐向下用力按压的一种技术手法，称为按法（图 1-2-20），分为指按法和掌按法。操作时按压方向垂直于体表，按压力量由轻到重逐渐增加，放松时也要缓缓松力，可持续按压不松，也可缓缓一按一松反复操作，适用于全身各部位的点状穴和面状穴。

按法刺激较强，具有平稳按压、按而留之、缓缓松力的特点，常与揉法配合应用，组成“按揉”复合手法，正确运用可起到通经活络、祛寒止痛等作用。

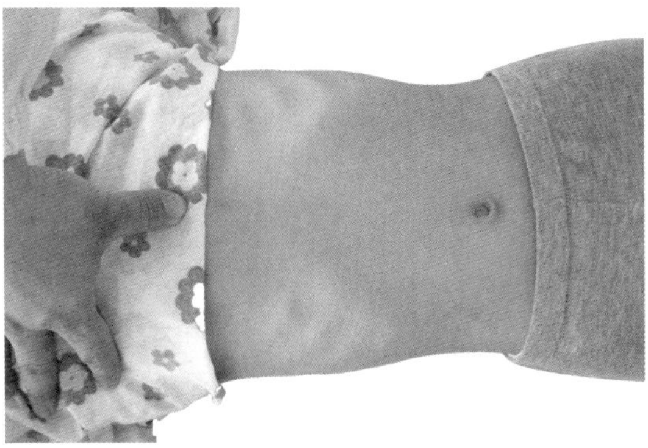

A

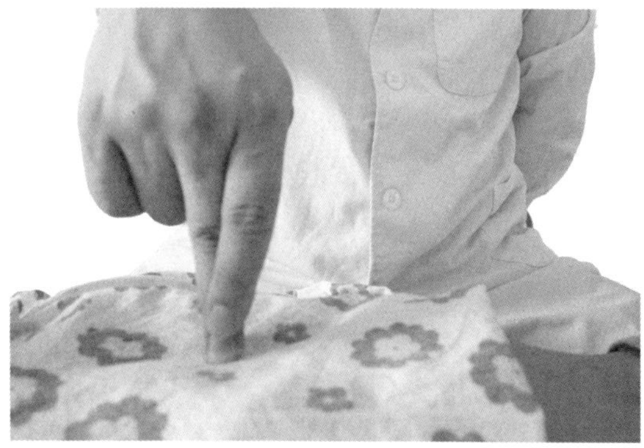

B

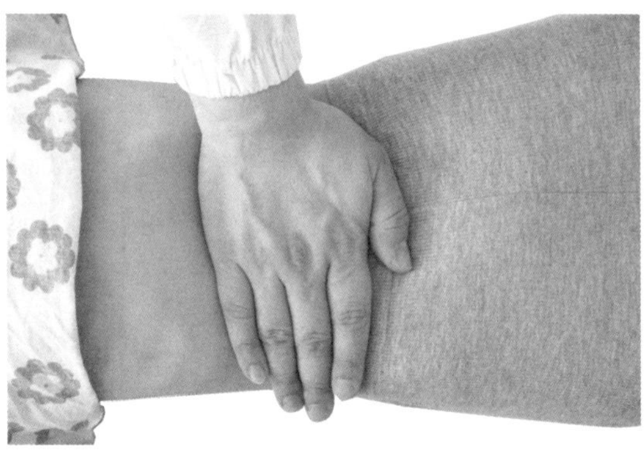

C

图 1-2-20 按法

A. 拇指按法；B. 中指按法；C. 掌按法

4. 摩法 以示指、中指、无名指及小指指腹或手掌掌面着力于治疗部位，做顺时针或逆时针方向环形抚摩的一种技术手法，称为摩法（图 1-2-21），分为指摩法和掌摩法。环形抚摩的方向、快慢与补泻有关，有“顺摩为泻、逆摩为补”和“缓摩为补、急摩为泻”之说。

摩法具有环形摩擦、轻柔均匀、不带动皮下组织的特点，正确运用可起到健脾和胃、通腹消积、涩肠止泻等作用，常用于小儿胸腹部的面状穴，如摩中脘、摩腹以调理胃肠功能障碍。

5. 掐法 以拇指指甲端着力于治疗部位或穴位，用力重按的一种技术手法，称为掐法（图 1-2-22）。操作时应逐渐用力掐按，注意不要掐破皮肤，适用于头面部、手足部的点状穴。常与揉法配合应用，掐后轻揉局部以缓解不适感。

掐法是强刺激手法之一，常用于点刺穴位，中病即止，不宜反复长时间应用。正确运用可起到定惊醒神、通关开窍等作用，常用于救治小儿急性惊证，如掐人中、掐十王等。

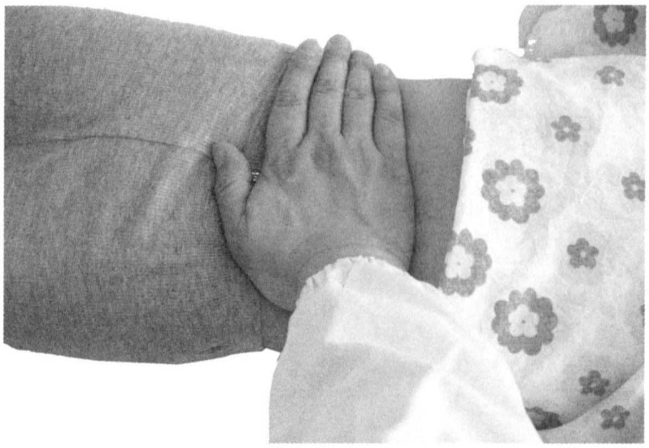

图 1-2-21 摩法

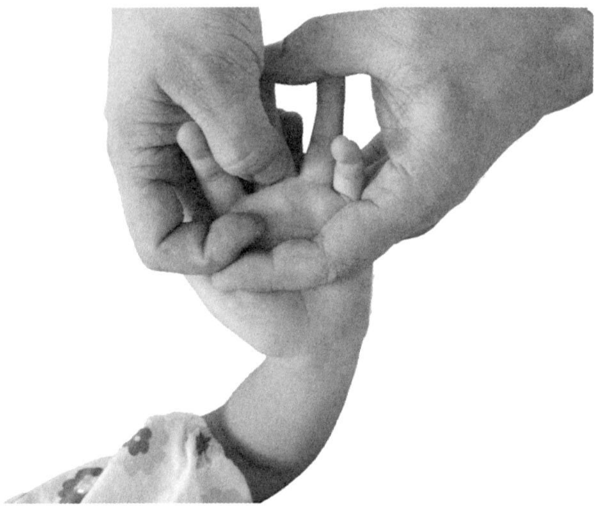

图 1-2-22 掐法

6. 捏法 以拇指、示指或拇指、示指、中指共同捏拿肌肤，边捏边交替前进的一种技术手法，称为捏法（图 1-2-23）。操作时捏拿肌肤松紧要适宜，避免肌肤从手指间滑脱。捏法作用于背部督脉，则称为捏脊或捏积，以皮肤微微发红为度，常常“捏三提一”以加大刺激量。除捏督脉以外，还可捏两侧足太阳膀胱经。

捏法具有轻快柔和的特点，正确运用可起到调整阴阳、疏通经络、健脾和胃、促进气血运行、改善脏腑功能、增强机体抗病能力等作用，常用于小儿疳积、营养不良、消化功能紊乱等先后天不足的一切虚弱病证。

7. 运法 以拇指、示指或中指指腹在小儿穴位上做轻柔缓慢的弧形或环形推动的一种技术手法，称为运法（图 1-2-24）。运法压力较推法轻，不带动皮下肌肉组织运动，速度较摩法、旋推法慢，运动幅度较旋推法大，适用于小儿头面部、手部的弧线形穴、面状穴、线状穴等。

运法由推法演变而来，是小儿类技术手法中最轻的一种，具有弧线或环形推移、力轻而和缓的特点，正确运用可起到宽胸理气、改善脏腑功能等作用，如运内八卦以调理气机。运法的方向与补泻有关，使用时根据具体病情而定。

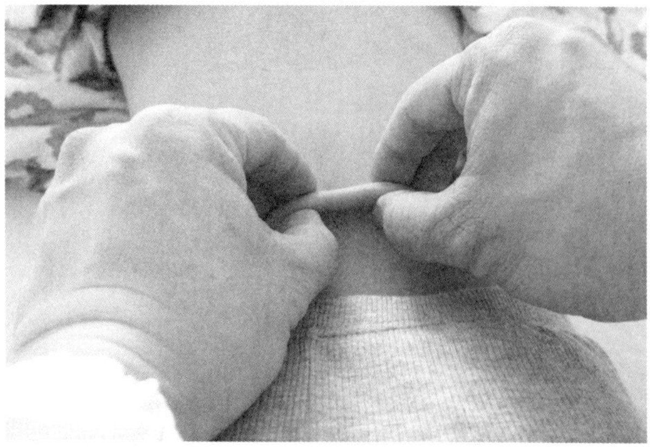

图 1-2-23 捏法

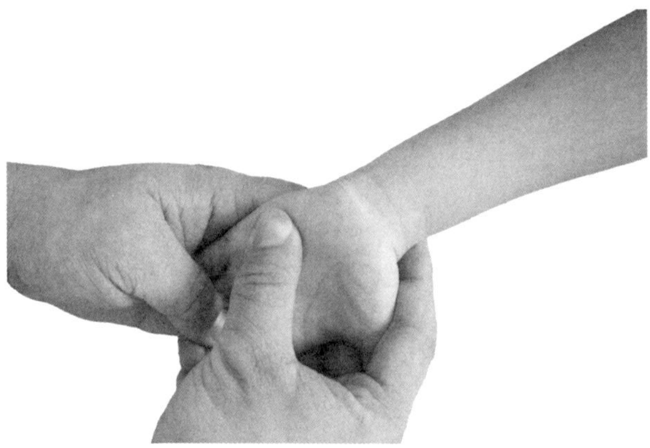

图 1-2-24 运法

（于天源 吕立江）

第二章 神经系统疾病

第一节 脑　卒　中

一、概述

脑卒中是中枢神经系统的常见临床疾病，具有高发病率、高致残率、高死亡率和高复发率的特点，现已成为我国成年人致死、致残的首位病因。目前脑卒中存活患者中，仍有70%~80%遗留不同程度的功能障碍而缺乏独立生活能力，其中以运动功能障碍最为常见。推拿治疗在脑卒中康复过程中一直发挥重要作用，早期规范介入，及时评估障碍程度，制订和实施个性化推拿康复方案，对脑卒中患者的功能恢复有着积极重要的意义。

二、定义

脑卒中又称脑血管意外，是急性血管源性神经功能障碍，突然（数秒内）或迅速（数小时内）出现受累脑区的相应症状和体征，包括缺血性卒中和出血性卒中。脑卒中属中医病名“中风病”范畴，是以猝然昏仆，不省人事，半身不遂，口眼歪斜，语言不利为主症的一类病证。

三、流行病学

脑卒中是我国成年人致死、致残的首位病因，《中国脑卒中防治报告2021》显示脑卒中每年新增病例约300万例，死亡人数超过150万，给家庭和社会带来沉重负担。2019年的全球疾病负担研究数据显示，自2010年至2019年中国缺血性卒中的发病率呈现缓慢上涨趋势，已由2010年的129/10万增至2019年的145/10万。而出血性卒中的发病率出现了缓慢下降，由2010年的61/10万降至2019年的45/10万。《中国卫生健康统计年鉴2020》显示，2019年我国农村居民卒中粗死亡率为158.63/10万，城市居民卒中粗死亡率为129.41/10万，缺血性卒中出院患者人数超过400万，出血性卒中出院患者人数超过60万，相比2010年分别增长了约4倍和2倍，尤其是缺血性卒中的出院患者人数及人均住院医药费用在2010年至2019年期间均呈增长态势。

四、病因病理

引起脑卒中的原因较多，如动脉硬化所致的血管壁病变、心脏病和血流动力学改变、血液成分和血液流变学改变等可引起急性或慢性脑血管疾病。此外，如吸烟、不健康的饮食、肥胖、缺乏适量运动、过量饮酒等不良生活方式，以及高血压、糖尿病和高脂血症等基础疾病，都会增加脑卒中的发病风险。

本病病位在脑，病理性质多属本虚标实，肝肾阴虚、气血衰少为本，风、火、痰、瘀等病理因素为标。其病机多由于患者脏腑功能失调，气血素虚或痰浊、瘀血内生，加之劳倦内伤、忧思恼怒、饮酒饱食、用力过度、气候骤变等诱因，而致瘀血阻滞、痰热内蕴，或阳化风动、血随气逆，导致脑脉痹阻或血溢脉外，引起昏仆不遂，发为中风。其基本病机总属阴阳失调，气血逆乱。

五、诊断

（一）西医诊断

参考《中国急性缺血性脑卒中诊治指南 2018》《中国脑出血诊治指南 2019》等进行西医诊断，根据疾病急骤、临床症状、影像学检查、排除其他疾病等明确诊断。在康复临床中，常根据病程分为超早期、急性期、恢复期与后遗症期，依据美国国立卫生研究院卒中量表（The National Institutes of Health Stroke Scale，NIHSS）进行病情程度划分，根据评分分为正常、轻度、中度、中重度和重度。

1. 缺血性脑卒中

（1）急性起病。

（2）局灶神经功能缺损（一侧面部或肢体无力或麻木，语言障碍等），少数为全面神经功能缺损。

（3）影像学出现责任病灶或症状 / 体征持续 24 小时以上。

（4）排除非血管性病因。

（5）脑 CT/MRI 排除脑出血。

2. 脑出血

（1）急性起病。

（2）局灶神经功能缺损症状（少数为全面神经功能缺损），常伴有头痛、呕吐、血压升高及不同程度意识障碍。

（3）头颅 CT 或 MRI 显示出血灶。

（4）排除非血管性脑部病因。

（二）中医诊断

参考中国中西医结合学会神经科专业委员会制定的《脑梗死和脑出血中西医结合诊断标准》《中医内科学》等进行中医诊断，根据疾病分期、病情轻重和兼夹证等综合情况进行明确诊断。根据病情的轻重进行辨证诊断，可分为中经络和中脏腑。其中，中经络分为风痰阻络证、风火上扰证、气虚血瘀证、阴虚风动证和肝肾亏虚证；中脏腑分为痰湿蒙神证、痰热内闭证和元气败脱证。

六、康复评定

（一）脑卒中整体功能水平的评定

1. 神经功能缺损程度评定　常用评定方法包括格拉斯哥昏迷量表、脑卒中患者临床神经功能缺损程度评估量表、NIHSS 评定量表等。

2. 身体功能残疾程度评定　常用评定方法包括脑卒中 ICF 核心分类量表（ICF core sets for stroke）、改良 Rankin 量表（modified Rankin scale，mRS）等。

（二）身体结构和功能水平的评定

1. 运动功能评定　常用评定方法包括徒手肌力测试（manual muscle test，MMT）、改良 Ashworth 量表（modified Ashworth scale，MAS）、Brnnnstrom 偏瘫功能评定法、简化 Fugl-Meyer

评定法（Fugl-Meyer assessment，FMA）、威斯康星步态量表（Wisconison gait scale，WGS）、Tinetti 步态量表（Tinetti gait analysis，TGA）等。

2. 平衡功能评定　常用评定方法包括三级平衡检测法、Berg 平衡评定法等。

3. 认知功能评定　常用评定方法包括简易精神量表（mini-mental state examination，MMSE）、蒙特利尔认知评估（Montreal cognitive assessment，MoCA）、韦氏成人智力量表（Wechsler adult intelligence scale，WAIS）等。

4. 吞咽功能评定　常用评定方法包括洼田饮水试验、标准化床边吞咽功能检查法、反复唾液吞咽测试、电视透视吞咽功能检查（video fluoroscopic swallowing study，VFSS）等。

5. 言语功能评定　常用评定方法包括中国康复研究中心汉语标准失语症检查表（Chinese Rehabilitation Research Center aphasia examination，CRRCAE）、北京大学医学部汉语失语症成套测验（aphasia battery in Chinese，ABC）等。

6. 心理功能评定　常用评定方法包括汉密尔顿焦虑 / 抑郁量表（Hamilton anxiety/depression scale，HAMA/HAMD）、Beck 焦虑 / 抑郁量表（Beck anxiety/depression inventory，BAI/BDI）等。

7. 二便功能评定　常用评定方法包括影像尿动力学检查、尿垫试验、中文版便秘患者症状自评量表（patient assessment of constipation symptom，PAC-SYM）等。

（三）活动水平的评定

活动水平的评定是通过日常生活活动能力来评定患者的能力障碍和个体水平残疾。常用评定方法包括 Barthel 指数分级法（Barthel index，BI）和功能独立性评定（functional independence measure，FIM）等。

（四）参与水平的评定

参与水平与医学因素、文化背景、经历及社会环境等多种因素有关，目前针对脑卒中患者社会参与能力评定的量表较少。常用评定方法包括 SF-36 健康调查简表（the MOS item short from health survey，SF-36）、世界卫生组织生活质量 -100 量表（WHO quality of life-100，WHO-QOL100）、生活满意度量表等。

七、推拿治疗

（一）运动功能障碍

1. 基本状况　推拿具有疏通经脉，平衡阴阳，减轻和延缓受损部位的病理损害，从而达到改善微循环，促进神经功能恢复的功效；同时，推拿对肌肉层和皮肤层的刺激可通过神经的传导达到调节治疗部位肌肉和周围血管的作用，有利于促进患肢异常运动模式向正常运动模式的转变。目前一项纳入 20 项随机对照研究共 1 720 名受试者的 Meta 分析结果表明，推拿可明显提高脑卒中后痉挛患者的运动功能及日常生活能力。

2. 推拿介入时机　2017 中国脑卒中早期康复治疗指南、2016 中国脑梗死急性期康复专家共识以及 2016 美国心脏协会（American Heart Association，AHA）/ 美国卒中协会（American Stroke Association，ASA）发布的针对成人脑卒中康复治疗指南均建议在脑卒中患者病情稳定后尽早进行康复治疗。多项临床研究结果表明推拿在脑卒中偏瘫患者的康复治疗中起着独特作用，早期介入推拿配合常规康复治疗可抑制脑卒中患者痉挛模式的形成，帮助患者更好地渡过痉挛期，可不同程度地改善脑卒中患者的肢体运动功能和日常生活活动能力。因此，只要患者生命体征稳定，病情不再进展，即可开展早期推拿按摩治疗，加速脑卒中患者的康复进程。

3. 基础操作　脑卒中后偏瘫的推拿治疗目前临床中多以松动类技术、兴奋类技术、镇静类技术为主，具体方法包括按、揉、推、拿、擦、㨰、搓等手法，同时配合患肢各关节被动屈伸活动、穴位点按等方法。常用操作部位包括头枕部、腰背部足太阳膀胱经、患侧肢体手足三阴经和三阳经等部位。各类手法所应用的部位和范围虽有所不同，但每类手法都应做到持久、有力、均匀、柔和、深透。根据脑卒中不同时期，推拿手法亦有侧重。脑卒中偏瘫痉挛期手法，施㨰法于上肢屈侧和下肢伸侧，用掌擦法于上肢伸侧和下肢屈侧，以皮肤温热感为度，配合被动屈伸上下肢各大小关节，疗效显著。对于推拿治疗脑卒中后偏瘫的具体剂量很少有相关文献分析究竟，每次治疗时间、治疗频次及疗程尚没有统一界定，临床上每次推拿治疗的剂量多由所选的手法、操作部位或穴位及有无其他辅助设备治疗来决定。

（二）认知功能障碍

1. 基本状况　推拿治疗脑卒中后认知功能障碍的报道较少，一项纳入 60 例脑梗死后轻度认知障碍患者的随机对照研究显示，采用头枕部推拿手法结合认知训练可以提高患者 MMSE、MOCA 评分，从而改善脑梗死患者的认知功能。

2. 机制分析　研究表明推拿具有扩张毛细血管、重建损伤组织血管网和改善血管壁弹性的作用。头枕部推拿主要操作于颅脑和颈枕部，不仅能够直接促进颅脑表层及深层的血液循环，还能通过加速颈枕部的血液循环以改善颅脑血供，进而修复受损的神经细胞和神经纤维，改善大脑皮质功能。

3. 基础操作　脑卒中后认知功能障碍的推拿治疗部位以头枕部为主，枕后隆突与乳突之间形成的类三角区域为重点按揉刺激部位，以风池、风府、哑门、安眠等枕部穴位为主进行点按刺激，可以选用大拇指按揉法、循经推法等轻柔手法，刺激不宜过强。

（三）吞咽功能障碍

1. 基本状况　一项系统评价涉及 930 例患者，共纳入 10 篇穴位按摩治疗脑卒中后吞咽障碍随机对照试验，Meta 分析结果表明穴位按摩能够促进脑卒中后吞咽障碍患者吞咽功能的恢复，但尚没有足够证据说明其能够降低吸入性肺炎的发生率。

2. 基础操作　穴位按摩疗法常在吞咽康复训练基础上对头、颈、面部的相关穴位进行按摩治疗，疏通舌体局部脉络、活血化瘀、化痰利咽，使气血津液重新濡润滋养舌体，促进舌体运动，以改善吞咽功能。操作部位包括两侧的面部颊肌及喉结两旁的颈肌，手法主要以点按和指揉相结合，常选用廉泉、人迎、风池、风府、翳风、颊车、地仓等穴位，每次操作时间约 15~30 分钟。

此外，拿喉法也是临床常用操作手法之一。患者取坐位，头保持中立位，术者拇指放在喉的一侧，其余四指自然分开放在喉的另一侧，在患者做吞咽动作的时候，轻轻用力将喉往上推，随后手放松，再进行第二遍，如此反复操作 15~20 下，每天 2~3 次。

（四）排尿功能障碍

1. 基本状况　排尿功能障碍是脑卒中后常见的后遗症，临床表现多为尿频、尿急、夜尿频多及尿失禁。根据国内外相关流行病学研究显示，脑卒中患者在急性期住院时尿失禁的发病率为 40%~60%。目前有 3 项关于推拿疗法治疗尿失禁的研究中显示，推拿治疗可治疗尿失禁，盆底肌训练配合推拿疗法可将单纯盆底肌训练治疗的疗效提高 20% 以上，明显提高尿失禁患者的 MBI、FIM 值，改善患者的膀胱控制力及膀胱功能。

2. 基础操作　尿失禁是由于各种原因所致膀胱气化不利，开阖失司，三焦气虚，下焦失约。八髎穴位于骶髓 2~4 节段，是控制排尿反射的骶髓排尿反射中枢，通过点按和擦法透热，可改善局部气血的循环，从而恢复其神经功能以控制排尿。尿失禁的推拿治疗以补法为治则，手法多选用点、按揉、擦法，部位以头部及腰骶部为主，穴位选用百会、八髎、肾俞、膀胱俞、命门、志室等，采用点按穴位、横擦腰骶部透热，以补充肾阳，操作由轻到重、缓慢柔和。

（五）并发症处理

1. 肩手综合征

（1）基本状况：脑卒中后肩痛常发生在软瘫期向硬瘫期过渡阶段，多伴随着肩关节半脱位。脑卒中后肩痛发生率为 5%~84%，卒中后肩手综合征是特殊类型的肩痛，发生率可达 70% 左右。一项关于中医推拿治疗脑卒中的可行性分析的国内研究中发现，在 2 701 例受试者中，前 3 位采用中医推拿治疗的适应证分别为脑卒中后运动功能障碍（占 39.24%）、脑卒中后痉挛性瘫痪（占 25.33%）、脑卒中后肩手综合征（占 15.07%），足可见推拿疗法对脑卒中后肩手综合征的有效性。关于推拿治疗肩手综合征的 Meta 分析研究表明，推拿手法在增强患者上肢功能、减轻疼痛等方面均有明显疗效。

（2）基础操作：脑卒中后肩痛推拿手法可以采用点、按、拿、捏、揉、推等手法，其中最常用的为点按曲池、合谷、手三里、肩髃、肩贞、阳谷、阳溪、天宗等穴，其次为拿揉弹拨三角肌、肱二头肌、肱三头肌、斜方肌等肩周肌肉，同时配合被动活动肩关节，使关节囊和周围肌腱充分伸展，最后以搓、抖、拍打等手法结束，力度轻柔并由小到大，每次 25~30 分钟，每天 1 次，一个疗程 20 天。

2. 足内翻

（1）基本状况：足内翻是脑卒中偏瘫患者中常见的一种病态症状，多由于中枢神经传导障碍，导致踝关节控制周围肌肉紊乱，使患足内外侧肌张力不对称，引起内翻，进而损伤下肢运动功能。从解剖上看，张力增高的肌群多在小腿的内、后侧及足底部，而与其相对的拮抗肌群尤其是胫骨前肌肌力较弱。多项研究提示患肢推拿治疗脑卒中后足内翻的临床有效率可高达 90% 以上。推拿治疗脑卒中踝关节功能障碍在近几年受到更多重视，具有多学科交融趋势，综合治疗效果更佳。一项纳入 40 例研究者的随机对照试验表明，推拿治疗对脑卒中后足下垂患者的小腿三头肌痉挛程度、胫前肌肌力以及踝关节背屈角度的改善差异均有统计学意义（$P<0.05$）。同时，推拿治疗本病的安全性亦得到广泛验证，现代研究证明推拿不仅可改善肌张力，缓解脑卒中后痉挛及运动功能，且安全性评价结果亦表明推拿治疗安全性较高。从循证医学角度，以临床痉挛指数 CSI 量表为指标，研究显示推拿治疗卒中后痉挛性偏瘫 2 周后评分结果有统计学意义，且其中 2 项包含不良反应的临床研究表明，1 项无不良反应发生，1 项仅出现皮下瘀斑、感觉肢体瘫软无力。

（2）基础操作：目前脑卒中后足内翻的推拿手法主要以循经推按为主，主要选取阴阳跷脉及足三阳经进行手法治疗，补阳跷脉、泻阴跷脉，配合舒经理筋法，选穴多为阳陵泉、足临泣、照海、申脉、丘墟等穴。现代医学多将推拿与现代康复医学相结合，传统推拿配合 Bobath 疗法可明显抑制痉挛，改善足内翻。

（六）功法锻炼

对于脑卒中后偏瘫患者而言，大脑的功能重组和可塑性是脑卒中后神经功能恢复的重要机制，所有治疗的最终目的是为提高运动功能，保证生活质量，早期功能锻炼是促进康复的重点。早期功能锻炼进行一系列有目的性的练习活动，通过反复的练习促使患者培养正常动作所需的力度，主动控制肌肉活动，增强肌肉耐力和力量，协调多肌群运动。

目前最广泛应用的传统功法锻炼当属太极拳、八段锦、易筋经等。一项纳入 61 项研究统计总结出太极拳可增强大脑的可塑性，改善脑白质及肢体功能，提高认知功能及上肢功能恢复可能性。另一项纳入 6 个随机对照研究 443 名参与者的 Meta 分析表明，八段锦可以改善脑卒中患者的肢体动态平衡功能及运动功能，且每周 3 次，每次 45 分钟，连续 8 周的八段锦训练效果更显著。

传统功法锻炼操作方便，且无经济成本，是一种传统但有效的方式。因恢复期是脑卒中偏瘫患者肢体恢复功能的关键时期，可根据患者不同症状及病情采取适当的功法锻炼，具有一定的灵活性。

八、康复护理

脑卒中康复护理对康复目标的实现具有重要意义，根据其功能障碍的不同，脑卒中患者的康复护理各有侧重。

（一）运动功能障碍

协助指导患者进行良肢位摆放、关节被动运动及肌肉收缩，防止或减轻肌肉挛缩及关节畸形。尽早培养患者“有意识”的运动，运用健肢来协助患肢做些助力运动，鼓励患者进行床上的主动性活动训练，包括翻身、床上移动、床边坐起、桥式运动等。

（二）言语吞咽功能障碍

诱导和鼓励言语障碍患者说话，训练有关发音肌肉，先做简单的张口、伸舌、露齿、鼓腮动作，再进行软腭提高训练、舌部训练和唇部训练等。对不同吞咽障碍的患者进行针对性的饮食指导，轻度吞咽障碍患者以摄食训练和体位训练为主，选择流动性强的食物进行搭配食用，进食前尽量抬高头部以防止食物从口中流出；中度吞咽障碍患者需加强吞咽肌群训练，指导患者进行深呼吸、闭嘴以及吹气动作等，以提高吞咽肌群的收缩能力；重度吞咽障碍患者需进行鼻饲进食练习，让患者头部向前弯曲，提高舌骨肌的张力，以达到进食目的。

（三）情志调护

脑卒中患者易出现悲观情绪和焦虑不安，有时出现急躁、暴怒、易激动，医护人员要勤巡视病房，深入了解患者思想情况，尊重、理解他们，帮助他们解决困难，同时耐心细致地向患者解释，要以宽容、忍让态度与人相处，不能以情乱气，不要过怒、过思，保持心平气和，有利于疾病的康复。

九、预防及预后

脑卒中的预防一般提倡中西医结合预防，基于脑卒中发病的常见高危因素，现代医学制定了脑卒中的预防策略。一级预防为未病先防，防止脑卒中发生，主要针对包括高血压、高血脂、高血糖、肥胖、吸烟、酗酒、缺乏运动等九大危险因素进行预防和干预。二级预防为既病防变和愈后防复，防止脑卒中再次复发，综合应用中西医结合的康复方法，扶正祛邪，促进患者功能恢复，防止复发。结合脑卒中发病的病因病机，基于中医治未病理论，及时介入康复，可以有效减少残障的发生，提高患者生活质量。

（万裕萍）

第二节 脑 外 伤

一、概述

脑外伤(traumatic brain injury, TBI)是外力作用于头部导致的损伤,是目前全球重要的公共卫生问题,也是35岁以下年龄段首要致残原因。当前各种交通工具广泛使用,建筑业的稳步推进,以及其他无法预测的突发事件,使我国脑外伤的发病率明显增加。目前,偏瘫是脑外伤患者常见的后遗症,这对患者的日常生活自理能力有很大影响。

二、定义

脑外伤是由撞击、打击、震动或穿透头部所致,可能导致脑出血、脑肿胀、脑挫裂或神经细胞毁损等脑组织损伤,从而影响大脑的正常功能。脑外伤亦称脑挫裂伤,由于大脑损伤部位、范围和程度的不同,使轻者仅为脑震荡表现,重者则可能导致严重昏迷甚至死亡。脑部受到任何形式的外伤都会影响到人体健康,脑外伤极易引发后遗症,常见的包括单瘫、偏瘫、抽搐、感觉障碍、失语症等。

三、流行病学

脑外伤普遍发生于中低收入国家并影响着所有年龄段人群,造成大量残疾和死亡。我国脑外伤的发生率约为100/10万,而我国西部地区脑外伤的发生率约为150/10万~200/10万,明显高于全国平均水平。脑外伤发生率具有年龄上的差异,成年人是脑外伤发生的主要群体。脑外伤发病率在性别上也有一定差异,男性发病率为女性的1.4倍。

四、病因病理

脑外伤的病因主要有直接暴力损伤和间接暴力损伤两个方面。脑外伤是脑组织的实质性损伤,按照病理形态改变可分为脑挫伤和脑裂伤。脑挫伤只有脑皮质表面散在出血点,局部静脉瘀血和水肿;脑裂伤在损伤部位还可见到软脑膜和脑组织的断裂和严重的出血。由于脑外伤属于器质性损害,因此无论其损害的程度如何,随着时间的发展,在损害部位将出现神经细胞的变性、坏死,脑组织出血、水肿、液化及神经胶质增生等继发性病理过程,严重者出现神经损伤的定位体征。

中医学认为脑部受到外伤后脑和脑气必然受损,扰乱宁静之府,出现神不守舍,心乱气越。同时头部脉络受损,血离经隧而渗溢,气滞血瘀,阻于清窍,压迫脑髓,使清阳不得上升,浊阴不能下降,气机逆乱,神明昏蒙,脑的功能发生紊乱。脑外伤后期主要病机为气血虚弱、肝肾亏虚,后期出现的头晕、耳鸣、目眩等症状是由脑部气血虚弱,肝肾亏虚不能生髓所致。

五、诊断

参考中华神经科学学会神经损伤与修复分会2016年制定的《脑损伤神经功能损害与修复专家共识》以及《颅脑外伤防治指导》等进行西医诊断,根据病因、临床表现和影像学检查等明确诊断。

1. 病史 有头部直接或间接外伤史。

2. 伤后意识障碍 包括伤后立即或随后出现的昏迷等症状，是诊断的主要依据，是衡量颅脑损伤程度的一个可靠指标。

3. 阳性体征 包括颅内压增高、瞳孔变化、语言障碍、视野缺损、运动、感觉及反射异常等脑神经损害体征。

4. 影像学表现 颅脑CT检查可发现病灶和中线结构偏移。

六、康复评定

脑外伤的康复评定参见第二章第一节。

七、推拿治疗

脑外伤为急性损伤，早期急诊外科手术治疗后会遗留不同程度的功能障碍，在临床治疗的基础上积极开展康复治疗已成为广泛共识，其中推拿治疗对于预防和治疗脑外伤后遗症可有明显的重要作用，特别是对于存在肌力降低、肌痉挛等运动功能障碍和意识障碍的脑外伤患者，推拿治疗可以有效地改善肌肉营养代谢，修复脑组织的损伤，促进关节功能恢复，解除肌肉痉挛。

（一）脑外伤后运动功能障碍

脑外伤后运动功能障碍是脑外伤最常见的后遗症之一，包括肌无力和肌痉挛两个方面。通过按揉、点压等推拿手法刺激肌肉和运动关节，可以向大脑中枢提供大量本体活动和皮肤感觉冲动传入，从而避免肢体痉挛和肌肉萎缩，促使运动功能协调，提高生活自理能力。一项纳入98例脑外伤功能性偏瘫患者的随机对照试验显示，推拿治疗提高了患者Fugl-Meyer评分及日常生活能力评分，改善了患者的运动功能和生活能力。

推拿手法主要操作部位在四肢部，可以采用拿捏、推、揉、滚等手法施术于患侧肢体，循经点按肩髃、臂臑、曲池、手三里、髀关、血海、足三里、三阴交等穴，同时配合拔伸和被动活动患肢各个关节，搓、抖上下肢，捻揉五指和五趾，每次30分钟，每日1次。

在肌无力方面，主要以揉法、按法操作于四肢部的阳经经脉上，因阳明经多气多血，揉按阳明经可行气活血，促进四肢部肌肉力量的恢复，其次为太阳经、少阳经，阳经经络阳气较盛，在阳经进行推拿治疗时可促进经脉肌肉气血运行。具体有揉按阳明经、掌揉肩前部、托揉肱三头肌、轻摇肘关节、㨰下肢后部、拿股前部、按揉涌泉穴等操作。在肌痉挛方面，推拿具有舒筋解痉作用，既可以运用拔伸手法牵拉痉挛的肌肉而直接缓解肌痉挛，也可以通过刺激穴位而间接缓解肌痉挛。常用的推拿手法有㨰法、拔伸法、按压法、拿法等，具体穴位可以选取曲池、尺泽、手三里、血海、梁丘、足三里、阳陵泉、阴陵泉、三阴交、悬钟、解溪等。

（二）脑外伤后意识障碍

一项纳入256例颅脑外伤瘫痪患者的随机对照试验表明，在对颅脑外伤瘫痪患者进行常规西医治疗的基础上，通过对患者进行推拿，同时配合针灸和穴位注射治疗，可促进脑细胞代谢，改善头部微循环和受损脑细胞血液供应，促进脑外伤患者语言能力和智力的提升，并在一定程度上缓解神经受损程度和运动功能障碍，提高患者生活质量，总体效果显著，且安全可靠。

对于脑外伤后遗症患者存在的意识障碍，推拿手法主要作用部位在头面部，因头为诸阳之会，推拿点按头面部以及头面部腧穴可达到调整阴阳，行气活血，醒脑开窍的作用。头面部推拿手法主要以推法、按法、揉法、一指禅推法等为主，具体有开天门、鱼际揉前额、指揉太阳、指揉下关、指揉迎香、一指禅推头顶、指按百会等操作。操作方法：①开天门：医者双手四指扶持头侧部，双拇指指腹从印堂交替直推至神庭 5~10 次；②鱼际揉前额：医者一手扶住患者头侧部，另一手以鱼际着力于前额部做鱼际揉法，先在前额中线上下往返移动 5~10 次，再沿前额正中至两侧颞部左右移动数次；③指揉太阳：医者以两拇指或中指指腹着力于患者两侧太阳穴，做轻柔缓和的环旋揉动约 50~60 次，其余四指扶持头侧部助力；④指揉下关：医者以拇指或中指指腹分别按揉患者两侧下关穴约 100~120 次；⑤一指禅推头顶：医者以一指禅推其头顶督脉或膀胱经，并作前后往返移动，反复操作 1~2 分钟。以上推拿手法作用于头面部，可以促进头面部血液循环，增加头部血供，具有开窍醒脑、安神明目的功效，有利于脑外伤患者意识障碍的恢复。

（三）脑外伤后吞咽障碍

吞咽困难是脑外伤意识恢复之后的常见并发症之一，由于外伤导致了面部的舌肌、咀嚼肌、咽喉等运动神经障碍而导致吞咽困难，吞咽困难严重影响了患者的日常生活。推拿治疗对相应穴位、肌肉进行刺激，可以改善面部舌肌、咀嚼肌等肌肉力量，促进血液循环，通过刺激面部、口唇以及舌肌，使面部肌肉协调性和灵活性发生改变，促进吞咽相关肌肉的血液循环，从而改善患者的吞咽功能。操作部位包括两侧的面部颊肌及喉结两旁的颈肌，手法主要以点按和指揉相结合，常选用廉泉、人迎、风池、风府、翳风、颊车、地仓等穴位，每次操作时间约 15~30 分钟。

八、康复护理

脑外伤属于比较常见的一种疾病，患者在后遗症期常常有语言、运动功能的障碍，从而严重影响到患者的日常生活以及生活质量，导致患者心理承受着很大的压力。康复护理应适当进行科普宣教，普及脑外伤后会出现的一些后遗症，让患者对脑外伤后遗症有全面正确的认识，要让患者对于战胜疾病充满信心。脑外伤患者早期康复时，在医护人员的专业指导下，能够从生活习惯、运动方式、饮食策略上进行调整，做好皮肤护理以预防卧床患者压疮的发生，使用床栏、拐杖等以减少四肢活动不灵患者跌倒的风险。

（一）生活饮食

护理人员可与营养师根据患者自身情况及喜好来制订饮食计划，饮食应以清淡营养为主，避免摄入辛辣刺激性食物，同时要保证营养充足。

（二）卧床护理

患者卧床期间体位的摆放对肌肉的情况有重要的影响，正确的体位可有效预防肌腱痉挛和肌肉萎缩，同时也能有效避免压疮的发生。可采取平卧位和健侧卧位交替进行，每隔 2 小时辅助患者翻身一次。

（三）言语和肢体功能护理

脑外伤患者早期康复时，言语和肢体功能的护理对后期的康复有很重要的作用。可对患者从字母、汉字到简单词语慢慢过渡，并多采用鼓励、安慰性语言来增加患者康复的信心。同时根据患者实际情况，针对患者的瘫痪肢体进行相应的功能训练。

（四）生活能力护理

对患者的穿衣、洗漱、进食、如厕等生活能力进行训练，将日常生活用品放置在患者方便拿到的位置，必要时协助患者，逐渐降低患者对他人的依赖程度，慢慢提高患者的生活自理能力。

九、预防及预后

脑外伤多为外力对脑部的暴力作用，多系突然发生，因此，此病的预防主要是预防脑部受伤，注意各种安全教育、安全防范，建立与遵守安全规章制度是重要的预防措施之一。一旦发生脑外伤，应及时采取最有效的治疗手段防止病情加重或恶化。脑外伤预后与许多因素有关，包括年龄、受伤原因、脑部受伤部位、范围和程度等。若受伤程度较轻且治疗及时，方法得当，则预后一般较好；若受伤程度较重且年龄较大，则预后较差，且存在较多后遗症。

（刘佩军）

第三节 脊髓损伤

一、概述

脊髓损伤（spinal cord injury，SCI）是一种严重威胁人类生命健康的中枢神经系统损伤疾患，大多源于交通事故、跌倒或坠落、运动创伤等意外事件，具有较高的发病率和致残率，脊髓一旦发生损伤和坏死，恢复的可能性较小。SCI 根据致病因素分为创伤性和非创伤性两大类，均会造成不同程度的功能障碍，包括脊髓休克、运动功能障碍、感觉功能障碍、二便功能障碍、心理障碍和性功能障碍等。涉及两下肢部分或全部躯干的损伤，称为截瘫；涉及四肢躯干部分或全部均受累者称为四肢瘫。SCI 是一种严重的致残性损伤，目前难以使患者恢复脊髓功能，推拿康复的主要目的是改善或部分恢复 SCI 患者残留功能，代偿已丧失的部分功能。

二、定义

SCI 是指由于各种致病因素（外伤、炎症、肿瘤等）导致脊髓结构与功能的损伤，造成损害的相应节段以下脊髓神经功能障碍，包括各种运动、感觉和括约肌功能障碍，肌张力异常及病理反射等相应改变。

三、流行病学

SCI 可见于任何年龄，我国 SCI 发病年龄基本集中在 35~50 岁，表明成年人为 SCI 发生的主要人群，没有明显的性别和地域差异。

四、病因病理

脊髓的原发损伤来自创伤时机械力量对脊髓的撞击，包括机械性破坏、出血和电解质从受损细胞中外溢。外伤导致脊柱骨折和脱位，椎体或附件的骨折片刺伤、挫伤或切割脊髓或马尾神经，休克及长时间低血压也可导致脊髓损伤。此外，血流缓慢或主要的营养血管闭塞可使脊髓组织血液灌注不足及局部缺血，导致脊髓及周围神经细胞坏死。继发性SCI是神经结构受到原发损伤所激发的病理生理影响，包括水肿、炎症反应、局部缺血、生长因子、细胞因子、再灌注、钙离子溢出及过氧化基团对脊髓所产生的毒害。脊髓损伤程度除与损伤当时的致伤能量有关外，还与损伤后脊髓受压时间长短及轻重、缺血程度和持续时间长短有关。脊髓损伤时脊髓神经细胞遭受强烈刺激而发生的超限抑制，脊髓功能暂处于生理停滞状态。

五、诊断

不同平面的脊髓损伤，临床表现也不同，常表现为肢体瘫痪和感觉缺失，伴或不伴排便、排尿障碍等括约肌功能障碍及其他自主神经功能障碍的症状。根据患者的病因、临床表现、影像学及神经电生理检查等，参照《脊髓损伤神经学分类国际标准（2011年修订）》进行诊断。SCI按损伤病因分为外伤性SCI和非外伤性SCI；按损伤程度分为脊髓震荡、脊髓休克、完全性SCI、不完全性SCI、脊髓圆锥综合征和马尾神经损害。

六、康复评定

（一）神经功能评定

采用美国脊髓损伤协会（American Spinal Injury Association，ASIA）制定的脊髓损伤神经功能分级标准（AISA impairment scale，AIS）来评定，分为A级［完全性损伤：骶段（S_4~S_5）无感觉或运动功能］、B级（不完全性损伤：神经平面以下包括骶段有感觉功能，但无运动功能）、C级（不完全性损伤：神经平面大部分关键肌肌力<3级）、D级（不完全性损伤：神经平面以下大部分关键肌肌力≥3级）、E级（正常：感觉和运动功能正常）。

（二）肌张力评定

根据脊髓损伤平面以下出现不同程度的肌张力增高，可采用改良的Ashworth量表来评定痉挛程度。

（三）肌力评定

对代表脊髓有关节段神经运动功能的肌肉进行徒手肌力评定，常用Lovett分级将肌力分成0~5级。

（四）心理功能评定

大多数SCI患者都存在不同程度的心理功能障碍，常用的评定量表有90项症状清单（symptom checklist 90，SCL-90）、汉密尔顿焦虑/抑郁量表（HAMD/HDMD）、焦虑/抑郁自评量表（self rating anxiety/depression scale，SAS/SDS）等。

（五）日常生活能力评定

可采用改良Barthel指数分级法（MBI）、功能独立性量表（FIM）、四肢瘫功能指数（the quadriplegia index of function，QIF）等评价量表进行选择性评定。

七、推拿治疗

不完全性SCI患者通过适当的康复治疗，受损节段以下的感觉和运动功能可以得到不同程度的改善，甚至能实现辅助站立和行走。推拿治疗重点在损伤节段和瘫痪的肌群，促进脊髓功能恢复，使患者感觉和肌力得到改善或部分恢复，同时早期康复介入能缩短恢复周期。

（一）治疗原则

推拿治疗以疏通经络、行气活血、健脾益气、补益肝肾为总的治疗原则，其主要目的是加快血液循环，增强局部代谢，以促进受损脊髓功能的恢复，同时调节肢体肌肉的收缩舒张功能，缓解肌痉挛，进而改善肢体肌力及关节活动范围，防止肌肉萎缩。

（二）基础操作

主要选用㨰法、揉法、捏法、推法、拿法、按法、摩法、搓法、抖法、点法、拨法等手法施术于脊柱区及四肢部，每日 1 次，每次 30 分钟左右。操作方法：①患者取俯卧位，医生位于患者一侧，用㨰法沿背部膀胱经、督脉来回㨰动 2~3 遍，时间约 5 分钟；②用拇指揉法揉大椎、陶道、身柱、至阳、命门、腰阳关、腰俞等穴，每穴按揉 1~2 分钟；③用捏法捏下肢 2~3 遍后，用拇指揉法揉环跳、承扶、风市、阳陵泉、绝骨、丘墟、足临泣、太冲等穴，揉后加拿法施于上述穴位；④患者取仰卧位，医者位于患者一侧，用㨰法㨰上肢 2~3 遍，用捏法捏上肢的内外侧，然后拿揉上肢曲池、手三里、合谷等穴，掐揉十宣穴，最后用捻法捻五指；⑤用㨰法㨰下肢前侧 2~3 遍，然后按揉髀关、风市、足三里、上巨虚、下巨虚、风市、阳陵泉、绝骨、丘墟、足临泣、太冲等穴，每穴操作 1~2 分钟；⑥用捏法从大腿根部捏向小腿至足踝部，操作 2~3 遍，特别是以腓肠肌部位为重点，防止肌肉萎缩。

（三）常见功能障碍的推拿治疗

1. 尿潴留　尿潴留表现为排尿困难，小便不通，尿量减少甚或没有尿意，体征为膀胱区叩诊浊音，以及残余尿量≥100ml。腹部推拿疗法可以助阳化气，发挥阳气对全身之气的鼓动、温煦作用，以助膀胱气化。一项纳入 61 例脊髓损伤后尿潴留患者的随机对照试验表明，五苓散配合腹部推拿治疗可以减少患者膀胱残余尿量，有效改善脊髓损伤后尿潴留症状。

腹部操作方法：患者取仰卧位，医者位于患者一侧，先以指摩法顺时针方向指摩小腹 2 分钟，再以推法推任脉，选气海、关元、中极、阴陵泉、三阴交等穴施以按揉和一指禅推法，每穴 2 分钟，而后在患者腰骶部和小腿内侧足三阴经循行部位施以擦法。手法宜轻缓深沉，动作要有节奏，不可使用蛮力，均以患者能耐受或小便流出为度。

2. 便秘　SCI 患者损伤节段以下丧失肠蠕动和肛门括约肌的自主运动，可以导致患者出现便秘症状。腹部推拿围绕人体肚脐周围和腹部上的穴位开展，有助于加快腹部血液循环，促进胃肠平滑肌的收缩，不但具有调和脾胃的功效，还可有效提高胃肠蠕动以及消化液分泌的作用。一项纳入 8 项 RCT 的系统性文献回顾，其中 4 项研究表明，腹部推拿可促进肠蠕动，改善排便的规律性和频率。操作方法：先顺时针摩腹 5 分钟，然后按揉梁门、天枢、水道、归来、支沟等穴，以天枢、支沟两穴为重点操作。每日 1 次，每次 20 分钟左右。

3. 感觉功能障碍　SCI 患者常见损伤平面以下的自发性感觉异常性疼痛（幻觉痛），截瘫患者还可出现肌痉挛性疼痛，可以在疼痛部位施行叩法、点法、拍法等手法以行气活血、疏通经络。脊髓损伤后中枢性疼痛可以由双下肢远端开始，逐渐向近端按摩，强度适中，并在脊柱两侧、疼痛感觉平面以上区域沿神经根走向进行按摩，强度稍强以患者耐受为度。每日 1 次，每次 20 分钟左右。

（四）功法锻炼

中国传统运动疗法对 SCI 患者的康复效果已被证实，太极拳、八段锦可改善 SCI 患者的运动功能、平衡功能、心理健康和生活质量，六字诀能明显增强 SCI 患者呼吸肌肌力，改善肺功能，进一步预防肺部并发症的发生。可根据患者的身体状况适度选择太极拳、八段锦、六字诀等进行训练，每日 1 次，每次 30~40 分钟，3~5 次 / 周，3 个月为一个疗程。

（五）注意事项

1. 脊髓损伤初期，推拿手法宜轻柔，不可用刺激性较强的手法，推拿治疗本病的重点在于预防肌萎缩、骨质疏松等方面。

2. 若已有肌肉痉挛者，推拿重点应放在其拮抗肌上，以恢复拮抗肌的肌力为主。

3. 背部推拿时应在不影响脊柱稳定性的前提下进行。

4. 注意四肢关节的活动，运用摇法时注意幅度、频率和力度等。

八、康复护理

（一）运动功能障碍

指导患者良肢位的摆放，在主动运动能力基本恢复之前，必须经常给患肢各关节做全范围被动运动，以保持关节活动度和牵伸软组织，防止关节挛缩和深静脉血栓形成。由于截瘫患者易发生跟腱挛缩与下肢内收挛缩，必须重点牵伸跟腱，将下肢外展，使两膝分开，以利于日后进行站走训练。

（二）括约肌功能障碍

对于脊髓休克阶段出现的充盈性尿失禁，应实施留置导尿，执行无菌操作，防止逆行性感染。长期留置导尿也是造成膀胱上行感染的因素，采用间歇导尿法，可降低泌尿系统感染率。对有膀胱反射的患者，应指导患者寻找刺激点，鼓励患者自行排尿，采用有利于排尿的体位，鼓励患者多饮水，指导患者进行功能训练。

（三）皮肤护理

保持皮肤清洁，勤换内衣、床单，定时翻身，避免身体局部长时间受压。卧床患者每 2 小时翻身 1 次，操作时应注意沿身体轴线同时反转，严禁扭转。已坐轮椅者嘱其经常自己撑起身体。对有皮肤障碍者，尤其要注意预防压疮，要经常视查皮肤有无变红破损。已允许起床的患者，要注意在治疗和活动过程中避免烫伤和挫伤、擦伤。使用支具或夹板者要警惕压迫和摩擦损伤局部皮肤。

（四）心理护理

鼓励患者改善各种情绪的影响，树立战胜疾病的信心和自我锻炼的决心，使患者在参与康复训练中发挥主动性、创造性。指导患者学会移情易性法，参加各种有趣的活动，听五行音乐、看报、下棋、绘画等。采用暗示解惑法、倾听法、以情胜情法等对患者进行针对性的护理，使患者逐步认识到自己的病情，以积极的心态配合治疗和康复训练。

（五）饮食护理

根据患者的年龄、体质、季节、气候等差异，合理调整饮食，以清淡、高营养、多纤维食物为宜，忌食辛辣、肥甘、醇酒之品。卧床早期，为避免腹胀，应适当限制饮食，2~3 周后代谢趋于正常，可给予高蛋白、高脂肪、高碳水化合物的食物，多食水果、蔬菜以防因卧床引起的便秘。

九、预防及预后

脊髓损伤导致患者不同程度的功能障碍，其并发症较多，早期康复对预防皮肤压疮、泌尿系感染、关节挛缩、肌肉萎缩等并发症的发生至关重要。康复干预对脊髓损伤的预后具有积极影响，脊髓损伤患者在实施早期康复训练后功能恢复较好，有时达到超出预期目标的效果，同时其住院时间和医疗经费都得到了有效的降低。因此，脊髓损伤患者应该及早进行相关的康复治疗和护理工作，以改善临床预后。

（张阳普）

第四节 枕神经痛

一、概述

枕神经包括枕大神经、枕小神经和耳大神经。在临床上，枕大神经痛仅次于血管性头痛和功能性头痛，同时也可累及枕小神经和耳大神经，单侧多见，也有双侧发作，常表现为枕部和后颈部疼痛反复发作，多为中等程度疼痛，少数患者疼痛剧烈影响生活质量，甚者丧失学习工作能力。随着生活及工作方式的改变，长时间低头伏案姿势导致颈椎长期处于屈曲状态，促使本病的发病率日趋增高。

二、定义

枕神经痛是指出现在枕部和后颈部，枕大神经、枕小神经或耳大神经分布区域的疼痛，单侧或双侧阵发性撕裂样或针刺样疼痛，头颈部活动、咳嗽、喷嚏时疼痛加剧，有时伴随受累区域的感觉减退或痛觉过敏。

三、流行病学

枕神经痛的发病率为 3.2/10 万，呈逐年升高和年轻化趋势，其在头面神经痛中占 8.3%。不同性别、不同年龄段、不同职业和地区的人群该病的发病情况存在差异。

四、病因病理

枕神经痛发病机制尚不清楚，目前多数认为与枕神经解剖结构有关。各种病因影响枕大神经、枕小神经和耳大神经均可引起枕神经痛，枕神经痛主要由枕大神经受累所致（90%），其次为枕小神经（10%），两者并存为 8.7%，偶可因耳大神经、颈皮神经或锁骨上神经受损引起。本病亦可由颈椎疾病、椎管内病变、寰枕部先天畸形及损伤等因素引起，颈椎退行性变和肌肉痉挛是枕神经痛的直接原因。斜方肌筋膜紧张或长期颈部姿势不良、受凉及颈部外伤均容易发生神经卡压，导致局部微环境理化性质发生变化，刺激周围血管通透性增加及神经细胞膜离子通道异常表达。血管通透性增加引起致痛物质及炎性因子释放，形成无菌性炎症，导致神经痛。炎性因子的释放也会促使神经周围的肌肉发生痉挛，加重对枕神经的压迫，形成恶性循环。

中医学认为病因为风，病变在血，病位在头、项。病因分外感、内伤两类，其中外感主要由六淫邪气致病，内伤头痛则与肝、脾、肾有关，主要包括肝阳上亢、痰浊上泛、气血不足、肾虚致痛等因素。以上致病因素又相互影响，相互转化，因而导致虚实夹杂之证，致使病机错综复杂。

五、诊断

（一）西医诊断

1. 疼痛位于枕大神经、枕小神经和/或耳大神经分布区内，单侧或双侧阵发性撕裂样或针刺样疼痛。

2. 神经分布区感觉减退或痛觉过敏。

3. 在所累及神经和同侧第2、3颈椎横突处触诊时有压痛及放射痛。

4. 头颈部动作可为诱因。

5. 枕神经局麻药阻滞可使疼痛暂时缓解。

（二）中医诊断

参考国家中医药管理局制定的《头痛（偏头痛）中医诊疗方案（2017年版）》进行中医诊断，可分为肝阳上亢证、痰浊内阻证、瘀血阻络证、气血两虚证、肝肾亏虚证。

六、康复评定

（一）疼痛评定

视觉模拟评分（visual analog scale，VAS）可恰当地描述对疼痛的主观反应，是评估疼痛患者较为常用的方法。其他评定方法包括数字评级法（numerical rating scale，NRS）、简版McGill疼痛问卷（short-form McGill pain questionnaire，SF-MPQ）、简明疼痛量表（brief pain inventory，BPI）等。

（二）生活质量评定

常用评定方法包括SF-36量表、枕神经痛患者失能程度评价工具、头痛影响测验（headache impact test-6，HIT-6）等。

（三）精神心理学评定

常用评定方法包括HAMA、HAMD、HADS、BDI-Ⅱ、BAI等，另外匹兹堡睡眠质量指数（Pittsburgh sleep quality index，PSQI）常被用来评定枕神经痛患者睡眠质量。

（四）其他评定

头痛日记作为研究和评估工具，可以获得每次枕神经痛发作时的有效信息，如时限、严重度、加重因素、诱发因素以及治疗效果等。和传统评估工具相比，具有即时性，从而减少了传统工具的回忆偏倚，增加了数据的准确性。近年随着智能手机的普及，出现了在手持设备上完成基于互联网的头痛日记应用软件，这提高了患者的依从性。

七、推拿治疗

（一）治疗原则

推拿治疗主要针对由颈椎疾病或颈枕部肌肉、椎管内病变、寰枕部先天畸形及损伤等因素引起的枕神经痛，颈椎退行性变和肌肉痉挛是枕神经痛的直接原因。基于中医“筋出槽，骨错缝”理论及筋骨整体观，治疗上筋骨并重，理筋正骨合用，刚柔相济，达到改善循环，解痉镇痛，解除神经压迫。总的治疗原则：①早发现、早诊断、早治疗；②全面评估，个体化治疗；③理筋手法宜轻柔，不宜重刺激；④结合功法锻炼，以防复发。

（二）基础操作

1项纳入436例患者的随机对照试验表明，颈枕交界区推拿理筋手法治疗枕神经痛安全、有效。在颈枕交界区施以轻缓柔和的理筋手法，重点是附着于枕骨上项线、下项线与上下项之间项平面的软组织，如浅层的寰枕筋膜、上斜方肌、胸锁乳突肌等，中层的头半棘肌及头下斜肌等，手法选用按揉法、弹拨法、一指禅推法、擦法等，以解痉止痛。每次治疗时间约 30 分钟，每日 1 次，5 次为一疗程。

（三）常见功能障碍的推拿治疗

1. 感觉功能障碍　枕神经痛的主要问题是感觉功能障碍，包括疼痛和感觉减退，在常规松解基础上，还可结合点穴疗法、拍打疗法等。点穴手法以局部取穴、循经远端取穴为主，特别是手太阳小肠经和手少阳三焦经上的腧穴，研究表明风池、天柱、完骨、后溪、外关、阿是穴是近年来应用最多的腧穴，对这些穴位进行点按刺激，每穴刺激约 1 分钟，以酸胀为度，可以提高痛阈，镇静止痛。有研究表明，局部缓和、轻刺激的拍打疗法可以改善局部血液循环，稀释局部炎性致痛物质，松解神经粘连。一项系统评价认为，这些方法显著改善疼痛，且安全性高。此外，还可结合刺络放血、针刺、艾灸、超短波等治疗，杂合而治。

2. 上颈段活动受限　枕大神经痛患者常合并上颈段活动受限，表现为转头及仰头、低头受限。有 4 项随机对照研究表明，关节整复手法可显著改善上颈段活动度，且安全性较高。除常规斜扳法、定位旋转扳法外，还可应用特色经验整复方法，如八把半锁疗法、林氏正骨手法、短杠杆脊柱微调手法、龙氏整脊手法等，这些整复方法主要是针对枕寰枢复合体。

（四）功法锻炼

枕神经痛患者，常合并颈椎病变，特别是枕下肌群损伤，及寰椎关节、寰枢关节及 C_2 关节突关节等关节紊乱，容易刺激或压迫枕神经而诱发本病。传统功法如太极拳、八段锦、五禽戏、易筋经等，讲究动静结合，练习过程中强调调神、调心、调息。太极拳之大鹏展翅、八段锦之摇头摆尾去心火势、易筋经之摘星换斗势、五禽戏之鸟戏，能恢复颈枕部肌群的力量和顺应性，改善肌肉、关节的营养，调节本体感觉和自主神经紊乱，提高平衡能力，对枕神经痛有良好的预防和康复作用。目前缺乏专门针对枕神经痛的功法锻炼的高质量研究，依据《推拿功法学》建议这些功法每周干预 3 次，每次 20~30 分钟运动频率为宜。

八、康复护理

（一）情志护理

患病期间存在焦虑、烦躁等不良情绪者要积极采取心理干预，帮助患者正确认识疾病，从而消除不良情绪，建立治疗信心。

（二）认知干预

向患者讲解疾病的发病原因、治疗方案、预防措施及预后等，让患者正确认识疾病。同时，向患者讲解养成健康行为习惯，坚持康复锻炼的重要性。

（三）行为指导

指导患者遵循规律的起居，外出活动注意保暖、防寒，平时坐位宜以端坐为主，挺直身体，保持良好的姿势，休息睡觉时要调整好枕头的高度。

（四）功能锻炼

根据患者的实际情况制订针对性的运动、训练方案，选择患者感兴趣的方式进行锻炼，促进康复。

九、预防及预后

针对正常人群或存在枕神经痛高危因素者，做到起居有节，注意颈枕部保暖，保持正确的日常工作生活姿势，劳逸结合，针对性地加强枕颈部锻炼。对已出现枕神经痛患者进行早期积极干预，做到早期诊断，早期治疗，提高院前、社区筛查，制订出专业化、个体化的康复治疗方案，积极治疗原发病，预防病情恶化，让患者早日恢复健康，回归社会、回归家庭。枕神经痛一般预后良好，经过一次或数次推拿治疗可缓解，因此应及时干预，帮助患者解除痛苦。

（刘再高）

第五节　面神经炎

一、概述

面神经管内急性非化脓性炎症常引起面神经麻痹，是神经系统临床常见病、多发病，多为单侧性，极少见双侧同时发病。本病起病急，可见于任何年龄，但以20~40岁最为常见，具有自限性特点，大部分患者恢复良好，早期合理地干预治疗可以加快面神经麻痹的恢复，减少并发症。

二、定义

面神经炎，俗称面神经麻痹或贝尔（Bell）麻痹，是以面部表情肌群运动功能障碍为主要特征的一种疾病，以一侧或双侧面部表情肌瘫痪导致患侧不能皱额、蹙眉、闭目、鼓气和噘嘴等动作为主要临床表现。

中医将面神经麻痹称之为“口僻”“口歪（㖞）”“口㖞僻”“口眼歪斜”“卒口僻”“偏㖞”等，是指以口眼歪斜、眼睑闭合不全为主要症状的一种病症，其涵盖了周围性面神经麻痹和中枢性面神经麻痹。

三、流行病学

临床上主要集中在对特发性面神经麻痹进行流行病学调查上，其发病率范围是（11.5~40.2）/10万，各个年龄段都有发生，无性别差异，绝大多数为单侧发病，双侧者甚少。

四、病因病理

特发性面神经麻痹的病因不完全明确，部分患者可能因面部受风寒刺激，面神经的营养微血管痉挛，引起面神经分布区域缺血、水肿、受压所致。少数患者与病毒感染有关，如疱疹病毒。

中医认为本病是由于正气不足，络脉空虚，卫外不固，风寒之邪侵袭面部经络，以致经气流行失常，气血不和，经筋失于濡养，纵缓不收而发病，或中风后遗症，或失血过多血不养筋所致。外因为感受风邪兼寒、热、湿等六淫邪气致病，内因与正虚邪中、风痰阻络、气虚血瘀、肝风内动等密切相关。

五、诊断

（一）西医诊断

参考中华医学会神经病学分会、中华医学会神经病学分会神经肌肉病学组联合中华医学会神经病学分会肌电图与临床神经电生物学组 2016 年发布的《中国特发性面神经麻痹诊治指南》进行西医诊断。

1. 任何年龄、季节均可发病。

2. 急性起病，一侧面部表情肌突然瘫痪，病情多在 3 天左右达到高峰，在起病前几天可有同侧耳后、耳内、乳突区的轻度疼痛。

3. 临床表现为单侧周围性面瘫，如受累侧闭目、皱眉、鼓腮、示齿和闭唇无力，以及口角向对侧歪斜。可伴有同侧耳后疼痛或乳突压痛。根据面神经受累部位的不同，可伴有同侧舌前 2/3 味觉消失、听觉过敏、泪液和唾液分泌障碍。个别患者可出现口唇和颊部的不适感。当出现瞬目减少、迟缓、闭目不拢时，可继发同侧角膜或结膜损伤。

（二）中医诊断

参考中国针灸学会标准《循证针灸临床实践指南（贝尔面瘫修订版 ZJ/T E002-2015）》，将面神经麻痹分为风寒外袭证、风热侵袭证、风痰阻络证、气虚血瘀证、阳明实热证、肝胆火逆证等证型。

六、康复评定

面神经麻痹不仅会导致面部感觉和运动功能障碍，还会影响容貌，给患者躯体和心理造成双重伤害。随着临床的应用研究进展、神经电生理及不同传感器的成像与图像识别技术和计算机信息处理技术的发展，面神经麻痹评价的内容与方法也在不断变化和创新。目前面瘫的临床评价方法可分为功能评价量表、神经电生理检测及面瘫计算机评价系统三大类。主观评估系统是目前公认的适用性更强的面部评分系统，如 HB 系统、Sunnybrook 系统等，都得到广泛的使用。这类评估系统面临的问题是评估者间一致性和敏感性等方面只呈现出中等程度的可靠。但不可否认的是，这类评估系统却是目前最成熟的。

（一）面神经损伤定位评价

面神经是混合性脑神经，成分既有运动纤维，又有感觉和分泌纤维。对于周围性面神经麻痹而言，面神经管中被侵的部位不同而出现不同神经受累症状：①若病变在茎乳孔以下，则茎乳孔以外的远端神经纤维损害，仅出现面肌麻痹；②若病变在茎乳孔以上而影响鼓索神经，且茎乳孔内及其远端神经纤维损害，则出现面肌麻痹伴舌前 2/3 味觉障碍；③若病变在镫骨支以上，则出现面肌麻痹伴舌前 2/3 味觉障碍及听觉过敏；④若病变在膝状神经节，除有面神经麻痹、听觉过敏和舌前 2/3 的味觉障碍外，还有患侧乳突部疼痛，以及耳廓部和外耳道感觉迟钝，外耳道或鼓膜出现疱疹，即所谓 Hunt 综合征，常为带状疱疹病毒感染造成；⑤若膝状神经节以上损害时岩浅大神经受侵，出现 Hunt 综合征，但此时无外耳道内或鼓膜上的疱疹，此外尚有患侧出现泪液及唾液减少，患侧面部出汗障碍。

（二）面神经麻痹临床评价系统

1. 面神经功能评价量表

（1）House-Brackmann 分级法：House-Brackmann 分级法（House-Brackmann grading system，HBGS）是目前评价面瘫的最常用量表之一，分为总体评分和局部评分两部分，该表

通过对面瘫患者前额、眼、颊，以及口角静态、动态及联带运动的评估来评价患者的面神经运动功能。

（2）Sunnybrook 面神经评定系统：Sunnybrook 面神经评定系统（Sunnybrook facial grading system，SFGS）从动静态两方面对面神经功能做了较综合细致的评价，尤其是在动态评分部分，对抬额、闭眼、微笑、耸鼻及唇吮吸五个动作及其联带运动做了较精细的评估。该系统评估结果分数随着疗程进展而有所变化，精确度更高，可以更好地进行治疗前后对比，更适合观察患者的连续恢复。

（3）面神经麻痹程度分级量表：将抬额、闭眼、皱眉等 10 项面部表情动作的完成度分为正常（10 分）、减弱（7.5 分、5.0 分、2.5 分）、消失（0 分）五个等级，主要是作为周围性面神经麻痹的面神经功能分级评定量表。

2. 神经电生理检测 临床神经电生理检测技术作为辅助诊断神经肌肉疾病的一种手段，如面神经传导测定（nerve conduction，NC）、面神经逆行性运动诱发电位（facial nerve antidromic evoked potentials，FNAEPS）、面肌电图、面神经诱发电位（evoked potential，EP）等，常用于特发性面神经炎的评价。

（三）社会心理和健康状况评定

面部残疾指数量表（facial disability index scale，FDI）是一种与面部神经肌肉功能有关的躯体残疾和社会心理的简单自评式问卷，是评价面部神经肌肉系统疾病患者生活能力的主要量表之一，分为躯体功能评分和社会生活功能评分两大部分。

七、推拿治疗

（一）治疗原则

虚则补其不足，推拿手法力度较轻且作用时间长，力量轻柔，用频率较低的手法；实则泻其有余，推拿手法力度较重且作用时间短，用频率较高的手法。若虚实相兼者，则用交互抑制的手法进行双侧同治，即虚侧用兴奋性手法而实侧用抑制性手法。推拿总的治疗原则为疏风通络、活血化瘀、补益虚损，遵循全面评估，个体化手法治疗。

（二）治疗方法

患者取卧位，医者取坐位。①先用一指禅法：起于印堂→神庭→头维→太阳→眉弓→印堂穴，左右交替，呈“∞”字推法 3~5 次；起于睛明→迎香→颧髎→瞳子髎→太阳→头维→下关→颊车→地仓→人中→对侧地仓→承浆→迎香→承泣→瞳子髎→太阳，左右交替，5~10 分钟。②用双手拇指分推印堂→太阳，从印堂穴向左右抹上下眼眶，自睛明穴沿两侧颧骨抹向耳前听宫穴，从迎香穴沿两侧颧骨抹向耳前听宫穴各 3~5 次。③用鱼际揉法，揉面部前额及颊部，以患侧为重点治疗 3 分钟。④接着按揉印堂、攒竹、鱼腰、丝竹空、睛明、四白、阳白、上关、迎香、地仓、下关、颊车等穴，各 30 秒。⑤在患侧颜面部向眼方向用擦法治疗，以透热为度。⑥按揉百会及四神通：用拇指螺纹面按揉百会及四神通穴。⑦扫散法：用拇指偏峰在头两侧足少阳胆经的循行部位，从前上方向后下方推动，每侧操作 20 余次。⑧拿五经：用五指从头顶拿到枕后，在风池穴处改用三指拿法，沿颈椎两侧向下，重点拿风池、合谷穴，反复操作 3~5 遍。

对于婴幼儿面瘫的推拿治疗，取穴宜少而精、手法宜轻，中病即止，不可伤其形气，多用拇指或指腹操作。同时面部推拿可使患者精神和心理放松，可消除焦虑、悲观情绪，改善患者因面瘫造成的心理状态异常，而得到满意效果。

八、康复护理

（一）日常护理

面部注意保暖，避免受风寒之邪侵袭，耳后及患侧颜面给予湿热敷。当神经功能开始恢复后，鼓励患者练习瘫侧面肌的随意运动，以促进瘫痪肌肉功能早日恢复。

（二）饮食调护

给予营养丰富的半流质饮食。因患侧面肌瘫痪，进食时食物残渣常停留于患侧颊齿间，饭后漱口，保持口腔清洁。

（三）情志调护

保持良好的心情，避免精神刺激，坚持参加文体活动，保持适当睡眠及休息。

九、预防及预后

对特发性面神经麻痹患者，应加强锻炼，增强体质，避免过度疲劳，防止面部特别是耳后部感受风寒，增强抗风寒能力。对于有明确病因的面神经麻痹患者应针对病因和原发病进行积极干预，做好临床评估，防止继发性损伤。大多数面神经麻痹患者预后良好，大部分患者在发病后 2~4 周开始恢复，3~4 个月后完全恢复。少数患者面神经损伤程度较重，持续时间较长，预后较差，可遗留面肌无力、面肌联带运动、面肌痉挛或鳄鱼泪现象等后遗症状。

（陈克军）

第六节　臂丛神经损伤

一、概述

臂丛神经是指由 C_5~C_8 的前支和 T_1 前支大部分神经纤维交汇而成的神经丛，在颈根部两侧各有一丛，支配肩部及上肢的感觉及运动功能。臂丛神经损伤是一种严重的周围神经损伤，其病理同其他周围神经损伤一样，由损伤的程度和部位决定，可导致上肢感觉功能及运动功能减弱或丧失。随着人们对周围神经解剖、生理及代谢的认识不断增加，神经修复方法日益改进，康复治疗方案也更为规范化，在一定程度上改善了患侧上肢的功能状况。

二、定义

臂丛神经损伤是由工伤、交通事故或产伤等原因引起的，以肩部和上肢疼痛、无力、肌萎缩为主要表现的一种周围神经损伤，其损伤虽不会危及生命，但可导致患者上肢运动和感觉功能的部分或完全丧失，甚至遗留终生残疾。

三、流行病学

臂丛神经损伤发病率呈逐年上升趋势，约占创伤总数的 1.2%，其中车祸伤为主要病因，约占 80%，其次为锁骨上臂丛神经损伤，占 62%。好发于青壮年，男性多于女性，工人、农民和无业人员等经济收入较低者是臂丛神经损伤的高危人群。如无正确估算婴儿体重或其他原因致难产，生产过程中过度的牵拉以及使用产钳等易造成新生儿臂丛神经损伤。

四、病因病理

臂丛神经损伤多为牵拉伤、对撞伤、切割伤或枪弹伤、挤压伤和产伤等，最常见病因是车祸导致的牵拉伤，臂丛神经受到过度牵拉，轻者神经震荡，暂时性功能障碍；重者神经轴突断裂，神经根干部断裂，功能丧失；最重者可引起5个神经根自脊髓发出处断裂，似"拔萝卜"样撕裂，完全丧失功能。新生儿臂丛神经损伤则见于母亲难产时，婴儿体重一般超过4kg，头先露、使用胎头吸引器或使用产钳，致婴儿头与肩部分离、过度牵拉而导致损伤臂丛，多为不完全性损伤。臂丛神经损伤也见于肩颈部枪弹伤、切割伤、药物性损伤及手术误伤等，此类损伤多较局限，但损伤程度较严重，多为神经根干部断裂，可伴有锁骨下动静脉、腋动静脉等损伤。此外，锁骨骨折、肩关节前脱位、颈肋、前斜角肌综合征、原发性或转移至臂丛附件的肿瘤也可压迫损伤臂丛神经。

五、诊断

参考2001年复旦大学出版的《臂丛神经损伤与疾病的诊治》进行诊断，根据臂丛神经损伤的病理特点将其分为臂丛神经震荡伤（臂丛休克）、臂丛神经传导功能失调、臂丛神经受压脱髓鞘损伤、臂丛神经断裂伤和臂丛神经根性撕脱伤5类。根据不同神经支损伤特有的症状、体征，结合外伤史、解剖关系和特殊检查，可以判明受伤的神经及其损伤平面、损伤程度。通过神经电生理检查可对臂丛神经损伤进行定位诊断（节前损伤和节后损伤）、定性诊断（完全损伤和不完全损伤）。臂丛神经损伤诊断步骤如下：

（一）判断有无臂丛神经损伤

有下列情况出现时，应考虑臂丛神经损伤的存在：①上肢5大神经（腋神经、肌皮神经、正中神经、桡神经、尺神经）中，有任何两组的联合损伤（非同一平面的切割伤）；②手部3大神经（正中神经、桡神经、尺神经）中，任何一根合并肩关节或肘关节功能障碍（被动活动正常）；③手部3大神经（正中神经、桡神经、尺神经）中，任何一根合并前臂内侧皮神经损伤（非切割伤）。

（二）确定臂丛神经损伤部位

检查胸大肌锁骨部（C_5、C_6神经根）、背阔肌（C_7神经根）及胸大肌胸肋部（C_8、T_1神经根）功能。胸大肌锁骨部萎缩，提示上干或C_5、C_6根性损伤；背阔肌萎缩，提示中干或C_7根性损伤；胸大肌胸肋部萎缩，提示下干或C_8、T_1根性损伤。

六、康复评定

（一）运动功能的评定

1. 肢体周径测量　选择两侧肢体相同固定点，用无弹性的皮尺测量两侧肌腹周径的长度，然后进行比较，了解患肢有无肌萎缩或肿胀。

2. 肌力评定　常用Lovett徒手肌力评估方法进行肌力评定。

3. 关节活动范围的测定　主要为肩关节、肘关节、腕关节的关节活动范围测定。

4. 反射的检查　主要包括肱二头肌腱反射（C_5~C_6）、桡骨膜反射（C_5~C_8）、肱三头肌反射（C_6~C_7）。

5. 运动功能恢复等级评定　由英国医学研究会（British Medical Research Council，BMRC）提出，将神经损伤后的运动功能恢复情况分为六级，简单易行，运用于周围神经损伤后运动功能的评估，是评定周围神经损伤后运动功能恢复最常用的方法。

（二）感觉功能的评定

1. 疼痛的评定　一般选用 VAS 等评估患者对疼痛的主观反应。

2. 神经干叩击试验（Tinel 征）　Tinel 征即可帮助判断神经损伤的部位，亦可检查神经修复后再生神经纤维的生长情况。按压或叩击神经干，局部出现针刺性疼痛，并有麻痛感向该神经支配区放射为阳性，表示为神经损伤部位。或从神经修复处向远端沿神经干叩击，Tinel 征阳性则是神经恢复的表现。

3. 感觉平面的评定　该感觉平面的评定可利用于辨别损伤神经根的节段，同脊髓损伤感觉平面检查相同，可以初步评估臂丛神经损伤的位置。

4. 感觉功能恢复等级评定　该评估方法用于周围神经损伤后感觉功能恢复的评估。

（三）电生理评定

由于臂丛神经在解剖结构上的复杂性，在损伤早期较难通过临床查体来准确判断臂丛神经损伤位置及分辨是否存在根性撕脱。通过肌电图检查，可以明确是否存在臂丛神经损伤、神经损伤部位及损伤程度，为早期进行臂丛神经手术或者康复治疗提供依据，并可以通过该项检查判断预后及观察治疗效果。

（四）影像学评定

通过 MRI 检查可以直接观察是否存在根性撕脱，研究表明 MRI 检查对臂丛神经损伤诊断的准确性、敏感度、特异度分别为 89.1%、89.8%、84.8%。

（五）日常生活活动能力评定

常用改良 Barthel 指数来评估患者的日常生活活动能力。

七、推拿治疗

（一）治疗原则

对于有明确手术指征的患者，应早期探查，尽早手术修复，术后再予以规范化康复治疗。对于常见的牵拉性臂丛神经损伤，早期以保守治疗为主，在应用营养神经药物的基础上，对损伤部位进行推拿治疗以祛瘀消肿、通经活络，并可配合理疗和功能锻炼，可消除神经震荡，松解神经粘连，防止关节挛缩。

臂丛神经损伤会引起上肢不同程度的肌肉瘫痪萎缩，随着失神经时间的延长，肌纤维萎缩进一步加重，所以神经损伤后其再生能力与修复时间关系十分密切，伤后 1~3 个月是神经修复的“黄金时期”。早期康复目标主要是消除炎症、水肿，促进神经再生，防止肢体挛缩。恢复期康复目标是促进神经再生，恢复神经的正常功能，矫正畸形。远期目标是使患者最大限度地恢复功能，恢复正常的日常生活和社会活动，重返工作岗位和进行力所能及的劳动，提高患者的生活质量。

（二）基础操作

推拿治疗通过神经反射与体液调节，使受损部位组织得以改善和修复，改善血液循环，消除或减轻肿胀和痉挛，延缓肌萎缩，保持肌肉正常功能。在臂丛神经损伤早期，推拿治疗可以缓解疼痛，防止关节僵硬、粘连，减缓肌肉萎缩。在臂丛神经损伤恢复期，推拿治疗可以促进神经再生，保持肌肉质量，增强肌肉力量，改善关节活动。

目前推拿治疗主要以臂丛神经损伤后上肢运动功能和感觉功能的修复为重点，选用𢵧法、按法、揉法、拿法、搓法、摇法、擦法等手法，施术于颈肩部和上肢肌群。每次治疗时间约30分钟，每日1次，4周为一疗程。操作方法：①患者端坐，医者以一指禅、按揉法施术于颈椎两侧肌群，特别是C_4至T_1处。②接着用㨰法、揉法作用于肩部肌群，点揉肩髃、肩髎、肩前、天宗等穴位，同时以患者具体愈合和活动情况为准，被动活动肩关节，预防和治疗关节粘连。③向下拿揉上臂肌群，点按臂臑、手五里、曲池等穴位，以患者具体愈合和活动情况为准，被动活动肘关节，纠正患者前臂的内旋。④拿揉前臂肌群，点按手三里、支沟、外关、内关、合谷、鱼际、关冲、少冲等穴位，以患者具体愈合和活动情况为准，被动活动腕关节，纠正患者腕关节的尺偏、垂腕状态。此外，可以指导患者进行上肢的旋转、牵拉等功能锻炼，或配合少林内功之凤凰展翅等功法锻炼，练习耸肩外展动作，在动作慢慢恢复过程中训练患者的抗阻力动作，提高肌力和耐力。

八、康复护理

1. 对皮肤的护理　臂丛神经损伤后患肢会出现不同程度的感觉障碍，因此，宜选择用温水擦洗皮肤，切忌用暖水袋，以免发生烫伤。此外，患者会出现皮肤干燥、脱屑，可涂抹护肤霜，平时注意患肢保暖。

2. 术后体位的摆放　术后为避免因患肢受压引起的肿胀、疼痛，可将患肢抬高，促进血液回流，防止肢体肿胀。

3. 心理护理　加强宣教，耐心解释，介绍疾病发展与预后的相关知识，同时了解患者的心理状态，及时给予心理疏导，鼓励患者用乐观的态度对待，减少其焦虑、抑郁状态的发生。

九、预防及预后

成人臂丛神经损伤大多由外伤引起，因此在生活和工作中，尤其是运动时注意安全，避免发生意外而导致臂丛神经损伤。针对新生儿，应当正确评估胎儿重量，正确处理难产，以免发生产伤引起臂丛神经损伤。在医疗过程中，尽量避免手术及化疗对神经的损伤。本病预后根据臂丛神经损伤的位置和程度的不同而有所区别，轻者臂丛神经连续性较好，断裂较少，预后较好；重者臂丛神经根性撕脱伤，神经断裂，常可出现上肢不同程度瘫痪，预后较差。

（王俊华）

参考文献

[1] 中华医学会神经病学分会，中华医学会神经病学分会脑血管病学组．中国急性缺血性脑卒中诊治指南2018. 中华神经科杂志，2018，51(9)：666-682.

[2] 中华医学会神经病学分会，中华医学会神经病学分会脑血管病学组．中国脑出血诊治指南(2019). 中华神经科杂志，2019，52(12)：994-1005.

[3] 张伯礼，吴勉华．中医内科学．北京：中国中医药出版社，2017.

[4] 中华医学会神经病学分会，中华医学会神经病学分会神经康复学组，中华医学会神经病学分会脑血管病学组．中国脑卒中早期康复治疗指南．中华神经科杂志，2017，50(6)：405-412.

[5] 宋柏林，于天源．推拿治疗学．第4版．北京：人民卫生出版社，2021.

[6]《中国脑卒中防治报告 2021》编写组．《中国脑卒中防治报告 2021》概要．中国脑血管病杂志，2023，20(11)：783-793.

[7] 严连凤，励建安，朱毅，等．推拿治疗脑卒中后痉挛的 Meta 分析．中国中医基础医学杂志，2015，21(12)：1566-1568.

[8] 范江华，黄永，王开龙，等．从循证医学角度分析推拿治疗中风后痉挛性偏瘫的疗效．中国中医基础医学杂志，2016，22(2)：242-248，260.

[9] 林文颖，李壮苗，李荣清，等．推拿治疗脑卒中后肩手综合征疗效的 Meta 分析．广西中医药大学学报，2017，20(3)：104-110.

[10] Carney Nancy，Totten Annette M，O'Reilly Cindy，et al. Guidelines for the Management of Severe Traumatic Brain Injury，Fourth Edition. Neurosurgery，2017，80：6-15.

[11] 李建军，杨明亮，杨德刚，等．"创伤性脊柱脊髓损伤评估、治疗与康复"专家共识．中国康复理论与实践，2017，23(3)：274-287.

[12] 杨明亮，李建军，李强，等．脊柱脊髓损伤临床及康复治疗路径实施方案．中国康复理论与实践，2012，18(8)：791-796.

[13] 陈星月，陈栋，陈春慧，等．中国创伤性脊髓损伤流行病学和疾病经济负担的系统评价．中国循证医学杂志，2018，18(2)：143-150.

[14] Jes Olesen，Robert Kunkel，James W Lance，et al. Headache Classification Committee of the International Headache Society(IHS)：The International Classification of Headache Disorders，3rd edition(beta version). Cephalalgia，2018，38(1)：1-211.

[15] Choi I，Jeon SR. Neuralgias of the Head：Occipital Neuralgia. J Korean Med Sci，2016，31(4)：479-488.

[16] 中华医学会神经病学分会，中华医学会神经病学分会神经肌肉病学组，中华医学会神经病学分会肌电图与临床神经电生理学组．中国特发性面神经麻痹诊治指南．中华神经科杂志，2016(2)：84-86.

[17] Baugh RF，Basura GJ，Ishii LE，et al. Clinical practice guideline Bell's palsy. Otolaryngol Head Neck Surg，2013，149(3 Suppl)：S1-27.

[18] 侯红艳，刘诗翔．周围神经损伤康复治疗研究进展．临床军医杂志，2012，40(02)：482-483.

[19] 岳旭迎，李征宇，肖彬，等．推拿对全臂丛损伤术后患者的康复疗效观察．贵阳中医学院学报，2016，38(2)：63-66.

[20] 马建强，李凤岩，吕忠礼．推拿手法治疗分娩性臂丛神经损伤的临床观察．中国中医骨伤科杂志，2018，26(3)：46-49.

第三章 肌肉骨骼系统疾病

第一节 颈 椎 病

一、概述

颈椎是人体活动量最大的脊柱节段，神经血管分布稠密，是人体神经中枢最重要的部位，是心脑血管循环的必经之路。随着年龄的增长及损伤的积累，颈椎逐渐出现退行性改变，尤其是 C_4~C_5、C_5~C_6 是病变多发的椎段。颈椎间盘退变最早，并诱发或促进颈椎其他组织退变，成为颈椎病发生、发展的基础。颈椎病是肌肉骨骼系统疾病中的常见病和多发病，影响人群范围较广，发病率呈逐年递增且年轻化趋势，给人们的生活、工作和学习带来了极大的痛苦。

二、定义

颈椎病（cervical spondylosis）又称颈椎综合征，是指颈椎椎间盘退行性改变及其继发病理改变累及其周围组织结构（神经根、脊髓、椎动脉、交感神经等），出现相应的临床表现。仅有颈椎的退行性改变而无临床表现者则称为颈椎退行性改变。

颈椎病属于中医病名“项痹”“项痛”“颈项强”“风湿”“筋伤”“骨错缝”“颈筋急”等范畴，该病与血瘀气滞、肝肾亏虚、气血不足、风寒湿邪侵袭等密切相关，临床病情多反复发作，迁延难愈，疼痛多遇寒加重、得温则减，劳累加重、休息减轻。

三、流行病学

据统计，颈椎病导致了 3%~11% 的工作时间损失，不仅使得坚持工作的颈椎病人群工作效率相对低下，与颈椎病相关的疼痛、躯体及心理障碍也严重影响了患者的生活质量。在 2021 年全球疾病负担研究报告中，2020 年颈椎病影响了全球范围内 2.03 亿人，全球年龄标准化患病率估计为 2 450/10 万，全球年龄标准化健康寿命损伤年（years lost due to disability，YLD）率估计为 244/10 万。到 2050 年，预计全球颈椎病患病人数将达到 2.69 亿例，相比 2020 年增长 32.5%。个体一生中平均发病率为 48.5%，办公室和计算机工作者的发病率较高，60%~80% 的工作人群在首次发病后 1 年内经历复发。据《2024 年中国颈椎健康白皮书》显示，我国颈椎病患病率高达 21%，其中 30 岁以下年轻人占比超 40%，学生群体因久坐学习或使用电子设备，亚健康状态比例高达 60%。颈椎病发病率与年龄相关，40~60 岁为高发年龄，此后随着年龄增长颈椎病风险呈下降趋势。此外，女性平均发病率（5.8%）普遍高于男性（4.0%），高收入人群的发病率高于中低收入人群，城市地区高于农村。

四、病因病理

颈椎病的病因主要是内因和外因两个方面，颈椎间盘及颈椎附件退变是本病的常见内因，颈部的急性损伤、慢性劳损以及受寒等是本病的常见外因。颈椎间盘退行性改变以及由此继发的椎间关节退变是本病的发病基础，促使颈椎椎间隙变窄，颈椎周围韧带和关节囊的松弛，破坏了颈椎间的内在平衡；加之不当的工作姿势、不良的睡姿、不当的锻炼、头颈部外伤以及寒冷潮湿的气候等积累性因素的诱发，导致颈椎周围软组织劳损、炎症、水肿、痉挛乃至变性、粘连等，破坏了颈椎外在平衡。总之，颈椎退变与颈椎周围软组织损伤，致使颈椎内外平衡失稳，造成对颈部神经、脊髓、血管等组织的刺激和压迫，从而产生相应受累组织的一系列临床综合征。

本病总以本虚标实，或虚实夹杂，其病理产物包括风、寒、湿、瘀、虚，与肝脾肾密切相关。本虚多为肝肾亏虚、气血不足，标实多为风寒湿邪侵袭或气滞血瘀，并随着病程发展分别表现出偏虚或偏实或虚实错杂的证候。其基本病机不外乎两个方面，即不通则痛、不荣则痛。

五、诊断

（一）西医诊断

参考中国康复医学会颈椎病专业委员会《中国颈椎病诊治与康复指南（2010 版）》进行西医诊断，将颈椎病分为颈型（又称软组织型）、神经根型、脊髓型、交感型、椎动脉型、其他型（目前主要指食管压迫型）和混合型。

1. 颈型　具有典型的落枕史及颈项部症状体征，影像学检查可正常或仅有生理曲度改变或轻度椎间隙狭窄，少有骨赘形成。

2. 神经根型　具有根性分布的症状（麻木、疼痛）和体征，椎间孔挤压试验或 / 和臂丛神经牵拉试验阳性，影像学所见与临床表现基本相符合，排除颈椎外病变（胸廓出口综合征、网球肘、腕管综合征、肩周炎、肱二头肌长头腱鞘炎等）所致的疼痛。

3. 脊髓型　出现颈脊髓损害的临床表现，影像学显示颈椎退行性改变、颈椎管狭窄，并证实存在与临床表现相符合的颈脊髓压迫，除外进行性肌萎缩性脊髓侧索硬化、脊髓损伤、继发性粘连性蛛网膜炎、多发性末梢神经炎等。

4. 交感型　出现交感神经功能紊乱的临床表现、影像学显示颈椎节段性不稳定。对部分症状不典型的患者，如果行星状神经节封闭或颈椎高位硬膜外封闭后，症状有所减轻，则有助于诊断。除外其他原因所致的眩晕。

5. 椎动脉型　曾有猝倒发作、并伴有颈性眩晕，旋颈试验阳性，影像学显示节段性不稳定或钩椎关节增生，除外其他原因导致的眩晕，颈部运动试验阳性。

（二）中医诊断

参考国家中医药管理局制定的《中医病证诊断疗效标准》（ZY/T001.1-94）进行中医诊断，将颈椎病分为风寒痹阻证、气滞血瘀证、痰湿阻络证、肝肾不足证、气血亏虚证等证型。

六、康复评定

（一）颈部疼痛评定

常用评定方法包括视觉模拟评分（visual analog scale，VAS）、数字评级法（numerical rating scale，NRS）、简版 McGill 疼痛问卷（short-form McGill pain questionnaire，SF-MPQ）、简明疼痛量表（brief pain inventory，BPI）等。

（二）颈部功能评定

1. 颈椎功能障碍指数 颈椎功能障碍指数（neck disability index，NDI）主要用于评定颈椎病和急性颈部扭伤患者的颈椎功能障碍情况。评定内容包括颈椎病和相关症状以及对日常生活活动能力的影响情况，是一个患者自评的问卷式调查表，适用于多种类型的颈椎病。

2. 颈椎病临床评价量表 颈椎病临床评价量表（clinical assessment scale for cervical spondylosis，CASCS）是国内学者编制的颈椎病临床评定量表，对患者的症状、功能状态及体征进行量化评定，具有详细评定患者体征的特点，包括关节活动度、局部压痛、神经根受压体征、脊髓受压体征、椎动脉受压体征等，能较好地反映颈椎病患者的病情和功能状况。

3. 其他量表 患者特定功能量表（颈部）[patient-specific functional scale（neck），PSFS]和 Northwick Park 颈痛问卷（Northwick Park neck pain questionnaire，NPQ）是颈椎病患者功能评估的重要补充，也具有良好的信度和效度。

（三）社会心理和健康状况评定

常用 SF-36 量表评定颈椎病患者生活质量，常用 HAMA 和 HAMD 评定颈椎病患者焦虑和抑郁状态。此外，颈椎结局问卷（cervical spine outcomes questionnaire，CSOQ）是用于评估颈椎病的严重程度、功能障碍、心理障碍、身体症状、健康照护及满意度等方面的具体疾病量表。国家健康与营养测试调查（颈部）[National Health and Nutrition Examination Surveys（neck），NHANES-ADL Scale]用于评估颈部外伤患者的身体、社交及心理等方面的障碍。

（四）特征性检查

1. 前屈旋颈试验 令患者颈部前屈，嘱其向左右旋转活动，如颈椎处出现疼痛则为阳性，提示颈椎小关节有退行性改变。

2. 椎间孔挤压试验 令患者头略后仰或偏向患侧，医者用手向下按压患者头顶，如患侧上肢出现放射痛或麻木则为阳性，提示颈神经根损害。

3. 臂丛神经牵拉试验 令患者颈部前屈，医者以一手抵住患者头部，一手握患肢腕部，反方向牵拉，如患肢出现疼痛或麻木则为阳性，提示臂丛神经损害。在判断上应注意与臂丛神经损伤、前斜角肌综合征相鉴别。

4. 旋颈试验 令患者头部略向上仰，嘱患者自主作向左、右旋颈动作，如患者出现头昏、头痛、视物模糊等症状则为阳线，提示椎 - 基底动脉供血不足。该试验可引起患者呕吐或猝倒，故检查者应密切观察以防意外。

5. 病理反射检查 常用的病理反射检查有 Hoffmann 征、Rossolimo 征、Babinski 征等。在进行病理反射检查时，要注意观察深、浅反射是否同时有异常。对于 Hoffmann 征，要注意少数正常人也可出现阳性，只有明显的阳性或两侧不对称时，才具有临床意义。

（五）影像学检查

1. X 线检查 是颈椎病最基本、最常用的检查技术，也是诊断颈椎病的重要手段，可为判断颈椎病的严重程度、治疗方法选择、治疗评价等提供影像学基础。常拍摄颈椎正侧位 X 线片、颈椎斜位 X 线片、颈椎伸屈动态侧位 X 线片，必要时可拍摄寰枢关节张口位 X 线片和断层 X 线片。颈椎正位 X 线片可见钩椎关节变尖或横向增生、椎间隙狭窄；颈椎侧位 X 线片可见颈椎序列改变、反曲、椎间隙狭窄、椎体前后缘骨赘形成、椎体上下缘骨质硬化等；颈椎斜位 X 线片可见椎间孔缩小、变形；颈椎过屈、过伸侧位 X 线片可有节段性不稳定。

2. CT 检查 可以显示椎间盘突出的部位、大小、形态，椎管的有效矢状径，关节突增生的程度，神经根和硬膜囊压迫的情况，以及后纵韧带、黄韧带肥厚或骨化对椎管的侵占程度。

3. MRI 检查　可以清楚地显示出椎管内、脊髓内部的改变及脊髓受压部位及形态改变，在颈椎疾病的诊断中具有重要价值，不仅能显示椎间盘突出先后压迫硬脊膜囊的范围和程度，而且能反映脊髓损伤后的病理变化。

（六）其他康复评定

1. 颈部肌力评定　常用评定方法包括徒手肌力测试、手持式测力器、等速肌力测试仪等。

2. 颈椎活动度评定　颈椎活动度为最常使用的客观测量结果。目前临床上测量颈椎活动度的方法很多，包括传统目视测量、皮尺测量、量角仪与倾斜仪、颈椎活动度测量器、电磁式动作分析仪、超声三维动作分析仪、电位计测量和 X 线测量等。

3. 颈部肌肉耐力及疲劳度评定　目前，国内外常用颈部肌肉表面肌电（surface electromyography，sEMG）信号分析来评价颈部肌肉耐力及疲劳度，认为肌肉耐力及疲劳问题远比患者自我感觉疲劳重要，应将颈部肌肉耐力作为颈椎病康复的一个重要因素。

七、推拿治疗

（一）治疗原则

在完善相关康复评估的基础上，根据颈椎骨关节的解剖及生物力学的原理为治疗基础，针对其病理改变施以按揉、推拿、拔伸、旋转等手法进行治疗，以松解颈椎相关软组织，同时调整颈椎的解剖及生物力学关系，达到减轻疼痛、缓解痉挛、改善关节功能的目的。

（二）基础操作

在颈肩部软组织施以㨰法、拿法、揉法和弹拨法等松动类和兴奋类技术手法是颈椎病推拿治疗的基础操作，由轻到重，直接作用于肌肉、韧带等软组织，从而使颈部肌肉松弛，解除肌痉挛和促进局部血液循环。一项纳入 9 项随机对照研究的系统评价结果表明，软组织松解手法可改善颈椎病患者疼痛程度，具有显著的临床疗效，且未出现不良事件，该法治疗颈椎病安全有效。临床上可选用㨰、按、揉、拿、拨、擦、旋转等手法，多取风府、风池、缺盆、肩井、肩外俞、天宗、曲池、小海、合谷等穴，以颈肩背区域及上肢为主要施术部位，每次治疗时间约 30 分钟，每日 1 次，2 周为一疗程。操作方法：①医者站于患者身后或患侧，用双手或单手拿揉、弹拨患者颈肌、斜方肌、胸锁乳突肌、肩背部及患肢肌肉，力量适度，从上至下做 2~3 遍。②用手背及小鱼际部位，通过作腕关节内外旋动作，边㨰边用力推向前。也可以半握拳，以示、中、无名、小指的指间关节、掌指关节为着力点，手腕做屈伸运动，沿颈项部、肩背部及患肢后侧、外侧、内侧，上下往返滚推 3~5 遍。操作时要有节奏感、渗透感，频率不宜太快。用此法目的在于松弛颈项部、肩背部及上肢肌肉，使疼痛得到缓解。

（三）常见功能障碍的推拿治疗

1. 感觉功能障碍　疼痛、麻木是颈椎病常见的感觉功能障碍，除软组织松解手法外，穴位刺激手法是缓解颈椎病患者疼痛、麻木功能障碍的另一有效方法。主要以单纯手法刺激穴位为主治疗，选取单一经验穴或者多穴组合；也有采取点穴结合其他推拿手法治疗，如手法拔伸牵引、脊柱微调扳法等；还有应用点穴手法结合其他治疗方式，如针灸、导引术、针刺放血、拔罐及中药熏蒸综合疗法。目前共有 5 项随机对照研究，共纳入 486 名受试者，研究结果表明穴位刺激手法可以有效缓解颈椎病患者疼痛、麻木功能障碍，且安全性评价结果表明推拿治疗安全性较高。临床上多选取颈肩背部及上肢经络，如手三阳经、手三阴经、足太阳膀胱经、足少阳胆经及督脉穴位，常用腧穴有合谷、后溪、曲池、肩井、风池、风府、大椎、天宗、颈夹脊以及局部筋结和阿是穴等。每个穴位手法刺激时间控制在 1 分钟以内，以患者能耐受为度。

2. 颈椎活动受限　颈椎活动受限是颈椎病最常见的运动功能障碍，除软组织松解手法外，整复类技术手法是改善颈椎病患者颈椎活动受限的另一有效方法。一项纳入 10 个随机对照研究 888 名参与者的 Meta 分析表明，整复类技术手法治疗颈椎病可显著提高临床疗效，除了缓解颈痛患者疼痛评分和症状体征之外，还明显改善了颈椎功能活动，且安全性评价结果表明推拿治疗安全性较高。整复类技术手法在临床中可酌情选用，如拔伸法、端提摇晃法、定位旋转复位法、颈椎斜扳法等手法，也可选用龙氏治脊正骨推拿疗法、范氏颈椎端提法、“筋骨调衡”手法、“四步六法”、短杠杆脊柱微调手法、整颈三步九法等具有个人经验的特色手法。操作方法：①拔伸法：患者取坐位，医者站在其后，以双手拇指顶住枕骨后方（亦可置于风池穴上），两前臂分别压在患者两肩。通过双手拇指向上顶推与双前臂下压两肩，使颈椎处于向上拔伸的缓慢持续的力量中。②定位旋转复位法：医者以一手拇指顶住患侧颈椎棘突旁，另一手抱住患者头部，从颈 2~7 椎分别做头前屈旋转和侧向活动的推扳手法。③颈椎斜扳法：患者取坐位，头略前俯，颈部放松，医者站于其侧后方，用一手扶住其后脑部，另一手托起下颌部，两手协同动作，使头向患侧慢慢旋转。当旋转到一定幅度（即有阻力时）稍微停顿片刻，随即再做一个有控制的、稍增大幅度（5°~10°）的快速扳动，此时也常可听到“咔嗒”的响声，随即松手。临床操作时应轻柔、渗透，避免手法过度、过量或暴力、蛮力，尤其是颈椎扳法有明确应用指征，其操作也有严格的规范。

3. 颈部肌群性能　研究显示超过 90% 的颈椎病是由于关节和肌肉组织力学问题所致，关节肌肉的力学性能改变比骨折、椎间盘突出等结构病理改变所致颈椎病更为常见。如颈伸肌群存在受损、变性，会发生肌纤维断裂、结缔组织增生粘连、肌纤维萎缩等病理改变，改变肌肉的力学特征（黏弹性、肌负荷、柔性系数等参数），从而使颈部肌群不能发挥正常的力学功能。一项研究证实颈椎病患者颈部肌群的力学性能和正常人相比显著降低，而软组织松解手法可以调节人体新陈代谢，扩张颈部毛细血管，改善局部血流循环，从而可以在一定程度上减少骨骼肌损害，提高肌肉、神经组织的活性。此外，通过颈部肌群力学性能分析证实，脊柱微调手法可以改善颈椎病患者颈部肌群收缩力量和做功效率，优化颈部屈肌群和伸肌群的协调能力，促进颈部肌群力学性能的恢复和颈部肌群疲劳的缓解。操作方法：①坐位下颈椎侧屈微调手法：患者坐于凳上，颈部肌肉放松。医者抵颈根部之手逐渐将患者颈部向对侧推挤并尽量向上提托，使其侧屈至 5°~10°，觉患者颈部肌肉放松，在医者手法操作协调的前提下，突然加大颈部侧屈幅度 3°~5° 同时拇指向中线推冲偏歪的棘突，即可复位。②俯卧位下颈椎交叉按压棘突微调手法：患者俯卧于治疗床上，胸前以软垫垫高，面部伏于留有呼吸洞的头垫上。医者立于其头端，先以一手拇指抵住错位颈椎偏歪的棘突，另一手拇指抵于其下位椎骨棘突的对侧。先以较缓和的力量和节奏，将两棘突向中线方向推挤。当患者肌肉放松时，适时以短促、轻巧的力将棘突向内推冲。③侧卧位颈椎“十”字交叉旋转微调手法：患者侧卧于治疗床上，棘突偏凸侧朝上，颈部肌肉放松。医者站于其背后，以一手拇指自上而下顶住患者错位颈椎偏凸之棘突，另一手拇指自后向前抵住下一椎之同侧关节突，两拇指形成“十”字垂直交叉关系。每次治疗时间为 20 分钟，隔日一次，2 周为一疗程。

4. 颈部运动控制　颈椎稳定性的维持，需要骨骼、韧带、筋膜等提供的被动支撑，也需要核心肌群收缩来辅助脊柱的动作和稳定度，还需要神经控制系统主导具体动作，如肌肉收缩的时间、顺序、强度等。现今长时间单一而固定的生活和工作姿势，容易改变神经对于肌肉记忆的控制模式，从而造成颈部神经肌肉控制障碍。因此，关注颈部肌肉运动控制能力，并且指导纠正人们不良的生活工作习惯，对于颈椎病的治疗有重要的意义。研究显示，施以按揉法、弹拨法为主的松解类和兴奋类技术手法，重点治疗胸大肌、胸小肌、斜方肌上部、肩胛提肌、胸锁乳突肌等强势肌肉链，可以缓解痉挛的颈肩背部肌肉，增强肌肉和韧带的活动能力，解除肌肉疲劳。同时，选用以揉法为主的补益手法，施加在以深层颈屈肌、斜方肌中下部、菱形肌等弱势肌肉链上，修复软组织损伤。此外，配合以摇法为主的整复类技术手法以调整失衡的颈肩背部肌肉，纠正头前位、圆肩、驼背等异常姿势。良好的颈部运动控制需要颈部感觉功能、颈部肌群性能和运动功能三者的协调配合，在施治过程中应同时兼顾，应当合理运用松解类、兴奋类和整复类技术手法。

（四）功法锻炼

1. 太极拳　太极拳运动改善颈椎病患者的疼痛程度是一个缓慢的过程，需要坚持一定的时间与练习频率，长期坚持练习可以舒筋活血、通经活络、调节形神，使颈椎处于活动状态，逐渐恢复受损的颈椎和肌腱、韧带弹性，增强局部肌力，滑利颈椎关节，从而缓解颈椎病症状。目前的报道中干预周期以 8~24 周较为多见，干预频率大多为每周 2~4 次，每次练习时间多在 40 分钟以上。为确保干预效果，建议干预周期 3 个月以上，每次 40~60 分钟，每周 3 次的运动频率为宜。

2. 八段锦　八段锦动作简短，易于练习，对场地要求较小，建议八段锦干预周期 3 个月以上，每次 20~30 分钟，每周 3 次的运动频率为宜。在习练过程中，尤其强化训练第 1 式、第 3 式和第 4 式。第 1 式“双手托天理三焦”，可通过拉长躯干与上肢各关节周围的肌肉、韧带及关节软组织，使肩背部肌筋膜得到伸展。第 3 式“调理脾胃须单举”，可以使肩背部肌筋膜和各椎骨间关节得到锻炼，增强脊柱的灵活性和稳定性，有利于防治肩颈部疾病发生。在动作的导引下，以肩带动两掌的上举下按、扩胸展腹、拔长腰脊，可刺激背部、肩部的肌肉筋膜。第 4 式“五劳七伤往后瞧”，可疏通肩颈脊柱，使小关节、小肌肉气血充实，有利于滑利关节、增强肩颈脊柱活动的灵活性和稳定性，进而发挥治疗作用。

3. 五禽戏　长期和规律的五禽戏功法锻炼，可以在各个方向上牵伸扭转颈项及肩背部肌肉，逐渐降低肌张力，提高肌肉力量和耐力，纠正异常运动模式，调整紊乱关节。虎戏的仰头和缩回、鹿戏的伸颈远望、熊戏的抬头，可以锻炼到颈项部的胸锁乳突肌、斜方肌、斜角肌、头夹肌、颈夹肌等，改善了颈椎的前屈和后伸功能；鹿戏的左顾右盼，参与的肌肉有胸锁乳突肌、斜角肌、头后大直肌、头后小直肌、头上斜肌、头下斜肌等，改善了颈椎的左右旋转功能；猿戏的缩颈和耸肩，使肩胛提肌、斜方肌参与其中，改善了项背部酸胀、僵痛、不耐疲劳等不适。建议五禽戏干预周期 3 个月以上，每次 20~30 分钟，每周 3 次的运动频率为宜。

八、康复护理

在健康教育时，从全方位入手，让患者对本病有个全面的认识。在心理上，让患者对本病有正确的认识，树立战胜疾病的信心。在身体上，颈椎病急性发作期或初次发作的患者，要适当注意休息，病情严重者宜卧床休息 2~3 周。在预防上，注意颈部保暖，防风寒湿邪侵袭，保持日常生活中正确姿势，枕头不可以过高、过硬或过低，避免头颈部受伤。同时指导患者适当进行科学康复锻炼，通过活跃肌肉关节强化颈肩部肌肉，注意运动过程中的循序渐进和坚持不懈，运动范围和运动量应从小到大。

九、预防及预后

针对颈椎病潜在人群，保持良好的心理状态，纠正不良姿势，科学用枕，避免头、颈、肩外伤及受寒，同时可以选择一些全身及颈部运动锻炼方法，如太极拳、八段锦、颈部保健操等，增强体质，强壮天然“肌性围领”。针对已病个体采取积极措施治疗原发病，预防并发症与残疾的发生。尤其是病情严重的颈椎病及颈椎病术后患者，生活难以自理，应积极制定相应康复治疗措施，多给予安慰、解释和开导，使其多接触社会，培养其力所能及的爱好和生活、工作能力，让患者重新获得生活的信心和兴趣。

颈椎病一般具有从急性发作到缓解、再发作、再缓解的规律，大多数颈椎病患者的预后较好。在普及疾病健康常识的同时，应做到早发现、早诊断、早治疗，及时介入康复措施，可以使之尽早转化为健康人。

（赵　焰）

第二节　寰枢关节半脱位

一、概述

寰枢关节是由寰椎和枢椎构成的复合关节，主要完成头颈部的旋转活动和部分屈伸运动，具有灵活性好而稳定性差的特点，易在外力和炎症等因素的影响下发生脱位，临床上以半脱位常见。多数患者呈慢性起病，症状呈间歇性，反复发作并逐渐加重。部分患者在轻微外伤后明显加重，引起延髓和高位颈脊髓受压，造成四肢瘫痪甚至呼吸衰竭而死亡。目前临床上治疗本病的推拿方法较多，手法各异，而本病的危险性较大，手法操作前必须排除骨折等危险因素，不可硬扳蛮转，以免加重损伤。

二、定义

寰枢关节半脱位是指由于劳损、外伤、退变、炎症等因素，导致寰椎和枢椎的轻微解剖移位、关节构成紊乱及其周围组织急慢性损伤等病变而引起以颈部僵硬疼痛、眩晕、头痛、耳鸣、恶心呕吐等为主要临床表现的疾病。

三、流行病学

目前尚未对寰枢关节半脱位有较多的流行病学统计，调查显示儿童发病率高于成人，常见于儿童急性创伤性旋转、Grisel 综合征、唐氏综合征等。

四、病因病理

寰枢关节半脱位病因可大致分为创伤性、先天性或炎性等因素。由于头部外伤可导致颈部被迫移位，造成横韧带、翼状韧带和顶韧带断裂，寰椎将失去与齿突的连接，寰椎前弓可能完全向上和向后平移，造成脱位。此外，创伤性骨损伤也可导致寰枢椎不稳定，进而发展成寰枢椎半脱位。某些先天性疾病与颅颈区异常有关，这些异常使这些人群易患寰枢椎脱位，如唐氏综合征易诱发韧带松弛和骨异常等，导致寰枢椎的过度活动和不稳定，从而增加其发病率（15%~20%）。成人慢性类风湿性关节炎早期阶段的患者中，颈椎通常会受到影响，慢性全身性炎症会导致慢性滑膜炎，导致骨侵蚀和韧带松弛，从而导致不稳定，最终发为本病。

五、诊断

可根据患者病史、症状、体征及影像学检查结果，参照中国中西医结合学会脊柱医学专业委员会《寰枢椎脱位中西医结合诊治指南（2019）》诊断标准进行诊断：①有外伤、肿瘤、咽喉炎症、类风湿、结核、先天畸形等病史；②颈枕部疼痛、活动障碍，常见脊髓功能障碍、眩晕、耳鸣、视物模糊、胸闷、血压升高等；③颈椎过伸过屈位 X 线片显示寰齿前间隙（atlantodental interval，ADI）≥5mm 或脊髓有效空间（space available for the cord，SAC）≤14mm 或存在侧块分离 >6.9mm；④颈椎 CT 或 MRI 检查可见寰枢椎解剖学异常和脊髓压迫等病理改变。满足①②③可初步诊断寰枢关节半脱位，满足①②③④可明确诊断寰枢关节半脱位。

寰枢关节半脱位临床分型有多种方法，按脱位方向和程度分型主要有 Fielding 分型（Ⅰ~Ⅳ型），按复位难易程度分型主要代表为尹庆水分型。谭明生等根据病因、病程、复位情况、三维 CT、X 线及 MRI，提出了 TOI 外科分型：牵引复位型（T1 型和 T2 型）、手术复位型（O 型）以及不可复位型（I 型）。

六、康复评定

（一）颈部疼痛评定

可参考第三章第一节颈椎病的颈部疼痛评定。

（二）颈部功能评定

可参考第三章第一节颈椎病的颈部功能评定。

（三）影像学检查

1. X 线检查

（1）颈椎开口正位片：主要观察寰齿侧块间隙及枢椎棘突偏歪情况。正常人齿突大多居中无偏移，部分人群齿突侧距可有一定偏移现象。正常人的寰齿间隙有差值，差值范围在 0~3mm，平均差值为 0.9mm，当寰齿间隙差值大于 3mm 时对寰枢关节半脱位的诊断有重要意义，但不是诊断本病的唯一依据。正常枢椎两上关节面对称，其延长线相交于齿突中轴线上，当旋转超过正常范围 50% 时，枢椎棘突偏离中线，提示寰枢关节旋转脱位。

（2）颈椎侧位片：主要观察寰齿前间隙的大小，成人一般不超过 2.5mm，儿童不超过 3mm。成人超过 3mm、儿童超过 4mm 时应高度怀疑寰枢椎不稳，但须与临床表现相结合。

2. CT 检查　CT 检查对寰枢关节半脱位的诊断有一定的优势，既可以克服组织结构的前后重叠，使寰枢椎旋转半脱位解剖关系显示很清晰，又可以观察到骨性椎管的大小，间接推测脊髓受压的情况，是评估寰枢关节区域损伤的首选。

3. MRI 检查　MRI 检查可清晰显示导致寰枢关节半脱位的异常骨性结构、肿瘤和炎症等病变的范围及其与周围组织的关系，确定寰枢椎的位置关系，还可以准确判断脊髓受压部位和程度，在显示寰枢区韧带、关节囊、滑膜及椎管内结构方面优于X线及CT检查。

（四）其他评定

表面肌电通过记录颈部两侧肌肉的表面肌电振幅、频率和斜率等电理活动可评估颈部肌肉性能，作为寰枢关节半脱位的评定指标之一。

七、推拿治疗

（一）治疗原则

《寰枢椎脱位中西医结合诊治指南（2019）》推荐“使用推拿治疗寰枢关节错缝或紊乱，实施推拿治疗本病前必须行X线检查，伴感染、肿瘤、皮肤问题或心脑血管疾病者，须谨慎使用。”寰枢椎半脱位推拿治疗的关键是恢复寰枢椎的稳定性，应严格把握适应证和禁忌证，以调节生物力学平衡为目的，强调筋骨同治，注重术后养护。

（二）手法操作

根据手法作用的不同，寰枢关节半脱位的手法操作可以依次使用松动手法、整复手法和调理手法三步。①松动手法：施以整复手法之前，在颈项肩背部软组织施以㨰法、拿法、揉法和弹拨法等松动类和兴奋类技术手法，以松解寰枢关节周围软组织，解除肌痉挛对整复手法的阻力；②整复手法：手法稳准巧快，尽量降低手法操作中的头颈旋转度数，严防用力过猛，切忌追求弹响声；③整理手法：主要采用拿法、点法刺激两侧风池、枕骨下缘、颈夹脊、肩井、天宗等穴位及部位，最后顺势用指、掌从肩井向两侧分推。以下整复类技术手法是寰枢关节半脱位常用的整复手法。

1. 寰枢椎定点旋转手法　以 C_1 横突偏右为例，患者取坐位，医者立于患者右后方，以左手拇指置于偏歪棘突旁，余四指扶持左侧颈部，右肘呈半环型扣住患者下颌偏左侧，以左手拇指定位为支点，给予适当力度轻巧旋转，右前臂向右发力，同时左手拇指向左顶推偏歪棘突，做快速且小幅度旋转，当自觉拇指下有错动感且伴有“喀喀”声响，复位即成功。

2. 寰枢端转法　根据颈椎张口位X线片的改变，把寰枢椎半脱位分为侧偏型和前倾型。侧偏型，医者用左肘轻提患者下颌，右手拇食二指分别置于寰枢两侧（相当于风池穴），行欲合先离旋转复位手法（注意头部旋转不宜超过10°）；前倾型，术式同上，但拇指按压第二颈椎棘突，反复2~3次即可。

3. 颈椎微调手法　医者先对患者头颈部作一矢状位的牵引，接着向患侧旋转10°左右，嘱患者头颈部肌肉放松，在之前的基础上再加大3°~5°的旋转角度，最后在关节突处，用拇指作向上和向外两个方向快速用力推，完成复位。

4. 枢椎短杠杆推法　以枢椎向右侧错位为例，患者取仰卧位，医者立于其头后右上方，左手握住患者下颌，并使其枕颞部自然置于术者左手前臂，通过调整使患者下颌上仰30°、左旋45°，医者右手自然展开，以示指掌指关节桡侧面抵住右侧寰枢椎关节突，并使右手腕、肘、肩在一个平面上，此时医者上臂发一高速、低振幅的力，使肘关节带动示指掌指关节向患者鼻尖方向运动，以推动枢椎完成侧屈矫正复位，操作的瞬间可触知关节位移及弹响声。

5. 龙氏手法　患者取低枕仰卧位，医者一手托其下颌，另一手托枕部并用拇指置于患椎偏歪侧横突后方，使头上仰侧转，缓慢摇动2~3下，嘱其放松颈部后，将头转至最大角度时，医者双手稍加有限度的闪动力。

6. 其他手法　坐位旋转瞬间提拉复位法、双向牵引旋扳手法、不定点旋转复位法、清宫正骨手法等。

（三）禁忌证

1. 寰枕、寰枢椎关节不稳　常见于外伤性骨折脱位，如寰椎椎弓骨折、齿状突骨折。
2. 发育畸形　如颅底凹陷症、寰枕融合、半椎体等。
3. 骨病　颈椎肿瘤或者转移瘤、白血病、严重骨质疏松等。
4. 其他　脑栓塞病史、精神病、癔病患者慎用或不用。

八、康复护理

寰枢关节半脱位患者在手法整复后，应予以颈托固定以加强颈部的保护，避免大幅度的活动颈椎，注意颈部保暖，恢复期时可以选择适量的体育锻炼，补充钙质以防止骨质疏松。加强对患者的健康宣教，普及寰枢关节半脱位的症状、治疗及预防知识，减轻和消除患者对于该病的认识及治疗上的心理畏惧感，建立康复信念。

九、预防及预后

本病预防：日常生活中避免过度劳伤颈椎、防寒保暖以及使用合适的枕头，儿童和青少年上呼吸道感染、咽喉部感染后出现颈椎不适、活动受限时应及时就诊。寰枢关节半脱位多为功能性、暂时性，除类风湿骨折等实质性骨骼改变外，一旦诊断明确，推拿治疗预后较好。

（高彦平）

第三节　腰椎间盘突出症

一、概述

腰椎间盘由髓核、纤维环和软骨板三部分组成，存在于腰椎的各个椎体之间，为腰椎关节的组成部分，对腰椎椎体起着支撑、连接和缓冲的作用。当由于外伤、退变等原因造成纤维环后凸或破裂，突出的椎间盘会压迫脊神经或马尾神经而引起腰腿痛或大小便失禁、甚至瘫痪，给患者的生活和工作带来很多痛苦，甚至残疾而失去工作能力。

二、定义

腰椎间盘突出症（lumber disc herniation，LDH）是腰椎间盘退变的基础上继发纤维环破裂，在外力作用下，使髓核等间盘组织向后或后外方膨出或突出，刺激和压迫了脊髓神经根和/或硬膜囊，进而出现腰痛和/或坐骨神经痛，甚至导致明显的神经功能障碍的一种退行性疾病。

腰椎间盘突出症属于中医“腰腿痛”“腰痛”“痹症”“痿病”等范畴，早在《黄帝内经》就有专门的论述，根据疼痛的部位和影响范围将之分为腰背痛、腰脊痛、腰椎痛、腰尻痛、腰肌痛、腰胁痛、腰腹痛等。

三、流行病学

脊柱疾病的流行病学资料报道，约20%的腰腿痛患者有腰椎间盘突出病史，在我国腰椎间盘突出症发病率高达 7%~12%，患者复发率通常为 50%~70%，男性(66.49%)普遍高于女性(33.51%)。腰椎间盘突出症的流行与年龄及职业因素相关，以 25~55 岁年龄范围的人群发病率最高，以 15~24 岁人群发病率最低，80% 以上与劳动活动较多、工作负荷增大、损伤机会增加有关，亦与久坐、久立等强迫体位下长期劳作等因素有关。车辆驾驶、重体力劳动、教师等职业是腰椎间盘突出症流行的高危职业。

四、病因病理

腰椎间盘突出症的根本原因是腰椎间盘的退变，腰部的急性损伤、慢性劳损以及受寒着凉、腰骶椎先天发育异常和妊娠等因素是本病的常见病因。腰椎间盘在脊柱的运动和负荷中承受巨大的应力，随着年龄的增长，椎间盘逐渐发生退变，纤维环和髓核的含水量逐渐下降，髓核失去弹性，纤维环逐渐出现裂隙。在退变和劳损的基础上，椎间盘发生破裂，髓核、纤维环甚至终板发生突出，突出物对神经根产生机械性压迫、炎症刺激、椎间盘自身免疫反应等作用，最终导致腰腿疼痛等一系列症状。

中医认为本病的发生与肾精虚损、筋骨失养、跌扑闪挫、气血瘀滞或寒湿之邪侵袭有密切的关系，主要原因有一者肾气不足，精气衰微，筋脉失养，腰椎已有较为严重的病理性退变；二者有长期腰椎劳损病史，或急性腰部损伤，抑或风、寒、湿邪流注经络，最终导致经脉困阻，气血运行不畅，进而出现腰腿痛，临床病情多反复发作，迁延难愈，往往劳累加重、休息减轻。

五、诊断

(一)西医诊断

参考 2020 年中华医学会骨科学分会脊柱外科学组、中华医学会骨科学分会骨科康复学组制定《腰椎间盘突出症诊疗指南》，根据患者病史、症状、体征、影像学检查及神经电生理检查进行西医诊断。根据突出程度及影像学特征，结合治疗方法将腰椎间盘突出症分为：膨出型、突出型、脱出型、游离型、Schmorl 结节及经骨突出型。

1. 症状　①放射性神经根性痛；②受累神经根支配的肌肉无力和 / 或神经支配区感觉异常；③可伴有急性或慢性腰背部疼痛，腰部活动受限或代偿性侧凸；④儿童及青少年腰椎间盘突出症患者常表现为腘绳肌紧张；⑤马尾综合征。

2. 体征　①受累神经根支配的运动和 / 或感觉障碍，腱反射减弱；②神经牵拉试验阳性，主要包括股神经牵拉试验、直腿抬高试验、对侧直腿抬高试验、Lasègue 征和对侧 Lasègue 征；③腰椎局部压痛，腰部活动受限，椎旁肌紧张或痉挛；④马尾综合征可出现会阴部感觉障碍，肛门括约肌无力及松弛。

3. 影像学检查　①X 线：侧位片显示腰椎生理前突减少、消失或后突，患椎间隙前后等宽，后宽前窄或前后径均变窄，椎体后缘唇样增生等。正位片显示腰椎侧弯，弯度最大点常与突出间隙相一致。②CT：直接征象为向椎管内呈丘状突起的椎间盘阴影，或为软组织肿块影，硬膜囊受压变形或移位，继发征象如黄韧带肥厚，椎体后缘骨质增生，小关节增生，侧隐窝狭窄，椎板增厚，中央椎管狭窄等。③MRI：对诊断椎间盘突出有重要意义。通过不同层面的矢状像及所累及椎间盘，可以观察病变椎间盘突出形态及其与脊髓关系。④腰椎间盘髓核造影：把碘剂直接注入椎间盘内，根据显影的变化做出腰椎间盘突出症的诊断，准确判断椎间盘的“膨出”“突出”“脱出”“游离”。

4. 神经电生理检查　神经电生理检查对腰椎间盘突出症的诊断具有实用价值，可以在影像学证据的基础上进一步证实神经根损害的存在。

（二）中医诊断

参考 2012 年国家中医药管理局制定的《中医病证诊断疗效标准》进行中医诊断，将腰椎间盘突出症分为血瘀证、寒湿证、湿热证、肝肾亏虚证等证型，将病程分为急性期、缓解期、康复期。

1. 血瘀证　近期腰部有外伤史，腰腿痛剧烈，痛有定处，刺痛，腰部僵硬，俯仰活动艰难，痛处拒按，舌质暗紫，或有瘀斑，舌苔薄白或薄黄，脉沉涩或脉弦。

2. 寒湿证　腰腿部冷痛重着，转侧不利，痛有定处，虽静卧亦不减或反而加重，日轻夜重，遇寒痛增，得热则减，舌质胖淡，苔白腻，脉弦紧、弦缓或沉紧。

3. 湿热证　腰腿痛，痛处伴有热感，或见肢节红肿，口渴不欲饮，苔黄腻，脉濡数或滑数。

4. 肝肾亏虚证　腰腿痛缠绵日久，反复发作，乏力、不耐劳，劳则加重，卧则减轻，包括肝肾阴虚及肝肾阳虚。阴虚证症见：心烦失眠，口苦咽干，舌红少津，脉弦细数。阳虚证症见：四肢不温，形寒畏冷，筋脉拘挛，舌质淡胖，脉沉细无力等症。

六、康复评定

（一）腰腿痛及腰椎功能评定

常用评定方法包括 Roland-Morris 功能障碍量表（Roland-Morris disability questionnaire，RMDQ）、Oswestry 功能障碍指数（Oswestry disability index，ODI）和日本骨科学会腰痛评定量表（Japanese Orthopaedic Association，JOA）15 分法。

（二）生命质量综合疗效评定

常用评定方法包括 SF-36 量表等。

（三）特征性检查

常用的特征性检查方法包括直腿抬高试验及加强试验、Lasègue 征、仰卧挺腹试验、屈颈试验（Lindner 征）、腘神经压迫试验、股神经牵拉试验、椎旁叩击痛试验等。

（四）影像学检查

X 线无直接诊断意义，通常作为初筛的常规检查。CT 较 X 线片可以更好地观察骨性结构，但对神经、椎间盘等软组织的分辨率较差，较难分辨椎间盘与神经根的关系。MRI 为腰椎间盘突出症首选的影像学检查手段，可反映不同病理类型、不同严重程度的椎间盘突出的精确定位诊断，为治疗方法的选择和手术的实施提供参考。对体内有特殊金属内植物（如心脏起搏器）无法行 MRI 检查的患者，可行脊髓造影、CT 脊髓造影间接观察神经受压。脊髓造影、CT 脊髓造影对有腰椎手术史的患者更有优势。在诊断腰椎椎间盘源性腰痛、症状体征与影像学不符合的病例以及腰椎间盘突出症再手术的术前计划制订时，可行椎间盘造影、CT 椎间盘造影辅助诊断和手术策略制订。选择性神经根造影、神经根阻滞可用于诊断及治疗的目的。

七、推拿治疗

（一）治疗原则

在完善相关康复评估的基础上，根据腰椎骨关节的解剖及生物力学的原理为治疗基础，针对其病理改变施以松动类、兴奋类、整复类等技术手法进行治疗，以松解腰椎相关软组织，同时调整腰椎的解剖及生物力学关系，达到减轻疼痛、缓解痉挛、改善关节功能的目的。总的治疗原则：①早治疗、早受益、早康复；②全面评估，个体化辨证分期治疗；③以脊柱推拿手法为主，调整腰椎生物力学关系；④手法治疗，功法锻炼，生活方式调整。

（二）手法操作

推拿治疗腰椎间盘突出症的操作方法可分为以下三步：①准备手法：以轻柔的㨰法、按法、揉法、推法等松动类技术手法在督脉、膀胱经重点腧穴，如肾俞、腰夹脊、委中等穴。以改善局部血供，促进神经修复，解除患侧脊椎周围肌肉的紧张与痉挛，为其后的整复手法奠定基础，时间 10~15 分钟。②治疗手法：首先，可采用俯卧拔伸法、侧卧斜扳或坐位定点旋转扳法等整复类技术手法，以拉宽椎间隙，降低椎间盘内压力，纠正关节突关节紊乱，扩大神经根管和椎间孔，从而减轻根性刺激及压迫。其次，可压振腰椎，以增加腰椎间盘外压力，促进轻症患者突出物回纳。③结束手法：通过拍法、擦法、击法等调节腰椎周围肌肉，使其达到新的相对平衡，为治疗手法善后收功。以下整复类技术手法是腰椎间盘突出症常用的治疗手法。

1. 摇腰法　患者取坐位，自然放松。医者半蹲位立于其后，一手按住患者腰部椎旁，另一手扶住对侧肩部。医者两手协调一致引导患者做腰椎的前屈、侧弯和后伸的环转摇动，幅度由小到大，一般左右各摇动 8~10 次。摇动时动作要缓和，幅度由小到大，用力要稳。

2. 腰椎斜扳法　患者取侧卧位，患侧在上，上腿屈曲，下腿伸直。医者一手（或肘）抵住患者肩前部，另一手（或肘）抵住臀部，或一手抵住患者肩后部，另一手抵住髂前上棘部。把腰被动旋转至最大限度后，两手同时用力做相反方向扳动，一般可听到响声，然后以同样手法在对侧操作。可根据腰椎屈曲的角度以及控制椎扳肩部或臀部的力量来达到扳动所要的效果。

3. 腰椎后扳拔伸法　患者取俯卧位。医者立于患者患侧，以一手拇指指腹或掌根部为着力点按压病变椎旁，并用力向健侧顶推，另一手前臂环抱健侧下肢，使其膝部依托于医者肘内侧，用力向后上方徐徐拔伸，缓缓扳动，至极限或接近极限时再用力向后上方做小幅度快速扳动，然后迅速松手，施术时可有关节弹响感。操作时需要医者双手同步协调一致，按压椎旁的拇指或掌根要相对运动，注意扳动下肢时不可暴力或超过生理活动范围。

4. 腰椎坐位旋转复位法　患者端坐，两脚分开与肩等宽。医者正坐患者之后，一手自患者腋下伸向前，掌部压于颈后，拇指向下，余四指扶持颈部，同时嘱患者双脚踏地，臀部正坐不准移动（助手面对患者站立，两腿夹住患者一侧大腿，双手压住大腿根部，维持患者正坐姿势）。另一手拇指扣住所要椎扳的棘突，然后医者一手拉患者颈部使身体前屈 60°~70°（或略小），继续侧弯（尽量 >45°），在最大侧弯位医者一侧上肢使患者躯干向后内侧旋转，同时椎扳棘突的拇指顺势向左上顶推棘突，立即可觉察指下椎体轻微错动，往往伴随“咔哒”一声，本法也可双人操作。随后医者双手拇指从上至下将棘上韧带理顺，同时松动腰部肌肉和筋膜。与其他腰椎的脊柱椎扳或旋转手法不同的是此法是在腰椎前屈状态下进行的。注意掌握患者腰部前屈、侧弯、旋转的角度，旋转时要注意双手旋转力的协调一致，在复位瞬间是协同动作（切忌做分解动作），患者在复位时臀部不要随医者向同侧旋转或移动。

5. 提拉旋转斜扳法　患者取侧卧位，健侧在下，肩下垫一软枕。患侧下肢屈膝屈髋 90°

以上，膝部略伸出床边，健侧下肢伸直。一助手将患者健侧上肢向上方提拉，使患者上身悬空，脊柱与床面的夹角约35°，另一助手双手固定患者健侧肩部。医者双掌压住患者患侧臀部髂骨翼用力，使患者脊柱旋转30°，当医者感到有明显阻力时的下压力约20kg，医者以双肘关节微屈至150°向下逐渐发力，有节奏地下压臀部，力度控制在45~120kg均为有效和安全力度，下压及扳动以3~7次即可，使患者躯干部旋转角度逐渐加大，脊柱旋转角度最大不超过45°，术中可听到脊柱在扳动时的"咯哒"声，表明手法成功。该手法爆发力的运用关键是快速短促的发力和收力。此外，手法操作需要3人配合默契，两位助手固定患者躯干与腰椎的角度和保持腰椎处于牵拉状态，为医者直接作用病变腰椎节段、减少力量分散创造良好条件。

此外，还有chiropractic（按脊疗法）或spinal manipulation（整脊疗法）、McKenzie法、三通推拿法、"解痉、调整、通络"推拿三步改良法等具有个人经验的特色手法。

（三）功法锻炼

可选择太极拳、八段锦、易筋经等传统功法锻炼，强化腰背及下肢肌肉力量，改善脊柱各关节和肌肉的活动功能，使髓核等突出物与神经根相对位置移动，缓解突出物对神经根的刺激和压迫，同时可促进炎症吸收，缓解患者症状。目前的报道中干预周期以8~24周较为多见，干预频率大多为每周2~4次，每次练习时间多在40分钟以上。为确保干预效果，建议干预周期3个月以上，每次40~60分钟，每周3次的运动频率为宜。

八、康复护理

1. 心理认知　结合患者的病史资料实施针对性的认知指导，让患者对本病有正确的认识，消除紧张情绪，得到家属的理解和支持，配合治疗，树立战胜疾病的信心。

2. 康复锻炼　在患者病情稳定后即可指导患者进行腰背肌功能康复锻炼，如传统功法锻炼、五点支撑法、三点支撑法、飞燕式等。

3. 生活饮食　叮嘱患者选择软硬适宜的床，以减少椎间盘承受的压力。指导患者掌握正确的起卧姿势和坐立姿势，避免长时间保持同一体位，以减轻腰部负重。注意腰部保暖，可用腰围加强腰背部的保护。女性患者尽量穿平底鞋，避免做弯腰动作，以减少腰部用力。制订饮食计划，增加高蛋白、高膳食纤维食物的摄入。

4. 中医特色护理　可以对患者腰部的夹脊穴、腿部的环跳穴、风市穴、委中穴、昆仑穴等进行艾灸、拔罐及穴位按摩，每天2~3次，每次10~30分钟。

九、预防及预后

本病的预防在于纠正各类不良姿势，注意保暖，避免腰臀部外伤及受凉，同时加强腰背肌锻炼，提高腰椎稳定性。对初次发病或症状较轻者多考虑非手术治疗，如绝对卧床休息，中药外敷、推拿、牵引、理疗等治疗，预后较好。对于有明显的神经根受压症状及体征，或有大小便功能障碍等明显马尾神经受压症状，符合腰椎间盘突出症手术指征者，应早期介入手术治疗。同时，积极预防病情加重及并发症的发生，减少伤残，减轻社会及家庭的负担。

（李义凯）

第四节 强直性脊柱炎

一、概述

强直性脊柱炎（ankylosing spondylitis，AS）是一种长期的脊椎关节的慢性炎症性关节炎，通常脊椎连接的骨盆关节会受到影响，偶尔还会侵犯其他部位的关节，如肩膀或臀部，眼睛和肠道也可能发生问题。背痛是强直性脊柱炎的特征，随着病程进展会出现脊柱中部分骨骼（椎骨）的融合，从而降低脊柱灵活性，甚至导致脊柱弓形前屈姿势。虽然，目前治疗方法不能治愈强直性脊柱炎，但是早期诊断和早期治疗是非常重要的，可以防止随着时间的推移而造成残疾的损伤，并可以降低与慢性炎症相关的其他问题和其他健康状况恶化的风险。

二、定义

强直性脊柱炎是一种主要侵犯脊柱及外周关节，并可不同程度地累及骶髂关节和脊柱附着点的慢性进行性炎性疾病。

三、流行病学

强直性脊柱炎在我国的总体患病率初步调查为 0.26%，好发于青壮年男性，发病年龄通常在 13~31 岁，8 岁以前及 30 岁以后发病者少见。其发病与人类白细胞抗原 B27（human leukocyte antigen B27，HLA-B27）密切相关，我国正常人群的 HLA-B27 阳性率为 2%~7%，而强直性脊柱炎患者的 HLA-B27 阳性率高达 91%。强直性脊柱炎有家族聚集发病倾向，其患者率在普通人群为 0.1%，而在强直性脊柱炎患者家系中为 4%，在 HLA-B27 阳性患者的一级亲属中高达 11%~25%。

四、病因病理

强直性脊柱炎的病因尚不清楚，目前主要认为与遗传和环境因素（包括感染）等方面有关。遗传因素在本病发生过程中占据着关键作用，使强直性脊柱炎呈现家族聚集现象。*HLA-B27* 是目前为止发现的与本病关系最密切的基因，*HLA-B27* 阳性者 AS 发病率为 10%~20%。免疫因素也是其中一个病因，大约 60%AS 患者血清补体增高，大部分 AS 患者 IgA 型类风湿因子、血清 C4 和 IgA 水平显著增高。此外，创伤、内分泌、代谢障碍和变态反应也可能同 AS 的发生发展存在着一定的关联。

五、诊断

根据中华医学会风湿病学分会制定的《强直性脊柱炎诊断及治疗指南》中的推荐意见，仍建议临床医师使用 1966 年纽约标准或 1984 年修订的纽约标准与欧洲脊柱关节病研究组标准进行诊断。

1. 纽约标准（1966 年） 有 X 线片证实的双侧或单侧骶髂关节炎，并分别附加以下临床表现的 1 条或 2 条，即：①腰椎在前屈、侧屈和后伸的 3 个方向运动均受限；②腰背痛史或现有症状；③胸廓扩展范围小于 2.5cm。根据以上几点，诊断肯定的 AS 要求有：X 线片证实的Ⅲ～Ⅳ级双侧骶髂关节炎，并附加上述临床表现中的至少1条；或者X线证实的Ⅲ～Ⅳ级单侧骶髂关节炎或Ⅱ级双侧骶髂关节炎，并分别附加上述临床表现的1条或2条。

2. 修订的纽约标准（1984年） ①下腰背痛的病程至少持续3个月，疼痛随活动改善，但休息不减轻；②腰椎在前后和侧屈方向活动受限；③胸廓扩展范围小于同年龄和性别的正常值；④双侧骶髂关节炎Ⅱ～Ⅳ级，或单侧骶髂关节炎Ⅲ～Ⅳ级。如果患者具备④并分别附加①～③条中的任何1条可确诊为AS。

3. 欧洲脊柱关节病研究组标准 炎性脊柱痛或非对称性以下肢关节为主的滑膜炎，并附加以下项目中的任何一项，即：①阳性家族史；②银屑病；③炎性肠病；④关节炎前1个月内的尿道炎、宫颈炎或急性腹泻；⑤双侧臀部交替疼痛；⑥肌腱末端病；⑦骶髂关节炎。

六、康复评定

（一）疾病活动评定

1. Bath强直性脊柱炎病情活动性指数 Bath强直性脊柱炎病情活动性指数（Bath ankylosing spondylitis disease activity index，BASDAI）侧重于测量AS患者的病情活动，共包括6个问题，前5个问题采用10cm目视模拟标尺法，用毫米记录。

2. Bath强直性脊柱炎功能性指数 Bath强直性脊柱炎功能性指数（Bath ankylosing spondylitis functional index，BASFI）相较于BASDAI量表，主要测量AS患者的病情功能，评估AS患者的功能损伤程度，采用10cm目视模拟标尺法，结果用毫米记录。

3. 国际脊柱关节炎协会评定 2005年国际脊柱关节炎协会评定（Assessment of Spondyloarthritis International Society，ASAS）工作组及欧洲风湿病联盟关于AS管理的循证医学建议项目中推荐，在临床实践及临床观察试验中应用ASAS的评价方法。包括患者总体VAS评分、脊柱疼痛VAS评分、BASFI、炎症反应（晨僵程度和持续时间）4个方面，其中患者总体VAS评分从患者的角度评价疾病的活动性、功能、结构破坏等情况，脊柱疼痛VAS评分、炎症反应对于诊断中轴关节病变的敏感性及特异性高达75%。

4. 强直性脊柱炎疾病活动评分 强直性脊柱炎疾病活动评分（ankylosing spondylitis disease activity score，ASDAS）包括总体背痛评分、患者总体评分、晨僵时间、C反应蛋白和血沉。相比其他量表，本评分量表增加了除症状评分外的生化指标评分，更具有客观性。

5. Bath强直性脊柱炎测量指数 Bath强直性脊柱炎测量指数（Bath ankylosing spondylitis metrology index，BASMI）通过测量耳屏至墙距离、腰椎屈曲、颈椎旋转、腰椎侧屈、踝间距等5项测定，作为AS患者脊柱活动度的综合评估方法。

（二）参与水平的评定

SF-36量表是在MOS基础上研制的简明健康调查表，包括生理和心理等各方面的因素，用于记录总体健康状况，在许多研究中都被用来评估生活质量。强直性脊柱炎患者生存质量测定量表（the scale of the quality of life for ankylosing spondylitis，SQOL-AS）是专门用于测量强直性脊柱炎患者生存质量的量表，该量表由37个条目组成，与SF-36不同的是，其中加入了一些反映AS患者日常的特殊躯体活动和心态的条目，具有更高的针对性与适用性，经研究证实可行性、信度、效度、反应度均较好。强直性脊柱炎生活质量问卷（ankylosing spondylitis quality of life，ASQoL）具有出色的内部一致性（α=0.89~0.91）、重测信度［$r(s)$=0.92 UK和$r(s)$=0.91 NL］和有效性。

AS患者的生活质量低于一般正常人群，病程长的患者更易伴发焦虑或抑郁等心理症状，致使其生活质量受损严重。HAMA 和 HAMD 是临床上评定焦虑和抑郁状态时应用最为普遍的量表。

常用强直性脊柱炎患者生存质量测定量表（the scale of the quality of life for ankylosing spondylitis，SQOL-AS）、强直性脊柱炎生活质量问卷（ankylosing spondylitis quality of life，ASQoL）或 SF-36 量表进行评定强直性脊柱炎患者生活质量，常用 HAMA 和 HAMD 评定强直性脊柱炎患者焦虑和抑郁状态。

（三）影像学检查

1. X 线检查　对 AS 的诊断有极为重要的意义，98%~100% 病例早期即有骶髂关节的 X 线改变，是本病诊断的重要依据。早期 X 线表现为骶髂关节炎，病变一般在骶髂关节的中下部开始，为两侧性。

2. CT 检查　对于临床怀疑而 X 线不能确诊者，可以行 CT 检查，它能清晰显示骶髂关节间隙，对于测定关节间隙有无增宽、狭窄、强直或部分强直有独到之处。

3. MRI 检查　对于早期 AS 患者骶髂关节病变特征的检查，MRI 检查优于 CT，但 CT 在关节侵袭、关节面硬化增生方面具有优势，因此应将两种检查手段联合应用，以提高诊断的准确性。

（四）特征性检查

1. 胸廓活动度　测试者直立，用带刻度的软尺测其第 4 肋间隙水平（妇女测乳房下缘），尽力呼气与尽力吸气时胸围之间的差值，以厘米计（正常应 >2.5cm，若 <2.5cm 者为异常，表明测试者胸廓受累）。

2. Schober 试验　测试者直立，背部朝向检查者，在测试者背部正中线髂后嵴水平作一标记为零，向下 5cm 作标记，向上 10cm 再作另外一个标记，然后令测试者在保持双膝伸直的状态下尽量向下弯腰，测量两个标记间的距离变化，以厘米计。正常人增加 >4cm，若增加 <4cm，则提示腰椎活动度降低。

3. 坐位体前屈　测试者坐在软垫上，两腿伸直，不可弯曲，脚跟并拢，脚尖分开约 10~15cm，踩在测量计垂直平板上，两手并拢。两臂和手伸直，渐渐使上体前屈，用两手中指尖轻轻推动标尺上的游标前滑，直到不能继续前伸时为止。记取游标与蹬板的距离。测试计的脚蹬纵板内沿平面为 0 点，向内为负值，向前为正值。

4. 枕墙距　测试者背部靠墙直立，双足跟紧贴墙壁，双腿伸直，膝部尽量不要弯曲，挺胸、收颏，双眼向前平视，测量测试者枕骨结节与墙壁之间的水平距离（正常应为 0cm，若 >0cm，即枕部触不到墙面，则为异常）。

七、推拿治疗

（一）治疗原则

推拿治疗的原则是舒筋通络、滑利椎骨，缓解 AS 的疼痛症状，帮助患者恢复脊椎及髋关节的运动功能，减轻肌肉僵硬程度，防止或减缓畸形的发展。

（二）手法操作

1. 基础手法　患者取俯卧位，医者立于其一侧，先于督脉及膀胱经施以按揉法，自上而下至骶髂部、髋部及下肢，约 5 分钟。继之施以㨰法、弹拨法于两侧骶棘肌，可以与按揉法交替使用，同时配合做髋关节内外旋转和后伸的被动运动，约 10 分钟。再点按督脉及膀胱经诸穴，重点穴位有脾俞、肾俞、身柱、至阳、筋缩、命门、腰阳关、八髎、环跳、委中等穴，约

5分钟。患者更换为仰卧位，医者立于其患侧，施以㨰法、按揉法于股前及股内外侧，可配合髋关节屈曲、内外旋转和外展的被动运动，指揉足三里、阳陵泉、绝骨等穴，约10分钟。

2. 补肾通督手法　①患者取俯卧位，医者以揉法自上而下放松两侧竖脊肌3遍；②在条索状结节明显的部位施以弹拨法，以放松局部肌肉及条索；③在两侧夹脊穴及督脉上的穴位施以点按法，如大椎、至阳、筋缩、脊中、命门、腰阳关、后溪等穴位，每个穴位30秒；④脊柱斜扳法：颈椎及腰椎采用斜扳法，胸椎采用分按的方法，改善关节间隙，为了以防止脊柱关节粘连，预防加重，延缓骨桥形成；⑤整理手法：采用摩法与擦法在脊柱两侧施用，以透热为佳。

3. 整脊平衡手法　①准备手法：患者取俯卧位，医者立于床边，用㨰法自颈肩、胸背、腰臀、腿至足跟反复㨰动10次，主要使组织放松和温通足太阳膀胱经脉，再用双手拇指分别置于脊柱两侧，顺足太阳膀胱经的大杼、肺俞、心俞直至膀胱俞进行推按，顺双下肢膀胱经和少阳经自臀部至足跟推按，接着用一指禅推大椎、命门、肾俞、腰俞、腰阳关、肝俞、脾俞、膀胱俞、八髎、环跳、承扶、殷门、委中、阳陵泉、承山、昆仑等穴3~5遍，以上手法施术10分钟。②整脊平衡手法：患者取俯卧位或侧卧位，医者双手拇指按压棘突和脊柱小关节两旁，向前后左右做推动，治疗顺序为自上而下，上自寰椎下至骶椎，每个脊柱关节进行手法调整平衡运动频率以60次/min为宜，手法中应在肩、肘、腕关节放松空虚进行起伏性按压局部，动作柔和轻巧，由轻到重，逐渐用力，达到局部力学平衡的治疗作用。

（三）运动疗法

强直性脊柱炎患者为避免或减轻关节疼痛，常常使病变关节长期处于完全或基本不活动状态，从而导致肌肉萎缩或关节挛缩，使本来不严重且有可能完全恢复的关节或肢体处于活动丧失的残疾或失用状态。在病变亚急性期、慢性期时，坚持四肢及脊柱的伸展运动，既可维持或增加关节活动范围，又可减轻由肌肉痉挛或紧张引起的疼痛。可以选择仰头挺胸、俯卧后伸、半身俯卧撑等脊柱各方向运动锻炼，以保持脊柱的灵活性，也可以选择包括髋关节、肩关节、膝关节等四肢关节活动度训练，还可以选择太极拳、八段锦、易筋经等具有整体性活动的传统功法锻炼。

八、康复护理

1. 生活指导　生活起居中要避免久处潮冷多风环境，冬季注意保暖，避免搬运重物及过度劳累，注意生活规律及饮食卫生，多食高蛋白、高营养、易消化的食物，少食生冷硬辣食物，避免长时间久坐久立，适时适量运动，避免胃肠道感染及内分泌功能紊乱。

2. 心理指导　把握患者心理状态，及时给予心理疏导，对患者及其家属进行疾病相关知识的教育，宣传康复医疗知识及治疗成功的案例，帮助患者树立长期与疾病作斗争的信心，使之积极配合治疗及进行持之以恒的功能锻炼。

九、预防及预后

强直性脊柱炎需要早期明确诊断，积极对症治疗，控制病情进展，平时注意避免受凉劳累，预防感染，注意规范坐立行走的脊柱正确姿势，适当锻炼增强体质。本病的预后难以确定，多数患者可保持生活自理能力和一定的关节活动度，脊柱极端僵硬和四肢关节病变出现较早的患者可能预后不佳。

（赵环宇）

第五节　肩关节周围炎

一、概述

肩关节是人体全身各关节中活动范围最大的关节，其关节囊较为松弛，关节的稳定性主要靠关节周围的肌肉、肌腱和韧带的力量来维持。随着年龄的增长，肩关节会发生退行性改变，加之周围软组织因肩关节频繁的活动而受到各方面的摩擦挤压，使其容易发生慢性劳损并逐渐形成肩关节周围炎。本病起病缓慢，病程相对较长，有些可持续 1~3 年，局部肌肉有可能出现不同程度的萎缩。若得不到有效的治疗，有可能严重影响肩关节的功能活动。

二、定义

肩关节周围炎简称肩周炎，是指肩关节囊及其周围滑囊、韧带、肌腱、肌肉等软组织发生的非特异性、无菌炎症性反应，可引起关节囊以外的软组织退行性改变，引起肌肉、肌腱等组织发生痉挛，以肩关节疼痛和运动功能障碍等综合征为特征。

肩周炎属于中医学中“肩痹”“肩凝”“漏肩风”“五十肩”等范畴，其发生与风寒湿邪侵袭有着密切的关系，主要表现为肩部疼痛和功能活动障碍。肩周炎的致病因素有内因和外因之分，内因有劳倦内伤、肝肾不足及年老气血亏虚；外因包括风寒湿邪杂至、外伤和慢性劳损。

三、流行病学

目前研究显示，肩周炎在人群中的发病率为 2%~5%，主要发病年龄为 40~70 岁，其中以 56 岁左右为多发，女性发病率高于男性，男女发病比例约为 1:3，左肩发病率高于右肩，约有 6%~17% 的患者双侧肩部发病，间隔时间通常为 1~5 年。糖尿病和甲状腺功能减退患者更容易患病，发病率分别为 4.3%~38% 和 29%。肩周炎是一种自限性疾病，通常病程会持续 1~2 年，有的迁延至 2~3 年，甚至更久。资料显示肩周炎病程达 3 年以上者占 54%，并有 15% 的患者长期感到肩部不适。

四、病因病理

肩周炎的病变部位主要涉及盂肱关节囊及其周围滑囊包裹的肌腱，常与肩部外伤和肩部活动减少、肩关节周围软组织退行性改变、肩关节周围韧带和肌腱等的长期劳损等因素有关。该病的病理表现主要是肱二头肌腱、关节囊、喙肩韧带、滑囊等组织发生退行性改变，局部水肿、炎症、充血等炎性刺激，从而引起疼痛的发生，继而造成局部组织的纤维化。随着纤维化的加重，从而造成关节粘连的发生，限制了肩关节活动，给患者带来一定的生活不便与痛苦。此外，一些继发性因素如内分泌系统疾病也会引发肩周炎。

中医学认为肩周炎的发病有内因和外因两个方面的因素，内因包括肝肾亏虚、气血虚衰、内伤七情等，外因包括外邪侵袭、外伤损络、劳伤筋脉等。主要病机为在年老肝肾渐衰、气血亏虚的基础上外感风寒湿邪，邪客肩部经络致使气血运行阻滞而引起本病。

五、诊断

（一）西医诊断

参考中华中医药学会骨伤科分会《中医骨伤科临床诊疗指南·肩关节周围炎：T/CACM 1179—2019》进行西医诊断，按病程长短可分为急性期、慢性期、功能恢复期。

1. 病史　可有肩部外伤史。

2. 症状　逐渐加剧的肩部疼痛，伴有肩部功能活动障碍和僵硬，不同程度地影响日常生活和工作。

3. 体征　肩关节轻度被动内收、内旋位，冈上肌、三角肌可出现失用性萎缩，肩关节周围广泛压痛，甚至延伸至斜方肌与肩胛间区域，肩关节各方向活动均可出现程度不同的功能障碍，尤其外展、外旋活动受限明显，出现典型的肩关节外展“扛肩”现象。

4. 影像学检查　急性期 X 线检查多无明显异常，部分患者有时可见冈上肌肌腱钙化、局部骨质疏松等表现，而 MRI 可见喙肱韧带及肩袖间隔增厚、喙突下三角征等表现，有助于诊断与鉴别。

5. 分期　①急性期：起病急骤，疼痛剧烈，肌肉痉挛，关节活动受限。夜间剧痛，压痛范围广泛，喙突、喙肱韧带、肩峰下、冈上肌、冈下肌、肱二头肌长头腱、四边孔等部位均可出现压痛，急性期可持续 10~36 周，X 线检查一般无明显异常。②慢性期：疼痛相对减轻，但压痛仍较广泛，关节功能受限发展到关节僵硬，梳头、穿衣、举臂托物均感动作困难，肩关节周围软组织呈冻结状态，年龄较大或病情较长者，慢性期可持续 4~12 个月。③功能恢复期：肩关节隐痛或不痛，功能可恢复到正常或接近正常，功能恢复期可持续 12~42 个月。以上 3 个分期并无明显分界，可彼此重叠。

（二）中医诊断

参考中华中医药学会骨伤科分会《中医骨伤科临床诊疗指南·肩关节周围炎：T/CACM 1179—2019》进行中医诊断，分为寒湿痹阻证、气滞血瘀证、气血亏虚证，在此基础上可加用其他多种辨证方法，以反映本病的复杂情况。

1. 寒湿痹阻证　肩部串痛，遇风寒痛增，得温痛缓，畏风恶寒，或肩部有沉重感，舌质淡，舌苔薄白或腻，脉弦滑或弦紧。

2. 气滞血瘀证　肩部肿胀，疼痛拒按，以夜间为甚，舌质暗或有瘀斑，舌苔白或薄黄，脉弦或细涩。

3. 气血亏虚证　肩部酸痛，劳累后疼痛加重，伴头晕目眩，气短懒言，心悸失眠，四肢乏力，舌质淡，舌苔少或白，脉细弱或沉。

六、康复评定

（一）肩部疼痛评定

常用评定方法包括 VAS、NRS、SF-MPQ、BPI 等。

（二）肩关节活动度评定

常用 180° 量角器评估肩关节活动范围，肩关节活动度改善的程度与肩关节功能恢复的程度呈正比。肩关节正常活动范围为前屈 0°~180°，后伸 0°~50°，外展 0°~180°，水平内收 0°~45°，水平外展 0°~90°，内旋 0°~90°，外旋 0°~90°。

（三）肩部功能评定

1. Constant 肩关节功能评分（Constant-Murley score，CMS） 包括过去 4 周内肩关节相关的 8 个方面问题，主观部分有疼痛 15 分和 ADL20 分，客观部分有活动范围 40 分和肌力 25 分，分数越高表示肩关节功能越好。该评分体系得到了欧洲肩肘外科学会的采纳，是目前在全世界使用较为广泛的肩关节功能评分。

2. 美国肩肘外科协会评分（American Shoulder and Elbow Surgeons Form，ASES） 本评分方法采用基于患者的主观评分，包括疼痛（50%）和生活功能（50%）两部分，满分 100 分，分数越高表示肩关节功能越好。

3. 牛津大学肩关节评分（Oxford shoulder score，OSS） 由 12 个问题组成问卷，包括疼痛（1~4 题）及功能活动（5~12 题）等内容。每个问题有 5 个备选答案，情况最好为 1 分，最差为 5 分，总分 12~60 分，分数越高肩关节功能越差，与其他评分比较 OSS 评分有较好的可信度和敏感度。

4. 西安大略肩关节不稳指数（the Western Ontario Shoulder Instability Index，WOSI） 采用患者自评的问卷方式，由 21 个问题组成，包括身体症状、工作娱乐、生活方式和情绪满意度四部分。均采用 VAS 方式评价，每题 100 分，总分 2 100 分，分数越高表示肩关节功能越差，0 分表示正常。

（四）社会心理和健康状况评定

常用 SF-36 量表评定肩周炎患者生活质量，常用 HAMA 和 HAMD 评定肩周炎患者焦虑和抑郁状态。

（五）影像学检查

1. X 线检查 初期无异常改变，后期可出现骨质疏松，冈上肌腱钙化，大结节附近软组织内有钙化斑，关节间隙变窄或增宽等现象。

2. CT 检查 可清晰显示肱盂关节间隙。CT 检查可见关节囊、滑液囊、冈上肌腱、肱二头肌长头腱处可见钙化，骨小梁稀疏、骨密度减低，肱骨头及大结节周围骨质增生、骨赘形成、盂肱关节间隙变小，肩峰下脂肪间隙模糊、软组织水肿。

3. MRI 检查 MRI 具有较高的软组织分辨力，能满意显示肩关节的各组织结构。MRI 检查可见骨质增生、硬化，关节软骨的损伤，肩关节囊和滑膜隐窝的无菌性炎症表现为充血、水肿和炎性细胞浸润，伴组织液渗出。肩关节周围肌肉、韧带和深筋膜的牵拉伤或慢性劳损造成局部出血或充血水肿，炎性细胞浸润，组织液渗出。

4. 超声检查 超声检查的优势在于对肩关节细微的结构组织能清晰的显示出来，还可精确病变部位和病变性质，且其为无创检查，价格便宜，能进行双侧对比，可定期复查，能从多个方位、多个角度动态观察疾病的情况，其重复性强，性价比较高。有研究表明，超声检查能对病变部位进行准确的定位，较高地符合该病变部位病理结构的诊断，且在以超声为引导的微创治疗方法中扮演着重要角色，可以作为骨骼肌肉疾病的诊断依据，同时便于临床进行针对性治疗。经超声检查，异常声像图可以看到肌腱弥漫性回声减低、增厚，或为回声不均匀、杂乱，或于滑囊等处见不规则的无回声区。

七、推拿治疗

（一）治疗原则

应根据病变的不同时期采用相适宜的手法和操作，以解痉止痛、松解粘连、恢复关节功能为目的。急性期疼痛较重，治疗宜用轻柔手法，或点穴止痛手法治疗，以缓解肌肉的痉挛，促进炎症的吸收和损伤组织的修复，并提高痛阈。慢性期和功能恢复期可加重手法操作力量，重点施治于组织粘连部位，并作肩关节的被动和主动活动，以利松解粘连、恢复关节功能。

（二）手法操作

一项纳入 7 项临床随机对照试验的 Meta 分析结果显示，推拿治疗肩周炎具有良好的总有效率和治愈率。另一项共纳入 4 个随机对照研究 258 名参与者的 Meta 分析表明，推拿在疼痛评分及功能活动改善度等方面能显著提高肩周炎综合疗效。

1. 松解手法　患者取坐位，医者站于患侧，用一手托住患者上臂使其微外展，另一手用滚法或拿揉法施术，重点在肩前部、三角肌部及肩后部；同时配合患肢的被动外展、旋外和旋内活动，以缓解肌肉痉挛，促进粘连松解。

2. 解痉止痛法　患者取坐位，医者站于患侧，用点压手法依次施术于风池、肩井、秉风、天宗、肩贞、肩髃、曲池、手三里、合谷等各穴，每穴点压 30 秒，以酸胀为度；对有粘连部位或痛点施以弹拨手法，以解痉止痛，剥离粘连。

3. 运动关节法　适用于肩关节功能障碍明显者，具有松解粘连、滑利关节的作用。医者一手扶住患肩，另一手握住其腕部或托住肘部，以肩关节为轴心作环转摇动，幅度由小到大，然后再作肩关节内收、外展、后伸及内旋的扳动。①肩关节外展扳法：患者取坐位，医者半蹲于其侧。将其手臂外展 45° 左右，肘关节稍上方置于一侧肩上，以两手从前后方将其肩部扣住锁紧。然后医者缓缓立起，使患者肩关节外展至有阻力时，略停片刻，双手与身体及肩部同施力，以“巧力寸劲”做一肩关节外展位增大幅度的快速扳动，如粘连得以分解，可闻及“嘶嘶”声。②肩关节内收扳法：医者站于患者背后，用腹部紧贴患者背部以稳住身体，然后用一手扶住患肩，另一手握住患肘向健侧肩关节方向扳动。③肩关节后伸扳法：医者站在患侧前外方，一手握住患者腕部，另一手扶住健侧肩部用握腕之手将患臂由前向后扳动，尽可能使之后伸，幅度可逐渐增大。④肩关节后伸旋内扳法：医者站于患者健侧后方，用一手扶住健侧肩部，防止患者上身前倾，另一手握住患侧腕部，从背后将患肢向健侧牵拉，一放一紧，逐渐用力加大活动范围。

4. 舒筋活血法　①捏肩：医者用手的拇、示、中三指捏、揉、拿患侧肩部斜方肌上缘 3~5 遍；②搓揉上肢：医者立于患者外侧，双手对合搓揉患侧肩部，并沿上臂搓揉至腕部，上下搓揉 3~5 遍，然后用按揉法自肩至腕部操作 3~5 遍，用力由重到轻，再由轻到重。

5. 通关行气法　①大旋：医者立于患者患肢外侧，将患肢向前、向后大幅度旋转 3~5 次。②运肘：医者反掌将掌心与患者的掌心相对，拇指与其余四指握住患者的小指、无名指和中指，将患肢腕关节掌屈，并带动前臂向患者肩前方屈肘，抵于肩前方后，带动前臂内旋并沿患者腋前线方向，向下牵抖 3~5 次；将患肢沿腋中线方向，向下牵抖 3~5 次；将患肢沿腋后线方向，向下牵抖 3~5 次；完成上述手法后，将患者的患肢与健肢在胸前交叉，医者双手分别握住患者的双腕，向后牵拉 3~5 次，然后将患者的健肢和患肢交叉换位，再进行 3~5 次的牵拉。③活肘：医者站于患肢侧后方，面向患者背部，将患肢上臂内旋肩关节轻微内收，使前臂置于背后，肘关节屈曲至最大幅度。医者一手托住患肘，一手握住腕部，握腕之手向外，托肘之手向内做相反方向的拉伸，以患者能耐受为度。④运肩：医者将患者的患肢搭于自己的肘部，两手交叉扣于患肩。其中一手扣于肩峰，用自己的肘部带动患肢上臂进行环形转动，扣于肩峰的手随着转动揉搓患肩，左右各转动 5~10 次。⑤抖肩：医者一手扶肩，一手握住患者腕部，将患肢慢慢提起，使其上举，并同时作牵拉提抖，以放松肩臂及关节。

（三）功能锻炼

1. 传统功法锻炼　包括太极拳、易筋经、八段锦等功法锻炼，有益于加强肩关节功能，并促进软骨与韧带等组织的新陈代谢，防止关节退化。目前有 4 项关于太极拳运动治疗肩周炎的随机对照试验，共纳入 384 名参与者，系统评价结果显示肩周炎采用太极拳运动锻炼，能有效改善患者疼痛及肩关节功能活动。一项纳入 60 例肩周炎患者的随机对照试验显示，在基础推拿上进行易筋经功法锻炼可以有效改善肩关节内旋、外展和上举功能。建议每次 30 分钟 ~1 小时，每周 3~5 次，持续 1 个月。

2. 现代康复训练　急性期由于肩关节的疼痛和肌肉痉挛而活动减少，此时以减轻疼痛为目标，不建议剧烈运动。慢性期和功能恢复期可加强肩关节外展、上举、内旋、外旋、前屈、后伸、环转等功能活动。可以选择做钟摆动作、弯腰晃肩、手指爬墙、内外运旋、叉手托上、体后拉手、手拉滑车等功能锻炼。

八、康复护理

在健康教育时，开展科普宣传，普及肩周炎的症状、预防及治疗知识，让患者对本病有个全面的认识。在心理上，让患者对本病有正确的认识，树立战胜疾病的信心。在身体上，肩周炎急性发作期或初次发作的患者，要适当注意休息，疼痛剧烈时可遵医嘱服用非甾体抗炎药物，病情严重者宜卧床休息 2~3 周。在预防上，注意肩部保暖，防风寒湿邪侵袭，保持日常生活中正确姿势，同时指导患者适当进行科学康复锻炼，注意运动量和关节活动幅度，避免造成肩关节及其周围软组织的损伤。

九、预防及预后

肩周炎虽具有自愈倾向，但是病程较长，一般 1~3 年左右，所以早期的诊断和治疗对预后起着非常重要的作用。及早地通过正规的保守治疗以及功能锻炼，大部分患者预后良好，可以得到比较好的康复。少数患者如果肩关节疼痛影响睡眠，可以考虑用局部注射药物来控制炎症。极少数患者迁延不愈，反复发作，疼痛和粘连引起肩关节完全不能活动，导致生活不能自理，这时候可考虑手术治疗。此外，对已发肩周炎的患者，除积极治疗患侧外，还应对另一侧进行预防。

（占　超）

第六节　肩 袖 损 伤

一、概述

肩袖是一个包裹在肱骨顶部周围的肌肉群，由四条肌肉和数条肌腱组成。肩袖可将肱骨固定于肩关节中，实现手臂转动的动作。过度使用、跌倒或直接撞击肩部都可能撕裂肌腱而引起肩袖损伤，其中日常的慢性磨损对肌腱损伤的可能性更大。一般根据患者的功能障碍程度、疼痛轻重、肩袖肌腱和肌肉的情况、治疗目标和活动水平等进行治疗，对于急性断裂或者活动要求较高的患者建议选择手术治疗，对于慢性损伤或者活动要求较低的患者建议选择保守治疗。推拿治疗具有良好的修复作用，在肩袖损伤患者的保守治疗或者手术治疗后恢复期中都起着非常重要的作用，具有良好的临床疗效。

二、定义

肩袖，也可称为肩胛旋转袖，是由冈上肌、肩胛下肌、冈下肌、小圆肌等肌腱相互包绕形成袖套样的结构附着于肩关节上，主要作用是维持肩关节功能稳定。肩袖损伤是指肩袖在暴力外伤、慢性劳损等因素下出现肩袖损伤、撕裂或者完全断裂从而使肩周疼痛、肩关节活动功能障碍的一种疾病。

肩袖损伤属于中医病名“筋伤”“肩凝”“骨痹”“筋痿”“痹证”等范畴，该病与血瘀气滞、肝肾亏虚、气血不足、风寒湿邪侵袭等密切相关，临床症状上多因遇寒而加重、得温则减，劳累加重、休息减轻。

三、流行病学

肩袖损伤大约占临床医生治疗肩部疾病的 50%~85%。随着年龄的增长患病风险逐渐增加，年龄超过 50 岁者常见病因为慢性劳损或严重的退变，年轻人（小于 40 岁）的主要病因是创伤性因素。在对 30~90 岁群体为研究对象展开的流行病学调查显示，年龄达 50 岁以上人群发病率显著提高，60~69 岁人群中发病率为 25%，到 70 岁后提高到 50%，而在 80 岁以上人群中高达 80%。当肩袖损伤范围较大或严重的肌肉萎缩时，肩袖损伤患者可发展为巨大肩袖损伤，可占所有肩袖损伤患者的 30%。肩袖损伤修复后再撕裂的概率在 20%~30%，在巨大肩袖损伤患者中这一概率可达 40%~50%。

四、病因病理

对肩袖损伤的病因有血运学说、退变学说、撞击学说及创伤学说四种主要论点。肩袖肌群的退变、肩袖供血不足以及修复能力差是本病的常见内因，肩峰下撞击、创伤及受凉是本病的常见外因。也有研究发现，吸烟、高胆固醇血症也可能产生影响。

肩袖肌群肌纤维不断累积的损伤和退行性改变是本病的发病基础，随着肌纤维损伤程度的积累，部分肌纤维开始断裂，在三角肌的牵引下促使肱骨头上移与肩峰发生撞击产生炎症，肩峰下滑囊存在丰富的神经，刺激和炎症均可导致疼痛，黏液中的 P 物质、血管内皮生长因子、趋化因子 CXC 家族等介导了疼痛机制，其静息痛可能与 IL-8 水平存在联系，肩峰下滑囊炎还趋化性表达 TNF、IL-1、IL-1β、IL-6、COX-1、COX-2 等炎性因子，也是造成肩袖损伤疼痛的主要原因。

中医认为肩袖损伤与营卫虚弱、风寒湿三邪入侵、肝肾渐虚、气血瘀滞等因素相关，其病理产物包括风、寒、湿、瘀、虚，与肝脾肾密切相关。本虚多为肝肾亏虚、气血不足，标实多为风寒湿邪侵袭或气滞血瘀，并随着病程发展分别表现出偏虚或偏实或虚实错杂的证候。

五、诊断

（一）西医诊断

参考中华医学会编著《临床诊疗指南·骨科分册》进行西医诊断，按损伤程度分为肌腱炎症、部分撕裂和完全撕裂，部分撕裂根据撕裂的部位分为关节囊侧的撕裂、滑囊侧的撕裂、腱内的撕裂；完全撕裂根据撕裂的大小分为小撕裂（<1cm）、中等撕裂（1~3cm）、大型撕裂（3~5cm）、巨大撕裂（>5cm）。根据肩袖撕裂的形状可分为新月形撕裂、U 型撕裂、L 型撕裂和肩袖组织回缩的巨大型撕裂等。

1. 病史　可有肩部慢性劳损或外伤史。

2. 症状　肩关节疼痛，以三角区内疼痛为主，肩关节外展受限，且伴有肩外上方的疼痛感，其疼痛程度与肩部活动相关。夜间症状加重是常见的临床表现之一。

3. 体征　肩峰下或肱骨大结节处压痛，肩关节外展及上举功能受限。肩峰下凹陷征、落臂试验、撞击试验及疼痛弧征可为阳性。病史超过 3 周以上可有肩周肌肉不同程度的萎缩，病史超过 3 个月可发生关节继发性挛缩。

4. 影像学检查　肩关节造影可显示造影剂通过肩关节腔经断裂的肩袖进入肩峰滑囊。X 线可显示肌腱有无阴影及肱骨头与肩峰的距离变窄。CT 断层扫描与关节造影合并使用，对肩胛下肌及冈下肌的破裂以及发现其他病理变化有一定意义。MRI 对肩袖损伤的诊断具有重要作用，可早期发现肩袖的不完整性。另外，超声诊断方法也属于非侵入诊断方法，对肌腱部分断裂的诊断优于关节造影。对于疑诊为肩袖损伤、盂唇病变、肱二头肌长头腱止点撕裂以及盂肱关节不稳定的病例，肩关节镜检是一种理想的微创性检查方法。

5. 肩袖损伤分级　参照 Zlatkin 分类，根据肌腱外形、连续性、局部信号强度等 MRI 检查结果，将肩袖损伤分为 4 级。0 级：无损伤。1 级：肩袖炎症，患者肩袖肌腱水肿、充血，甚至纤维变性，这种损伤是可逆的。2 级：肩袖不完全撕裂，肌腱纤维部分撕裂，若不及时治疗或反复撕裂损伤可进展为完全性撕裂，常见于冈上肌肌腱的滑囊面侧或关节面侧。3 级：肩袖完全撕裂，这种损伤多见于肩胛下肌、冈上肌肌腱，患者肌腱完全撕裂，是一种贯通肩峰下滑囊和盂肱关节的损伤，此过程不可逆，常需手术治疗。

（二）中医诊断

参考中华人民共和国中医药行业标准《中医病证诊断疗效标准》（ZY/T 001.9-94）进行中医诊断，分为风寒湿证、瘀血阻滞证、气虚血瘀证和肝肾不足证等。

1. 风寒湿证　肩周以游走疼痛为主，肩臂酸痛沉重、活动受限，畏寒惧风，得温痛减，舌质淡红，舌苔薄白，脉弦紧。

2. 瘀血阻滞证　肩周以局部固定肿胀、刺痛为主，按压痛明显，关节活动幅度减少、僵硬，舌质较暗，瘀斑时见，舌苔薄黄，脉细弦涩。

3. 气虚血瘀证　肩周疼痛固定，呈针刺样，夜间为甚，休息后缓解，伴神疲乏力、少气懒言、肢体酸软无力，或伴有肌肉萎缩，舌质暗，少苔或苔白，脉细弱或沉。

4. 肝肾不足证　肩周疼痛，按压痛明显，关节活动幅度减少、僵硬，腰部酸痛，舌质淡，苔少，脉沉细。

六、康复评定

（一）肩部疼痛评定

常用评定方法包括 VAS、NRS、SF-MPQ、BPI 等。

（二）肩关节活动度评定

常用 180° 量角器评估肩关节活动范围，肩关节活动度改善的程度与肩关节功能恢复的程度呈正比。肩关节正常活动范围为前屈 0°~180°，后伸 0°~50°，外展 0°~180°，水平内收 0°~45°，水平外展 0°~90°，内旋 0°~90°，外旋 0°~90°。

（三）肩部功能评定

肩袖损伤的肩部功能评定可参照第三章第五节肩关节周围炎进行评定，较常用的评定工具有 Constant 肩关节功能评分（Constant-Murley score，CMS）、美国肩肘外科协会评分（American Shoulder and Elbow Surgeons Form，ASES）、牛津大学肩关节评分（Oxford shoulder score，OSS）、简明肩关节功能测试（simple shoulder test，SST）。此外还有专门针对肩关节不稳而设计的特殊评定工具，常用的有西安大略肩关节不稳指数（the Western Ontario Shoulder Instability Index，WOSI）、牛津大学肩关节不稳评分（Oxford shoulder instability score，OSIS）等。

（四）活动及参与能力评定

常用西安大略肩袖指数（Western Ontario rotator cuff index，WORC）、肩袖生活质量指数（rotator cuff quality of life，RC-QOL）评定肩袖损伤患者生活质量。

（五）特征性检查

常用落臂试验、零度外展抗阻试验、Jobe 试验（空罐试验）等检查冈上肌是否损伤，常用坠落试验、外旋减弱征、外旋抗阻试验等检查冈下肌和小圆肌是否损伤，常用 Lift-off 试验、压腹试验、内旋衰减征等检查肩胛下肌是否损伤，常用 Hawkins 征、Neer 征、疼痛弧征等检查肱骨大结节与肩峰有无碰撞。

（六）影像学评估

X 线、MRI 检查、超声检查和关节造影检查是诊断肩袖损伤的常用影像学方法，其中关节造影检查是诊断肩袖损伤的“金标准”，而 MRI 检查、超声检查等无创检查也具有较高的敏感性和特异性。根据上述影像学检查可评估肩峰下间隙、肌腱损伤程度及愈合情况，同时对肩关节有无感染、关节周围有无积液、是否并发骨化性肌炎等情况亦可做出及时评估。

七、推拿治疗

（一）治疗原则

在完善相关康复评估的基础上，根据肩关节的解剖及生物力学的原理为治疗基础，针对其病理改变施以按揉、推拿、拔伸、旋转等手法进行治疗，以松解肩关节相关软组织，同时调整肩关节的解剖及生物力学关系，达到减轻疼痛、缓解痉挛、改善关节功能的目的。

（二）手法操作

推拿手法治疗肩袖损伤主要通过对肩周主要穴位进行推、拿、按、摩等方法，并且拔伸、摇等被动活动肩关节，直接作用于肩关节及肩袖损伤部位，加速病变部位的血液循环，提高组织含氧量，改善新陈代谢，改善肩关节粘连，提高肩关节活动度，从而较全面地治疗肩袖损伤。一项纳入 4 项随机对照研究的系统评价结果表明，推拿手法具有显著的临床疗效，安全性高。

在肩关节软组织施以轻柔松解手法是肩袖损伤推拿治疗的基础操作，由轻到重，直接作用于肌肉、韧带等软组织，从而使颈部肌肉松弛，解除肌痉挛和促进局部血液循环。临床上可选用㨰、按、揉、拿、拨、摇等手法，以肩周、肩胛区域为主要施术部位，每次治疗时间约 30 分钟，每日 1 次，2 周为一疗程。操作方法：①松解手法：患者取健侧卧位，医者立于其背侧，先用轻柔的㨰法施术于患侧肩背部，再用拿法自上而下拿捏冈上肌、肩部肌肉和上臂肌肉，疏通经络。②镇痛手法：患者改为俯卧位，医者立于其患侧，医者先用中等力度点或按冈上肌肌腹部及其肌腱附着处的疼痛点，再弹拨、拿揉冈上肌，并用拇、食、中指轻度按压疼痛点，最后采用指推法自外侧向内侧推冈上肌 3~5 次，时间约 10 分钟。③运动关节手法：患者取站立位，患肢自然下垂，医者双手握患侧腕关节上部，顺势拔伸牵引患侧肩关节，牵引过程中可小范围摇动患侧肩关节，然后牵抖患肢 1~2 分钟，每分钟牵抖 150~200 次。对于合并肩肱节律异常、肩胛骨上回旋不到位者，患者取健侧卧位，以右侧肩袖损伤为例，医者左手置于肩胛骨内上角，右手置于肩胛骨下角，在嘱患者做肩关节外展动作时推动患侧肩胛骨完成充分的上回旋运动，推动肩胛骨 5~6 次为 1 组，共做 3 组，然后患者改为站立位，做上述牵抖手术，方法同上。对于静息状态下肩胛骨处于外展位者，患者取站立位，患肩外展 90°、屈肘 90° 位做肩关节后伸运动，医者同时给予协助，然后做上述牵抖手法，方法同上。

（三）运动锻炼

指导肩袖损伤患者进行肩关节相关肌肉的拉伸训练和力量锻炼，改变患者以往的肩部运动模式，并调整肌肉力量平衡。将肩袖损伤后康复分为四个阶段，分别是急性期、中间期、力量训练期和回归期，并在每期有相应目标、任务强度以及进阶标准。肩袖损伤患者可以结合自身情况选择进行体育活动和锻炼，内容包括保健体操、气功、八段锦、太极拳、太极剑、广播体操等。在动作过程中，如果出现疼痛不能忍受应立刻停止康复训练，并寻求专业的医生进行物理治疗，待症状缓解后再由医师指导进行相应康复治疗。如果肩部疼痛可以忍受，即可进行适当强度的肩关节功能锻炼，可以选择做以下简单的康复动作来缓解。

1. 俯身划圈　患者在保持上肢放松的状态的前提下弯腰，手臂自然下垂作类似钟摆运动的划圈运动，方向不做限制，但是随着运动进行可以增加钟摆运动的角度以及幅度。

2. 墙上天使　嘱患者将身体向后靠，手臂外展，上臂与前臂呈 90°；将小臂紧贴墙面，同时掌心向前。然后试着将手臂往上推，同时应注意保持不耸肩。

3. 水平位运动　患者以仰卧姿势平躺，上肢按照伸直、内收、外展、屈曲、下降的顺序循环运动。

4. 牵引运动　患者仰卧姿势平躺，上肢伸直向上缓慢拉伸，在能伸直最大限度处停留 2~3 秒。

5. ROM 练习　在肩关节正常活动范围内练习，从不同的角度完成相关动作。常用方法有：①一侧上肢放到肩部、颈部和对侧肩的运动练习；②体操棒练习：用双手分别握住体操棒的左右端，两上肢向上伸直，然后头部尽可能向后挺伸；③手指爬墙练习：人面朝墙壁或者侧面朝向墙壁，手指在墙面做向上运动。

八、康复护理

1. 安全锻炼　中老年患者锻炼前充分的热身和准备是必要的，否则很容易损伤到肩关节。

2. 注意保暖　春季要谨防风寒湿邪，关节处要注意保暖；夏季不能过分贪凉。秋季干燥多风，注意风寒。冬季严寒，注意增衣保暖。

3. 劳逸结合　有规律的饮食和起居，能够起到增强身体免疫力和强身健体的作用。因此劳逸结合，注意休息才能够保持健康。

4. 保持正常心态　好的情绪有助于病情恢复，坏的情绪可能导致病情恶化，因为心理暗示对疾病有一定的影响。因此，只有确保了心态的积极乐观，才能长久的保持身体各项功能的良好状态。

九、预防及预后

在日常工作活动和运动中，做好拉伸活动，避免肩部外伤是合理的预防策略。一旦肩关节受损，可用运动绷带包裹受伤部位，早期可使用冰袋进行冷敷。临床应根据患者肩袖损伤程度和患者的具体情况采取相应治疗方法，推拿治疗和运动锻炼对于肌腱炎症或部分撕裂患者，能够减轻或消除疼痛症状，维持肩关节的功能，避免肌肉萎缩，提高患者生活质量。对于完全性肩袖撕裂和保守治疗不满意的肩袖部分撕裂患者，则需考虑手术治疗。

（陈昌欢）

第七节　肱骨外上髁炎

一、概述

前臂伸腕肌群通过共同肌腱附着于肱骨外上髁，手腕和手臂的重复性动作会造成前臂伸肌肌腱的损伤，引起以肱骨外上髁局部疼痛伴前臂旋转功能和伸腕功能障碍为特征的肱骨外上髁炎。患者在提取重物或前臂抓握旋转时感到局部疼痛，若疼痛持续而未及时治疗，可使肘关节活动受限，甚至在休息时也会感到疼痛。

二、定义

肱骨外上髁炎，俗称“网球肘”，是前臂伸肌起点的慢性损伤导致肘关节外上髁局限性疼痛，并影响臂腕功能的慢性劳损性疾病。

本病属中医“伤筋”“肘痛”“肘痹”的范畴，由肘部外伤或劳损，复感风寒湿邪，使局部气血凝滞，络脉瘀阻而发病，病程日久则正气耗损，痰瘀内生，多转为虚证或虚实夹杂之证。病位在肘部，可连及臂、肩，与肝脾肾等脏腑关系密切。

三、流行病学

肱骨外上髁炎的发生率为 1%~3%，体力劳动者发病率为 7%，而网球运动员发病率为 35%~50%，以 35~50 岁的中老年人群发病率最高，没有明显的性别差异，优势肘发病率可高达 70%。该病的发病与职业因素相关，多见于需反复用力伸腕活动的成年人，尤其是频繁地用力旋转前臂者，如网球和羽毛球运动员、家庭主妇、瓦木工人等。

四、病因病理

急慢性损伤引起的炎症反应是目前普遍认可的致病因素。前臂和肘部肌肉、肌腱的过度使用和重复收缩，会对肘部肌腱造成牵拉、撕裂、局部出血、水肿，出现损伤性无菌性炎症，日久发生粘连、机化、纤维变性，产生疼痛和功能障碍。此外，桡侧腕短伸肌腱的退变以及基因表达也可能是肱骨外上髁炎的危险因素。

中医认为本病多由气血虚弱，风寒湿邪外袭，瘀阻经脉，血不荣筋，肌肉失于温煦，筋骨失于濡养，加上前臂伸肌总腱在肱骨外上髁受到长期反复牵拉刺激所致。损伤后瘀血留滞，气血运行不畅或陈伤瘀血未去，经络不通造成疼痛。

五、诊断

（一）西医诊断

根据患者病史、症状、体征及影像学检查，参考中华中医药学会《肱骨外上髁炎》进行西医诊断。

1. 病史　常缓慢起病，多见于特殊工种或职业，如网球运动员、家庭主妇、瓦木工人等。

2. 症状　肘关节外侧疼痛，疼痛呈持续进行性加重，可向前臂外侧放射。

3. 体征　肱骨外上髁、桡骨头及二者之间压痛明显，握拳、伸腕及旋转动作可引起肱骨外上髁处疼痛加重，前臂抗阻力旋后试验（Mills 试验）阳性。

4. 影像学检查　X 线检查一般无异常变化，有时可见钙化阴影、肱骨外上髁粗糙、骨膜反应等。

（二）中医诊断

参考中华人民共和国中医药行业标准《中医病证诊断疗效标准》（ZY/T 001.9-94）进行中医诊断，分为风寒阻络证、湿热内蕴证和气血亏虚证。

1. 风寒阻络证　肘部酸痛麻木，屈伸不利，遇寒加重，得温痛缓，舌苔薄白或白滑，脉弦紧或浮紧。

2. 湿热内蕴证　肘外侧疼痛，有热感，局部压痛明显，活动后疼痛减轻，伴口渴不欲饮，舌苔黄腻，脉濡数。

3. 气血亏虚证　起病时间较长，肘部酸痛反复发作，提物无力，肘外侧压痛，喜按喜揉，并见少气懒言，面色苍白，舌淡苔白，脉沉细。

六、康复评定

（一）肘部疼痛评定

常用评定方法包括 VAS、NRS、SF-MPQ、BPI 等。

（二）肘部肌力评定

以徒手肌力评定（MMT）使用最为广泛，也可用手持式测力器或握力计量化肘部肌力。

（三）肘关节活动度评定

常用量角器测量肘关节活动度，在测量时注意屈伸肘关节及腕关节时主被动活动度的差别。

（四）肘部功能评定

1. 上肢功能评定表　上肢功能评定表（the disabilities of the arm, shoulder and hand, DASH）适用于上肢存在肌肉骨骼疾病的患者，用于快速评估患者在执行上肢活动时的能力及产生的症状。本量表包括 30 个条目，涉及日常生活活动、体育和表演艺术活动等方面，以问卷的形式让患者进行自我报告，评估上肢功能障碍等级。

2. 网球肘患者评定表　网球肘患者评定表（the patient-rated tennis elbow evaluation, PRTEE）能够相对客观地反映肘关节疼痛及功能评分，用于评估网球肘患者在过去一周内上肢完成活动的困难程度。

（五）影像学检查

1. 超声检查　对肱骨外上髁炎患者的患侧伸肌总腱行高频超声切面扫查，观察其厚度、边界、内部回声、血流分布情况及外上髁骨面是否光整，并与健侧进行对比检查，能清晰显示肱骨外上髁及伸肌总腱的病变情况，能够为后续治疗提供客观可靠的依据。近年来高频超声被认为是肱骨外上髁炎的首选检查方式，在判断肌腱损伤及其程度时更优于磁共振成像。

2. MRI 检查　对肱骨外上髁炎患者的肘关节行 MRI 检查，可清楚显示肌腱的受损情况及炎症的严重程度。同时，可以明确是否合并桡侧副韧带损伤，并按其损伤程度进行分级。研究显示，伸肌总腱损伤程度与侧副韧带损伤程度成正相关。MRI 在诊断肱骨外上髁炎是可信的，优势是依此可对肱骨外上髁炎的严重程度进行分级，为后续治疗提供参考依据。

3. 肌电图（EMG）　可明确是否存在周围神经损伤，常用于鉴别诊断。由于许多神经在肘部周围，神经损伤的症状与网球肘相似。如肱桡关节病变或神经卡压引起的肘关节疼痛亦常被误诊断为网球肘。

七、推拿治疗

（一）治疗原则

肱骨外上髁炎的病变部位往往不只局限于肱骨外上髁一处，常伴桡骨小头的环韧带和肱骨外缘肘关节囊屈侧附着处的损伤。长期患有肱骨外上髁炎除了疼痛和功能障碍外，还存在着伸肌群力量降低和肌肉变性。推拿治疗以活血行气、舒筋止痛、祛瘀通络为原则，在手法被动活动的基础，加强肘关节主动功能锻炼以维持关节动态稳定性，增强肘关节抵抗疲劳和损伤的能力。

（二）手法操作

针对肱骨外上髁炎的治疗研究表明，推拿治疗可以使肘关节周围肌肉松弛，解除肌痉挛，促进局部血液循环，起到消肿止痛，改善肘关节活动度的作用。一项纳入 7 项随机对照试验共计 413 例受试者的系统评价结果表明，以总有效率作为评价标准的推拿手法治疗肱骨外上髁炎的疗效明显优于药物组，以疼痛作为评价标准的推拿手法治疗肱骨外上髁炎的疗效优于其他治疗方法。

推拿治疗以肘关节周围肌肉、韧带等软组织为主要施术区域，临床多采用㨰法、按揉法、弹拨、擦法和活动关节法等手法，由轻到重，每次治疗时间约 30 分钟，每日一次，两周为一疗程。操作方法：①㨰按揉舒筋法：医者先在前臂桡背侧沿伸肌群走行方向自腕部到肘部以㨰法及拿揉法治疗，继而以拇指指腹施以点按或点揉法，用力轻柔，速度和缓。②弹拨拿理筋法：使患者前臂旋后，医者对肱桡肌及前臂伸腕肌群的肌腹用双手大拇指、示指拿捏住，横向拨动肌纤维，然后拇指与其他四指相对的拿起前臂背伸肌肉肌腱并保持 3 秒再放松。③拔伸旋转法：医者一手托住患肘上端，在肱桡关节处以拇指按住，另一手拿住患侧的腕关节，双手相对用力进行牵引，使肘关节做拔伸运动，继而旋转活动前臂，同时令腕部做掌屈动作，此时医者在肘部的拇指对肱骨外上髁处的肌腱快速有力地进行 3~5 次弹拨，再屈伸肘关节，重复以上手法 3~5 次。④擦法：在肘肱骨外上髁和前臂伸腕肌群做擦法，以透热为度。⑤搓臂法：医者以双手夹住患侧前臂由上而下反复搓动，紧搓慢移。

（三）康复训练

以肩背部、臂腕部肌肉为主的抗阻运动康复训练，对肘关节软组织损伤有巩固手法疗效、改善血液循环、增加患肢肌肉力量、恢复运动功能和消除肌肉痉挛的作用，推拿加上抗阻运动对肱骨外上髁炎和肘关节软组织损伤有显著疗效，而且病情不易复发。对肱骨外上髁炎康复方法的选择，应将抗阻运动康复训练摆在重要位置，同时应注意安排适宜的运动强度和运动量，避免产生新的损伤。各个动作均是抗阻运动，可配合运动器械训练，每次训练30分钟~1小时，每日1次。

1. 肩部内旋、外旋运动　将弹性阻力训练带固定于手腕高度，保持站姿或坐姿使训练侧位于弹力带附近，肘部弯曲90°，手臂置于体侧抓紧弹性带，手部向内运动（身体另侧），直至手部达到另侧，缓慢回到起始位。外旋运动手臂位置同上，肘部向外旋转，后返回原始位置。

2. 肩胛侧举运动　站立于弹力带上，手臂置于体侧，肘部弯曲，大拇指上翘，将手臂从前侧面（介于前方与侧面中间）上举过头，缓慢回到初始位置。

3. 手臂上举过头运动　站立于弹性阻力训练带之上抓紧弹力带一端，手臂置于体侧，肘部弯曲，上举手臂过头，缓慢回到初始位置。

4. 肩屈对角线运动　将弹力带固定在与肩同高物体（如门框、横杆）之上，用与弹力带固定侧相异一侧手（如右侧弹力带则用左手）抓紧弹力带，手掌向内，举高手臂，使之穿过身体中线，工作结束时，手掌向前。

5. 肩胛骨后缩运动　手臂置于体侧，肘部弯曲，双手各持弹力带一端，通过向外轻微错动手臂，后缩肩胛骨，缓慢返回初始位置。

6. 腕屈 - 腕伸运动　将弹力带踩在脚底，手抓紧弹力带，将前臂置于小桌上，手部应位于小桌外，手掌朝上，向上抬起手臂，缓慢返回初始位置。腕伸动作同上，手掌朝下，腕部向上抬起，缓慢返回初始位置。

八、康复护理

加大科普力度，普及预防和自我锻炼方法，全面提高患者对该病的认识。急性期时，注意充分保护患肢，必要时可借助辅助器具或教会患者正确使用健侧代偿，降低疾病的远期影响。同时，帮助患者建立良好的信心，指导患者在运动过程中注意循序渐进和坚持不懈，切忌急功近利，避免产生新的损伤。

九、预防及预后

针对潜在发病人群，尤其是相关职业人员，在日常生活、工作和运动中应当注意对肘关节的保护，养成科学的工作习惯，避免上肢长时间保持同一姿势，同时配合全身及双上肢肩背肘腕的肌力训练，增强体质，防止损伤的发生。80%~95% 的肱骨外上髁炎患者通过保守治疗可达到治愈效果，一般预后良好，若不加强日常防护或者持续使用患侧上肢，则容易复发。肱骨外上髁炎如果未及时治疗，可转变为顽固性疼痛，影响生活质量。

（徐　辉）

第八节　桡骨茎突狭窄性腱鞘炎

一、概述

腱鞘是肌腱辅助装置的一种，包裹长肌腱的管状纤维组织，多见于手腕和足踝等肌腱长且活动多的部位。腱鞘内含有少量的滑液，可起到润滑和保持肌腱活动度的作用。当拇指和腕部活动时，增加了拇长展肌腱和拇短伸肌腱与鞘管壁的摩擦，久之可发生腱鞘炎，致使鞘管壁变厚，肌腱局部增粗，逐渐产生狭窄症状，约束肌腱的作用，并可减少肌腱在运动时的摩擦。

二、定义

桡骨茎突狭窄性腱鞘炎（De Quervain's disease，DQD），又称“弹响指”，是由于拇指或腕部活动频繁，使拇短伸肌肌腱和拇长展肌肌腱在桡骨茎突腱鞘内长期反复的机械性摩擦而引起的慢性无菌性炎性改变。因其劳损性疾病的病因特点以及筋伤疼痛的症状特征，归属于中医学“筋伤”之范畴。

三、流行病学

在工作年龄（18~65 岁）人群中，桡骨茎突狭窄性腱鞘炎的发病率约为女性 1.3% 和男性 0.5%，发病高峰在 40~50 岁，好发于从事频繁腕部及掌指劳动或活动者，如排球运动员、煤矿工人等。女性的拇长展肌腱及拇短伸肌腱从腕到手的折角较男性大，且生活中反复使用手腕进行家务工作或为幼儿哺乳，故发病率较男性高。此外，本病常好发于有肱骨内上髁炎或肱骨外上髁炎病史的人。

四、病因病理

桡骨茎突狭窄性腱鞘炎是由腕部的过度运动或长期受寒所引起。手腕的过度运动是导致腱鞘与肌腱反复摩擦的主要原因，而长期的寒冷刺激则是促使桡骨茎突狭窄性腱鞘炎发病的危险因素之一。在日常生活和工作中，若长期以拇指捏持作为工作方式，势必导致拇长展肌腱及拇短伸肌腱在狭窄的腱鞘内不断地摩擦，日久出现肌腱、腱鞘的损伤性炎症，而寒冷刺激可进一步加重疼痛症状或诱发炎症的出现。本病的主要病理变化为肌腱与腱鞘发生炎症、水肿，腱鞘内外层逐渐增厚，使本来就狭窄的腱鞘管道空间更加不足，致使肌腱与腱鞘之间轻度粘连，肌腱难以通过狭窄的腱鞘，从而产生拇指的交锁现象，影响正常的拇指活动功能。并且由于肌腱的肿胀、受压，腱鞘内的张力增加，在腱鞘部位易出现疼痛症状。

中医学认为拇指牵拉损伤或外展屈伸劳损，则气血瘀阻，津液滞涩，后致筋肌挛结，屈伸受阻。该病与暴力外伤、感受外邪、久病久劳有关，病情多反复发作，迁延难愈。

五、诊断

根据患者病史、症状、体征及影像学检查，参考《手外科学（第 3 版）》进行诊断。

1. 病史　常缓慢起病，多见于家务劳动及手工操作者。

2. 症状　①局部疼痛：桡骨茎突部局限性疼痛，轻度肿胀，可向手及前臂放射，腕部和拇指活动时疼痛加重；②功能障碍：主要表现为拇指伸展活动受限，病程长者因拇指失用可引起鱼际肌肉萎缩。

3. 体征　桡骨茎突处压痛明显，轻度肿胀，有时可触及增厚的鞘管，或在拇指外展时有摩擦感和摩擦音，少数可有弹响。拇指及腕关节屈伸活动时局部疼痛明显，伸拇及腕尺偏时疼痛加重，握拳尺偏试验（Finkelstein 征）阳性。

4. 影像学检查　必要时可行 X 线或彩超检查，明确有无骨异常或滑膜炎。

六、康复评定

（一）疼痛评定

常用评定方法包括 VAS、NRS、SF-MPQ、BPI 等。

（二）肌力评定

以徒手肌力评定（MMT）使用最为广泛，也可用手持式测力器或握力计量化肘部肌力。

（三）关节活动度评定

常用量角器测量腕关节和拇指各关节的主动及被动活动范围。

（四）腕部功能评定

可选用 Cooney 腕关节评分对患者腕关节功能进行评定，该评定量表是改良的 Green-O'Brien 评分，包括患肢疼痛、功能状态、活动范围、握力等方面，每项指标 25 分，总分 100 分，根据最终评分分为优、良、可、差四个等级。

（五）社会心理和健康状况评定

常用 SF-36 量表评定患者生活质量，常用 HAMA 和 HAMD 评定患者焦虑和抑郁状态。

七、推拿治疗

（一）治疗原则

在完善相关康复评估的基础上，根据桡骨茎突狭窄性腱鞘炎的解剖结构作为治疗基础，针对其局部病理改变施以点揉、推按、拔伸、弹拨等推拿手法进行治疗，松解桡骨茎突周围组织，减轻局部炎症，达到减轻疼痛、改善关节活动的目的。

（二）手法操作

推拿治疗具有改善腕关节周围组织的生物力学效应，能够纠正桡侧腕屈伸肌群持续性张力过高，调整腕关节周围骨骼与下尺桡关节和第一掌骨的关系，减少腕关节活动阻力，降低腕部肌肉负荷，减轻握力提重时桡骨茎突诸肌腱及腱鞘劳损，以此达到消炎止痛、改善活动功能的治疗效果。目前共有 4 项临床研究，共纳入 277 名受试者，研究结果表明推拿手法可以有效缓解患者疼痛，改善关节功能活动，且安全性评价结果表明推拿治疗安全性较高，不易复发。

临床上可选用㨰前臂法、点穴揉按法、弹拨法、拔伸运腕法、擦法等推拿操作，施术于患肢，每次治疗时间约 30 分钟，每日 1 次，2 周为一疗程。操作方法：①㨰前臂法：医者于前臂伸肌群桡侧施行㨰法，上下往返治疗；②点穴揉按法：点按患侧手三里、偏历、阳溪、列缺、合谷等穴，最后再用拇指点按桡骨茎突处；③弹拨法：沿前臂拇长展肌腱与拇短伸肌腱至第一掌骨背侧进行往返弹拨治疗；④拔伸运腕法：以右手示指及中指夹持患者拇指向下牵引，并向尺侧极度屈曲，之后术者用左手拇指捏紧桡骨茎突处，用力推压挤按，同时右手用力将患者腕部屈曲，再伸展；⑤擦法：以桡骨茎突为中心，以鱼际擦法往返操作，透热为度。

此外，正骨理筋手法以腕三角软骨复合体为治疗主体，通过改善腕关节周围组织的生物力学效应，纠正桡侧腕屈伸肌群持续性张力过高，调整腕关节诸骨与下尺桡关节和第一掌骨的关系，从而减少腕关节活动阻力，降低腕部肌肉负荷，减轻握力提重时桡骨茎突诸肌腱及腱鞘的劳损。操作方法：①松解手法：患者取坐位，医者在其患侧腕部用一指禅推法或拇指轻揉局部 5 分钟，依次点手三里、阳溪、合谷、列缺等穴各 1~2 分钟，以消除患者紧张心理，解除局部软组织痉挛。②正骨理筋手法：先牵拉、摇晃第一掌指关节及腕关节各 5~10 次，调整第一掌指关节、下尺桡关节及腕关节诸骨，同时顺向推理拇短伸肌和拇长伸肌；接着医者右手环握患肢拇指，同时拇指按住第一掌指关节基底部，另一手固定患者腕部，先轻轻牵拉拇指 6~7 次，后环摇 6~7 次，待最后一次环摇时先慢慢向尺侧倾斜牵拉；然后再向桡侧翘起拇指，当拇指背伸到极限时，患者拇指轻轻在牵拉力量下下压第一掌指关节，可闻及“咔嗒”声，矫正第一掌指关节背侧骨错缝；最后医者双手辅助患手做握拳试验，加大尺偏角度，再次逆向推理拇短伸肌和拇长展肌。

八、康复护理

开展科普宣教，避免冷水洗手，减少手腕部和拇指的过度运动，使用肩肘关节替代腕关节、其余手指替代拇指的动作模式。急性期时疼痛肿胀明显者，可采用冰敷以减轻肿胀、降低痛阈。恢复期时可予以热敷，并配合膏药外敷治疗，加强日常生活中的功能训练以加快疾病康复。同时鼓励患者维持和培养兴趣爱好，坚持适当的运动，保持愉悦心情。

九、预防与预后

本病与劳累损伤有关，骤然增加手及腕部的劳动强度会诱发该病。因此，预防本病的关键在于避免腕部和拇指过度劳累。在平时生活和工作中，应注重腕部和拇指的正确姿势，不要过度弯曲或后伸，尽量避免腕部和拇指长时间活动，提拿物品不要过重，以免损伤肌腱。轻度不适时可热水泡手，配合药酒揉搓手腕和拇指，以局部发热为度。疼痛加重或功能障碍者应及时就诊，大部分患者通过推拿治疗后可缓解症状或治愈。极个别顽固病例经非手术治疗无效者才需行手术治疗。

（吴以诚）

第九节 腕管综合征

一、概述

腕管是手部掌侧腕骨沟和屈肌支持带共同构成的狭窄通路。由于腕管的特殊结构，各种内外因素易引起手掌肌腱或腱鞘膨胀，致使腕管狭窄而压迫正中神经，表现为正中神经对应支配区域的运动功能障碍和感觉功能障碍。对于神经受损严重、疼痛难忍的重度患者建议封闭或手术治疗，而对于病情较轻、容易恢复的轻中度患者建议以保守治疗为主，首要措施是消除劳损病因，手腕部休息制动。推拿手法可有效改善手腕部的血液循环，松解手腕内筋膜的粘连，缓解手腕内正中神经受压症状，是常用的康复技术之一。

二、定义

腕管综合征（carpal tunnel syndrome，CTS）是周围神经卡压综合征中最为常见的一种，为正中神经在腕部受到卡压而引起的一系列症状和体征，是上肢周围神经卡压的常见疾病，可归属中医学“筋伤”“痹证”范畴。

三、流行病学

在普通人群中，每 100 个人里就有 1~10 人患有腕管综合征，其发病率与人们从事的工作密切相关，如挤奶工、白领上班族、IT 行业的工作者和钢琴演奏师等以手部频繁的抓握类动作为主的职业，患腕管综合征的概率提高，每 100 个人中有 17~61 人患病。优势手发病率更高，约有 30%（8%~50%）的患者双侧受累发病。腕管综合征的患病率与解剖结构密切相关，女性的腕管横切面积小于男性，故女性的患病率高，且女性体内的雌激素水平随着年龄增大而下降，增加了绝经期女性的患病率。此外，有内分泌病变及腕部外伤骨折史患者更容易患病。

四、病因病理

造成腕管综合征的病因有很多，主要包括外伤因素、机械性因素、解剖因素等病因。腕部骨折、脱位、扭伤、挫伤等外伤因素，改变了腕管的形状，减少了腕管原有的容积，是导致腕管综合征的主要原因。机械性因素是诱发腕管综合征的重要病因，如腕关节的慢性劳损、腕管内各肌腱周围的慢性炎症以及占位性病变等均可使腕管内的容积变小。肌肉或肌腹的解剖变异也是腕管综合征的重要病因，如指浅屈肌肌腹过低、蚓状肌肌腹过高以及伸入腕管的其他异位肌肉，均能引起腕管狭窄，压迫正中神经而引起腕管综合征。此外，2 型糖尿病、甲状腺功能减退、血管硬化以及高尿酸血症等基础疾病，已经被证实与腕管综合征的发生有关系密切。

中医认为本病系手腕部受风、寒、湿、热诸邪侵扰或急慢性损伤，致经脉瘀阻、气血凝滞，继而不通则痛，或因局部气血虚少导致麻木等症状。

五、诊断

（一）西医诊断

参考中华医学会制定的《腕管综合征》进行西医诊断。

1. 病史　好发于 30~60 岁女性，一般为单侧发病，少数双侧发病，优势手更易受累且程度较重。

2. 症状　拇指、示指、中指麻木、疼痛，开始为间歇性，渐成持续性、进展性，常在夜间或清晨及劳累时加重，甩手、局部按摩或上肢悬垂于床边时症状缓解。严重者表现为鱼际肌萎缩，不能做抓、握、搓、捻等动作，桡侧三指皮肤发干、发凉、色泽改变，甚至溃疡形成等。

3. 体征　手部正中神经支配区感觉减退，对掌活动差，拇短展肌可见萎缩，屈腕试验（Phalen 试验）、腕叩击试验（Tinel 征）、前臂正中神经加压试验可为阳性。晚期可有鱼际肌明显萎缩，拇指对掌功能受限。

4. 辅助检查　①电生理检查：肌电图可见腕正中神经传导速度减慢，潜伏期延长，波幅降低；②影像学检查：X 线检查可对腕管的外伤骨折提供诊断依据；MRI 和超声检查显示正中神经受压增粗、变肿，信号增高，可明确正中神经受压变形的程度。

（二）中医诊断

参考中华中医药学会骨伤科分会制定的《中医骨伤科临床诊疗指南·腕管综合征》进行中医诊断，分为气滞血瘀证、气血不足证、肝肾不足证等。

1. 气滞血瘀证 桡侧三指麻木、刺痛、感觉异常，舌质紫暗或有瘀点、瘀斑，脉弦涩。

2. 气血不足证 鱼际肌萎缩，不能做抓、握、搓、捻等动作，舌淡而嫩，脉细弱。

3. 肝肾不足证 桡侧三指皮肤发干、发凉、色泽改变，甚至溃疡形成，舌淡，少苔或无苔，脉细弱。

六、康复评定

（一）腕部疼痛评定

常用评定方法包括 VAS、NRS、SF-MPQ、BPI 等。

（二）肌力评定

常用徒手肌力评定（MMT）测试前臂和手部肌力，也可用手持式测力器或握力计进行量化。

（三）关节活动度评定

常用量角器测量腕关节和手指各关节的主动及被动活动范围。

（四）腕部功能评定

1. Boston 腕管综合征调查问卷 Boston 腕管综合征调查问卷（Boston carpal tunnel questionnaire，BCTQ）包括症状维度及功能维度两大部分，为腕管综合征的特异性量表，也可以反映患者的心理状况和生活质量，分值越高意味着病情越严重。

2. Levine 腕管综合征调查问卷 Levine 腕管综合征调查问卷（Levine carpal tunnel questionnaire，LCTQ）包含症状严重程度评分（11 个问题）和功能状态评分（8 个问题）问卷两部分，重复性良好，可及时反映临床变化。

3. Cooney 腕关节评分 Cooney 腕关节评分是改良的 Green-O'Brien 评分，对患者腕关节疼痛、功能状态、活动范围、握力等方面进行评定，每项指标 25 分，总分 100 分，根据最终评分分为优、良、可、差四个等级。

（五）手部功能评定

采用 Carroll 手功能评定法，共 33 个项目，总分 99 分（利手）、96 分（非利手）。分为Ⅰ~Ⅶ类，Ⅰ~Ⅳ类主要检查抓握和捏的能力，Ⅴ~Ⅶ类检查协调和整个上肢的功能。

（六）社会心理和健康状况评定

常用 SF-36 量表记录总体健康状况以评定患者生活质量，常用 HAMA 和 HAMD 评定患者焦虑和抑郁状态。

（七）影像学评定

1. 神经电生理检查 神经电生理检查包括神经传导研究和肌电图。神经传导研究通过检测腕管内正中神经传导受损，同时其他的部位传导正常来诊断和评估 CTS。肌电图是评估正中神经支配下肌肉电生理的病理变化，其中最典型的是拇外展肌。神经电生理检查可以排除其他神经病变或神经根病变，并且可以评估 CTS 的严重程度。神经电生理检查对诊断 CTS 的敏感性为 56%~85%，特异性为 94%~99%。在轻度的 CTS 患者中，约有 1/3 的患者检查结果可能为正常。对于严重的 CTS 患者在手术后不太可能完全康复，所以在手术前要进行神经电生理检查，以确定诊断和评估预后。手术后通过复查结果显示的神经传导功能改变可以帮助患者更好地进行康复。

2. 超声检查 超声检查对提高腕管综合征诊断的准确性和降低治疗时发生并发症的风险具有独特的优势。相较于其他检查方式，其不仅更加方便、灵活，而且超声图像可以清晰、直观地显示腕管的解剖结构，通过观察正中神经的横截面积、血流状态、扁平率等指标以评估腕管综合征的严重程度和康复疗效。超声对于操作医师的经验及技术要求较高，而且不能排除神经源性改变或者用于评估神经损伤的程度是其短板。

3. 放射学检查　常规X线检查可以排除骨或者关节结构异常，MRI检查可反映正中神经受压变形的程度。

七、推拿治疗

（一）治疗原则

推拿治疗可较好地减轻疼痛，恢复手腕部功能，促进局部神经功能恢复。总的治疗原则是活血化瘀、舒筋活络、滑利关节。因骨折、脱位、占位性病变引起本病者，应在骨折愈合关节复位或手术治疗后，视情况再考虑是否给予推拿治疗。在做腕关节的拔伸牵引和被动运动时，切忌强力、暴力，以免发生新的损伤。

（二）手法操作

一项纳入11篇临床文献研究显示，中医推拿手法治疗腕管综合征选用经脉以手少阳三焦经、手厥阴心包经为主，以大陵穴为主穴，穴位类型以五输穴和原穴为主，推拿手法以按法、揉法、擦法为主。另一项纳入110例腕管综合征患者的随机对照试验表明，推拿手法结合西医常规治疗能有效地降低轻中度腕管综合征患者VAS评分和BCTQ评分，改善了神经电生理指标，促进了局部神经功能的恢复。一项Meta分析显示，以推拿为主的综合疗法对腕管综合征具有一定的临床疗效，但因纳入文献普遍质量较低，仍需更多高质量研究来进一步进行分析。

操作方法：①患者坐位，医者坐其对面，用拇指指腹沿屈指肌腱方向按揉前臂，并在外关、阳溪、鱼际、合谷、劳宫及腕部压痛点等穴位施以按揉手法，同时弹拨以上穴位及腕横韧带，注意推拿手法力道柔和、深透，以患者有酸胀感为度。②医者先轻度缓慢拔伸患腕，同时旋转、屈伸腕关节3~5次，后依次拔伸患手各手指，以能发生弹响为佳。③拿捏放松患侧上肢，医者双手拇指按于患者腕关节背侧，其余四指托住患手双侧鱼际，在腕关节充分放松的状态下，拇指向前推动，其余四指顺势向上抬伸患手，使腕关节做快速的被动屈伸运动。以上手法每次治疗15~20分钟，每日1次，10次为一疗程。

八、康复护理

1. 日常护理　注意保暖，避免腕部受凉。可用支具固定腕关节于平伸位限制活动，让患手能够得到充分的休息，避免过分活动引起的充血。伴有手麻患者可抬高患肢，或用温水浸泡患手，水中可加入活血化瘀中草药。

2. 康复指导　疼痛症状缓解后，指导患者进行前臂旋转、腕指关节屈伸及手部精细活动等功能锻炼，改善运动的协调性和灵活性。

3. 健康教育　加强患者对疾病的健康认知，系统讲解有关发病因素、预防措施及康复训练技巧等，促进患者建立顽强的康复信念，提高康复的积极性。

九、预防及预后

进行手法操作时，应该注意保持患手高于心脏水平位，切勿用力粗暴，只能允许轻度疼痛发生。局部固定、制动：发病初期或症状轻者，应注意减少日间腕部活动，尤其是避免引起疼痛加重的活动。夜间疼痛严重者，应用夹板或石膏固定腕关节于背伸位 1~2 周，以达到腕部制动的目的，并适当抬高患手体位。固定期间应定期取下固定物，作腕部主动运动，固定一般不超过 2 周，否则可影响手功能。本病保守治疗预后较好，部分患者长期用力过度可能出现麻木、疼痛症状的复发。

（刘跃斌）

第十节　膝关节骨性关节炎

一、概述

膝关节是人体最大、最复杂的关节，也是最容易受到损伤的关节之一。膝关节骨性关节炎（knee osteoarthritis，KOA）常见于中老年人，是引起老年人下肢疼痛和活动障碍的主要原因之一，严重时导致关节畸形，甚至丧失关节功能，从而影响患者正常生活和工作。KOA 虽然无明显致命性，致残率也低于风湿性或类风湿性关节炎，但由于其患病率较高，容易因关节不适导致功能障碍，是对老年人生活质量影响最大的一种骨性关节炎。

二、定义

KOA，又称肥大性关节炎、增生性关节炎、退行性关节炎和骨性关节病等，是指膝关节的退行性改变和慢性积累性关节磨损，以关节软骨退行性变、软骨下骨质反应性改变、关节边缘骨赘形成、滑膜病变、韧带松弛或挛缩、关节囊挛缩等为主要病理改变，出现不同程度的疼痛、肿胀、活动受限、关节僵硬和形变，导致功能减退甚至丧失，影响患者生活自理和社会活动的参与。本病属于中医“膝痹”“骨痹”范畴。

三、流行病学

2018 年版骨关节炎诊疗指南显示，我国 KOA 的患病率为 8.1%，多发生于中老年人，40 岁以上中老年人患病率为 17%。患病率表现为随年龄增长而增高，60 岁以上的人群中患病率可达 50%，75 岁以上的人群中患病率则达 80%。性别之间差异相对较大，女性总体患病率高于男性（女性 22.2%、男性 12.3%），尤其是绝经期妇女更常见。地区之间具有明显的差异，即西南地区（13.7%）和西北地区（10.8%）明显高于华北地区（5.4%）和东部沿海地区（5.5%），农村地区高于城市地区。此外，KOA 的发生与遗传、肥胖、内分泌、代谢障碍及外伤、磨损等危险因素也有一定的关系。

四、病因病理

本病的病因目前尚不十分明确，一般认为与损伤、年龄、性别、职业及机体代谢有关，尤其与膝关节的机械运动关系密切。当膝关节遭受长期、反复的超负荷刺激时，导致关节软骨面和相邻软组织的慢性积累性损伤，关节应力集中的部位受到过度的磨损，膝关节腔逐渐变窄，使膝关节内容物的耐受力降低并互相磨损，产生炎性改变，关节腔内压力增高，导致作用于关节的应力和对抗该应力的组织性能失调。早期因关节软骨积累性损伤导致关节软骨的原纤维变性，而使软骨变薄或消失，引起关节活动时疼痛与受限。在后期，关节囊形成纤维化增厚，滑膜充血、肿胀、肥厚，软骨呈象牙状骨质增生。同时，膝关节周围肌肉也因受到刺激而出现先痉挛后萎缩的病理变化。总之，其病理改变是一种关节软骨退行性变化所引起的以骨质增生为主的关节病变，滑膜炎症是继发的一种病理表现。

中老年人的内分泌系统功能减弱，骨性关节系统随之逐渐衰退，导致营养关节的滑液分泌减少，各种化学成分也逐渐改变，出现骨质疏松、关节软骨面变软变薄等病理变化，从而导致关节面变形或关节间隙狭窄。同时，膝关节承受机械压力的能力随之降低，关节软骨面出现反应性软骨增生，经骨化形成骨刺或骨赘，对滑膜产生刺激，导致膝关节疼痛、活动受限。此外，关节畸形、关节本身炎症继发骨性关节炎，也是常见因素之一。

中医学认为膝关节乃胫股之枢纽，机关之室，诸筋之会，多气多血之节。年老体弱，肝肾亏虚，气血失荣，肝亏则筋弛，肾虚则骨疏，动之不慎伤节，或复感风寒湿邪，凝聚节窍，发为膝痹，滞留不去，为肿为痛。骨质稀疏，骨赘形成，痉挛成拘，屈伸不利而发为本病。

五、诊断

（一）西医诊断

根据患者病史、症状、体征、影像学表现及实验室检查等，参考中华医学会骨科学分会关节外科学组制定的《骨关节炎诊疗指南》进行西医诊断。

1. 临床表现　①关节疼痛及压痛：初期为轻度或重度间断性隐痛，休息后好转，活动后加重，疼痛常与天气变化有关，寒冷、潮湿环境均可加重疼痛，晚期可出现持续性疼痛或夜间痛；关节局部可有压痛，在伴有关节肿胀时尤其明显。②关节活动受限：晨起时关节僵硬及发紧感，持续时间较短，极少超过 30 分钟，活动后可缓解；疾病中期可出现关节交锁，晚期关节活动受限加重，最终导致残疾。③关节畸形：关节因骨赘形成或滑膜炎症积液造成关节肿大。④骨摩擦音（感）：关节活动时可出现骨摩擦音（感）。⑤肌肉萎缩：关节疼痛和活动能力下降导致关节周围肌肉萎缩，关节无力。

2. 影像学检查　①X 线检查：为 KOA 明确临床诊断的“金标准”，是首选的影像学检查。表现为非对称性关节间隙变窄，软骨下骨硬化和 / 或囊性变，关节边缘骨赘形成，部分患者可有不同程度的关节肿胀，关节内可见游离体甚至关节变形。②MRI 检查：表现为软骨厚度变薄、缺损，骨髓水肿、半月板损伤及变形、关节积液及腘窝囊肿。③CT 检查：表现为关节间隙狭窄、软骨下骨硬化、囊性变和骨赘增生等。

3. 实验室检查　血常规、蛋白电泳、免疫复合物及血清补体等指标一般在正常范围内，伴有滑膜炎者可见 C 反应蛋白（C-reactive protein，CRP）和红细胞沉降率（erythrocyte sedimentation rate，ESR）轻度增高，类风湿因子（rheumatoid factor，RF）及抗核抗体（antinuclear antibody，ANA）阴性。

4. 具体诊断标准　①近 1 个月内反复的膝关节疼痛；②X 线片（站立位或负重位）示关节间隙变窄、软骨下骨硬化和 / 或囊性变、关节缘骨赘形成；③年龄≥50 岁；④晨僵时间≤30 分钟；⑤活动时有骨摩擦音（感）。综合临床表现、X 线检查结果，满足诊断标准①＋②条或①＋④＋⑤条或①＋③＋④＋⑤条，可诊断膝关节骨性关节炎。

5. 临床分期

（1）Kellgren & Lawrence 分级：是 KOA 严重程度的分级方法，根据膝关节 X 线的表现分为 5 级。0 级：无改变（正常）；Ⅰ级：关节间隙可疑变窄，可能有骨赘；Ⅱ级：有明显的骨赘，关节间隙轻度变窄；Ⅲ级：中等量骨赘，关节间隙变窄较明确，软骨下骨质轻度硬化改变，范围较小；Ⅳ级：大量骨赘形成，可涉及软骨面，关节间隙明显变窄，硬化改变极为明显，关节肥大及明显畸形。

（2）MRI 分级：是 KOA 软骨损伤严重程度的分级方法，根据膝关节 MRI 表现分为 5 级。0 级：无改变（正常）；Ⅰ级：软骨内异常信号，但软骨面光滑；Ⅱ级：软骨表明轻度不规则和 / 或软骨全层厚度 50% 以下的局灶缺损；Ⅲ级：软骨表明轻度不规则和 / 或软骨全层厚度 50% 以上但未达全层的局灶缺损；Ⅳ级：软骨全层缺损，软骨下骨暴露。

（3）疾病分期：根据临床表现和 Kellgren & Lawrence 分级，将 KOA 病程分为 3 期。早期：膝关节疼痛，多见于内侧，上下楼或站起时尤重，无明显畸形，关节间隙及周围压痛，髌骨研磨试验阳性，关节活动可，X 线表现 0~Ⅰ级。中期：膝关节疼痛较重，可合并肿胀，内翻畸形，有屈膝畸形及活动受限，关节间隙及周围压痛，髌骨研磨试验阳性，关节不稳，X 线表现Ⅱ~Ⅲ级。晚期：膝关节疼痛严重，行走需支具或不能行走，内翻及屈膝畸形明显，关节间隙及周围压痛，髌骨研磨试验阳性，关节活动度明显缩小，严重不稳，X 线表现Ⅳ级。

（二）中医诊断

参考中国中西医结合学会骨伤科专业委员会制定的《膝骨关节炎中西医结合诊疗指南（2018 版）》进行中医诊断，分为气滞血瘀证、风寒湿痹证、湿热蕴结证、肝肾亏虚证等证型。

1. 气滞血瘀证　关节刺痛，痛有定处，局部僵硬，或麻木不仁，舌质紫暗，或有瘀斑，苔白而干，脉弦涩。

2. 风寒湿痹证　关节酸楚疼痛，或如刀割，或有明显重着感，或关节肿胀变形，关节活动欠灵活，遇冷加剧，得温痛减，舌质淡，苔白腻，脉紧或沉。

3. 湿热蕴结证　关节红肿、灼热、疼痛，甚则痛不可触，得冷则舒，可伴全身发热或皮肤红斑，舌质红，苔黄，脉滑数。

4. 肝肾亏虚证　关节隐隐作痛，腰膝酸软无力，遇劳更甚，舌质红，少苔，脉沉细弱。

六、康复评定

（一）感觉功能评定

常用 VAS、NRS、SF-MPQ 等对 KOA 患者疼痛程度进行评定。也可选用中医症状积分法对 KOA 症状进行分级量化评定，包括夜卧休息疼痛、起床后疼痛、行走时疼痛、从坐位站立时疼痛及最大行走距离，按照症状正常、轻度、中度、重度依次记为 0 分、2 分、4 分、6 分。

（二）运动功能评定

1. 肌力评定　可用徒手肌力检测法（MMT）或等速肌力测试仪判断有无肌力减退及减退的程度。

2. 关节活动度评定　可用量角器测量关节的主动及被动活动范围以作为康复治疗前后的对比。

3. 步行能力评定　可用 15m 步行时间测定综合评估疼痛及炎症对关节功能及步行能力的影响。也可采用三维步态分析观察 KOA 患者的膝关节生物力学及运动学特征，包括步幅、步速、步频、步宽、步长、足偏角、步行周期等参数，评估患者是否存在异常步态以及步态异常的性质和程度。

（三）平衡功能评定

KOA 患者的疼痛常常影响生物力线及负荷平衡，部分关节畸形患者由于异常步态同样影响其生物力线及负荷平衡。KOA 患者的本体感觉障碍常常影响其调节平衡的功能，而平衡功能障碍又可能成为关节损伤，加重 KOA 病理改变，甚至导致患者跌倒的原因。因此，对 KOA 患者进行平衡功能评定非常重要，可以选择主观量表和客观设备进行评定，常用的有 Berg 平衡量表、Tinetti 活动能力量表和起立 - 行走计时试验等。

（四）日常生活活动

可用改良 Barthel 指数评定患者的日常生活活动能力，也可选用西安大略和麦克马斯特大学骨关节炎指数（Western Ontario and McMaster Universities osteoarthritis index，WOMAC）对患者疼痛、僵硬和日常生活完成困难程度三个方面进行评定。

（五）社会参与能力评定

可用 SF-36 量表、社会生活能力概况评定量表（rating scale of social ability，RSSA）和社会功能调查表（functional activity questionnaire，FAQ）进行评定，也可选用欧洲五维健康量表（European quality of life five dimension，EQ-5D）、日本膝关节骨关节炎功能评估量表（Japanese knee osteoarthritis measure，JKOM）评估 KOA 患者的健康状况。

（六）其他康复评定

基于 ICF 模块开发，针对 KOA 活动能力评定所使用的测试工具还有膝关节损伤和骨关节炎转归评分（knee injury and osteoarthritis outcome score，KOOS）、Lysholm 膝关节评分标准等。

七、推拿治疗

（一）治疗原则

在综合康复评估后，根据膝关节的解剖及生物力学的原理，用点法、揉法、按法、弹拨法、拿法、擦法、摇法等手法进行治疗，以放松膝关节周围相关软组织，同时调整膝关节的解剖及生物力学关系，达到减轻疼痛、恢复关节活动度，增加关节稳定性，改善关节功能，预防肌肉萎缩，提高患者生活质量的目的。

（二）手法操作

在膝关节周围施以轻柔放松手法是 KOA 推拿治疗的基础操作，直接作用于肌肉、韧带等软组织，力量均匀柔和，以患者舒适耐受为度。一项纳入 17 篇随机对照试验，共涉及 1 387 例患者的 Meta 分析显示，推拿手法治疗 KOA 有一定临床疗效，在 VAS 评分和不良反应方面与西药组疗效相当，但在改善 WOMAC 评分方面疗效优于西药组。临床上可选用点、揉、按、弹拨、拿、擦、拔伸等手法，以膝关节及下肢为主要施术部位，每次治疗时间约 20~30 分钟，每周 3~5 次，4 周为一疗程。

操作方法：①患者取仰卧位，下肢尽量放松，必要时膝关节下垫低枕。医者立于患侧，先以㨰法施于患肢股四头肌、阔筋膜张肌、内收肌群等部位，以一指禅推法或按揉、弹拨法施于内外膝眼、阿是穴、鹤顶、伏兔、阴陵泉、阳陵泉、血海、委中、委阳、足三里等穴，以手掌握拿髌骨，以腕带掌缓缓揉动，以髌骨关节间微微有热为度。②患者取俯卧位，下肢尽量放松，必要时踝关节下垫低枕。医者以拿法或㨰法施于大腿后侧（腘绳肌）、小腿后侧，以一指禅推或按揉、弹拨法施于环跳、腘窝部、委中、委阳、承山等穴。③患者取仰卧位，医者双手握持小腿远端拔伸并持续 2 秒，力量以有膝关节牵开感为度，反复 5 次，然后以同法作持续牵引约30秒（如有助手，可由助手固定大腿远端，再行上述操作）。

（三）常见功能障碍的推拿治疗

1. 关节活动受限　膝关节屈伸活动受限是KOA最常见的运动功能障碍，除基础操作手法外，运动关节类手法是改善KOA患者膝关节屈伸活动受限的另一有效方法。一项纳入60例患者的随机对照试验表明，运动关节类手法治疗KOA在改善膝关节屈伸功能方面疗效优于针刺组。临床上除基础操作手法外，可配合推髌法、膝关节摇法、膝关节屈伸法、侧方挤压膝关节、膝关节旋转提拉法等运动关节类手法。操作方法：①推髌法：患者仰卧位，医者双手拇指与示指分别置于髌骨左右两侧，在关节活动范围内使髌骨做上下左右运动；②膝关节摇法：患者仰卧位，医者站起患侧，一手扶膝，另一手握足跟，以膝为中心环转摇膝关节正反各3~5圈，摇动范围逐渐增大；③膝关节屈伸法：患者仰卧位，屈膝，医者站其患侧，一手扶按其大腿下1/3前方，适当用力下压，另一手握踝关节，适当用力下拉，然后再使膝关节伸直，重复3~5遍；④侧方挤压膝关节：患者仰卧位，双下肢伸直，医者一手固定大腿，另一手提持其小腿，并使之分别向内、外做侧向运动，重复3~5遍；⑤膝关节旋转提拉法：患者俯卧位，屈膝90°，以一手握踝关节，另一手固定大腿，加以拔伸并且旋转，反复3~5次。此外还可酌情选用坐位调膝法、夹胫推肘牵膝法、七步推拿法等已证明有疗效的特色手法。

2. 肿胀　膝关节肿胀是KOA较常见的另一功能障碍，推拿手法的机械刺激可以提高局部组织的温度，促进毛细血管扩张，改善血液和淋巴循环，起到消除肿胀的作用。一项纳入60例KOA患者的随机对照试验显示，经循经推拿治疗后膝关节周径得到明显减小，有效地减轻了膝关节肿胀度，促进患者的康复。操作方法：①采用推擦法沿向心方向施术于患肢足三阳经，点按解溪、冲阳、承山、丰隆、足三里、阴陵泉、阳陵泉、血海、梁丘、委中等穴，得气后每穴点10秒；②患者仰卧位，医者将双手拇指置于患膝内外膝眼处，余四指置于腘窝，屈伸膝关节5次，再以一手握住小腿三阴交、绝骨处，另一手捏住大腿血海、梁丘处，控制膝关节做屈伸动作5次；③医者以双手虎口区分别放置于髌骨上下缘，拇、示指顺势分别置于髌骨内外缘，加压上推和下推髌骨各15次；④患者俯卧位，屈膝90°，医者以一手握踝关节，另一手固定大腿，缓慢屈伸、摇转膝关节，以屈伸为主，幅度由小到大。

3. 步态功能障碍　由于膝关节的退行性改变，KOA患者多表现出一定的步态功能障碍，如步行速度降低、步长缩短、膝关节屈曲角度减少等，这些步态改变与KOA患者膝关节的疼痛、累及部位、病程和下肢屈伸肌群功能减退有一定关系，不同程度地影响其日常生活能力。推拿治疗以软组织松解类手法和被动运动类手法为主，通过对软组织的松解及关节松动，达到提高膝关节的运动功能，减少关节面应力集中的作用。多项随机对照试验研究证明，通过对膝关节周围肌肉施以按揉法、弹拨法、擦法、揉髌法、拔伸法、摇法等推拿手法，并配合屈膝伸筋牵拉股四头肌和髌腱，能够有效地降低膝关节软组织的僵硬状态，治疗后患者的步长、步幅、步速水平均有提高，步行功能得到了改善。操作方法：①患者取仰卧位，医者站于患侧，用㨰法施于患侧股前、内、外侧肌群，按揉法施于患侧膝关节周围，重点在扶兔、梁丘、犊鼻、膝眼、血海、阳陵泉、足三里、阴陵泉、三阴交等穴；②患者取俯卧位，医者站于患侧，用㨰法施于患侧大腿后侧、腘窝及小腿后侧肌群，按揉法施于患侧腘窝周围，重点在殷门、委中、委阳、膝阳关、承筋、承山、飞扬、悬钟等穴；③屈伸膝关节，并在拔伸下行膝关节内旋和外旋，重复10次。每次20分钟，每周3次，4周为一疗程。

（四）功能锻炼

1. 传统功法锻炼　包括太极拳、八段锦、五禽戏、易筋经等，传统功法锻炼可以增加下肢肌肉力量，增强肌肉收缩协调能力，改善关节屈伸功能，矫正异常步态，全面和平衡地提高了 KOA 患者运动功能，并可以帮助患者在今后的练习过程中逐步增加动作的伸展性和弯曲度，以使练习效果更优化。建议每次 30 分钟到 1 小时，每周 3~5 次，持续 1 个月。

2. 现代康复训练　可选择踝关节运动、股四头肌训练、直腿抬高训练、膝关节主被动屈曲训练等关节活动度训练，以股四头肌的肌力增强训练为主，以产生轻微疼痛为宜，不勉强做大幅度的屈伸活动。早期膝关节疼痛和僵硬明显者，以减轻疼痛为目标，应减少关节负重，同时应避免过度的大幅度活动。

八、康复护理

1. 饮食护理　补充蛋白质、钙质食物，如牛奶、奶制品、豆制品、鸡蛋等，防止骨质疏松，促进软骨及关节润滑液的生长。

2. 日常护理　注意防寒保暖，避免膝关节过度劳累，减少长时间负重和不合理运动，防止对膝关节进一步磨损。注意走路和劳动的姿势，避免长时间处于下蹲等同一种姿势，尽量减少上下台阶等使膝关节屈曲负重的活动，以减少关节软骨的磨损。

3. 情志护理　耐心细致地向患者进行疾病健康宣教，使其掌握疾病相关知识，介绍同种疾病不同个体成功的例子，消除紧张和顾虑，让患者保持积极乐观的心态配合治疗。

4. 指导训练　指导患者积极进行康复护理训练，采用弹力带、康复训练器等设施，帮助患者进行适量的放松训练、肌力训练和关节活动度训练等。

九、预防及预后

培养正确的生活和工作姿势，控制体重，加强肌肉、关节的正确锻炼，减少运动损伤，及时合理补充钙剂和微量雌激素，调整营养结构并使之均衡，均为预防和减缓膝关节退行性改变的有效措施。KOA 为慢性进展性疾病，大多数患者经过及时规范治疗后预后良好，可以缓解病情的发展，并保持良好的膝关节功能。只有极少数终末期患者呈现严重的进行性关节损伤，甚至出现肌肉萎缩、关节强直畸形，严重影响日常生活。

（吕　强）

第十一节　踝关节扭伤

一、概述

踝关节是人体距离地面最近的负重关节，也是全身负重最多的关节，踝关节的稳定性对于日常活动和体育运动的正常进行发挥重要的作用。踝关节周围的韧带有助于稳定关节，防止过度运动。在外力的作用下，崴脚等危险因素旋转、扭转、翻动踝关节，导致踝关节处的韧带过度拉长甚至可能断裂，从而发生踝关节扭伤。这样的损伤经常发生在体育活动中，在关节及韧带损伤中发病率最高，以内翻扭伤为主，常涉及包括距腓前韧带和跟腓韧带等踝关节外侧韧带的损伤。

二、定义

踝关节扭伤是指踝关节足跖屈落地，足部受力不均，足过度内翻或外翻引起踝部韧带、肌腱、关节囊等软组织损伤，以踝部肿胀、疼痛、瘀血及关节运动功能障碍为主要特征的一种病症，属中医“筋伤”“踝缝伤筋”范畴。

三、流行病学

踝关节扭伤是最常见的运动性损伤，与体育运动密切相关，多发于青壮年男性，内翻损伤多于外翻损伤。有研究发现踝关节扭伤中有 49.3% 发生在体育活动中，26.6% 发生在下楼梯时，6.7% 发生在平地上行走时。在体育活动中，篮球运动最容易引起踝关节扭伤，占所有踝关节扭伤的 20.3%，占体育运动中踝关节扭伤的 41.1%。此外，橄榄球（9.3%）、足球（7.9%）、跑步（7.2%）和排球（4.0%）也是常发生踝关节扭伤的体育运动项目。在军队现役士兵和军校学员中，踝关节扭伤的发病率远远高于普通人群，约 1/3 的新兵在其服役期发生过需要就医的踝关节扭伤。踝关节扭伤最常见的危险因素是踝关节扭伤病史，有踝关节扭伤病史的人再次发生扭伤的风险会显著增加，大约有 1/3 的患者 3 年内再次发生踝关节扭伤，运动员踝关节扭伤恢复后再损伤风险甚至高达 73%。

四、病因病理

踝关节属于滑车关节，关节囊的前后壁薄弱而且松弛，可以增加踝关节的灵活性；关节囊两侧有韧带加强，可以维持踝关节的稳定性。踝关节外侧副韧带相较内侧副韧带薄弱，最容易发生运动损伤，约占踝部损伤的 70% 以上。踝关节处于跖屈位时，骤然遭受内翻或外翻暴力，韧带受到过度牵拉而超出正常的生理负荷，从而导致其部分损伤或完全断裂。跖屈位遭受内翻暴力时，距腓前韧带为踝关节外侧副韧带中最为薄弱部分，其受到的应力最大，最容易发生损伤，其次是跟腓韧带损伤，而距腓后韧带损伤较为少见。由于踝关节内侧的三角韧带比较坚韧不易损伤，故外翻位扭伤常发生内踝的撕脱性骨折。当踝关节的内、外翻及旋转活动超过了踝关节的正常活动范围及韧带的维系能力时，则首先造成韧带的撕裂伤或韧带附着部位的撕脱骨折，韧带完全断裂时可合并踝关节脱位。

中医学认为，踝为足之枢纽，足之三阴、三阳经筋所结。因足踋用力不当，经筋牵抻过度，致使经筋所结之处撕脱，阳筋弛长，阴筋拘挛，气血离经，为瘀为肿，活动牵掣，屈伸不利，伤处作痛。

五、诊断

（一）西医诊断

根据患者病史、症状、体征及影像学表现等，参考《临床骨伤科学》诊断标准进行西医诊断，将踝关节扭伤分为内翻损伤和外翻损伤两种类型。

1. 病史　有明显的踝关节扭伤史。

2. 症状　踝关节疼痛、肿胀、活动受限，可有明显的皮下瘀斑或皮肤青紫，患者呈跛行步态。

3. 体征　内翻损伤者外踝前下方压痛明显，内翻应力试验阳性；外翻损伤者内踝前下方压痛明显，外翻应力试验阳性。

4. 影像学检查 X线片可排除撕脱骨折、脱位等，强力足内翻或外翻位片可见踝关节间隙明显不等宽或距骨脱位的征象，提示韧带完全断裂。CT检查具有诊断意义，MRI检查可提示踝关节韧带损伤的程度。

（二）中医诊断

参考国家中医药管理局制定的《中医骨伤科病证诊断疗效标准》（ZY/T 001.9-94）进行中医诊断，分为气滞血瘀证和筋脉失养证。

1. 气滞血瘀证 损伤早期，踝关节疼痛，活动时加剧，局部明显肿胀及皮下瘀斑，关节活动受限，舌红边瘀点，脉弦。

2. 气筋脉失养证 损伤后期，关节持续隐痛，轻度肿胀，或可触及硬结，步行欠力，舌淡，苔白，脉弦细。

六、康复评定

（一）感觉功能评定

1. 疼痛评定 常用VAS对患者疼痛程度进行量化评定。

2. 肿胀评定 用无弹性的皮尺测量患侧与健侧同一水平关节周径，然后进行比较，了解有无关节肿胀。

（二）运动功能评定

1. 肌力评定 可用徒手肌力检测法（MMT）或等速肌力测试仪判断有无肌力减退及减退的程度。可用徒手肌力检测法（MMT）对跖屈背屈力量及耐力进行评定，也可使用等速设备在坐位膝关节屈曲90°和仰卧位膝关节伸展0°两种体位下进行评定，速度在30°/s及180°/s下进行，使用向心及离心收缩两种模式对协同肌与拮抗肌分别测定。如患者处于急性期，有严重的关节疼痛、肿胀时，应暂缓肌力测定。

2. 关节活动度评定 可用量角器测量踝关节被动非负重位背屈、跖屈和内翻外活动度。测量背屈活动度时，膝关节可分别位于完全伸膝0°位和屈曲45°位，膝关节伸直时主要观察腓肠肌柔韧性，而膝关节屈曲时主要反映比目鱼肌柔韧性。伴随关节活动时出现的角度变化及疼痛变化，也可作为临床康复效果评价的重要内容。

3. 步行能力评定 观察踝关节是否有跖屈、背屈以及内外翻情况，足蹬离动作是否充分，步行周期中何时出现疼痛。踝关节扭伤患者常因受力疼痛而出现疼痛步态，可采用足印法或目测法测定，如有条件可采用步态分析系统测定进行定量分析。步宽缩窄、足夹角减少会使身体的稳定性下降，肌力下降、关节疼痛不稳、行走速度下降、患侧单支撑时间缩短都可通过定量分析明确指出。

（三）平衡功能评定

踝关节的平衡功能评定包括静态平衡测试和动态平衡测试。常用的静态平衡能力测试有Romberg闭目直立检查法、单腿直立检查法、闭眼单腿站立和Wblfson姿势性应力试验等，常用的动态平衡能力测试方法有闭目原地踏步法、起立-走时间测试法和平衡木行走时间测试法等。此外，还可通过各种平衡测试仪对踝关节扭伤患者的平衡功能进行客观评定。

（四）踝部功能评定

负重和运动是足踝关节的两个重要功能作用，踝关节扭伤对此都有重要影响。足负重将导致关节疼痛而减少活动范围，也可导致动力控制的丢失而引起关节不稳。在踝关节扭伤患者开展康复治疗前后，可采用足踝功能评价（foot and ankle ability measure，

FAAM）来评估患者功能受限的程度。根据患者完成站立、行走、上下楼梯等日常功能活动和跑、跳、落地、下蹲、侧滑等体育活动的难易程度，以判断是否存在功能性踝关节不稳。FAAM 既可以作为功能性踝关节不稳者的筛选工具，也可以作为治疗康复效果的量化评价工具。此外，踝关节不稳量表（ankle instability instrument，AII）和汉化 Cumberland 踝关节不稳量表（Cumberland Ankle instability tool，CAIT）可用于功能性踝关节不稳的诊断和分级。

（五）日常生活活动

早期或轻度踝关节扭伤一般不影响患者的日常生活能力，但对于严重或反复发作的踝关节扭伤可有不同程度的日常生活障碍。此时应进行 ADL 的功能评定以了解患者日常生活活动能力困难程度和依赖程度，目前尚没有专门针对踝关节扭伤的 ADL 评定量表。

（六）社会参与能力评定

踝关节扭伤除引起患者踝关节局部症状和体征外，还可导致患者的生理功能、心理功能、社会活动能力、社会适用性等方面的损害，这部分的内容可通过 SF-36 量表和健康评定问卷（health assessment questionnaire，HAQ）等生存质量评定量表加以判断。

七、推拿治疗

（一）治疗原则

急性损伤出血时，应以冷敷和制动为主，在伤后 24~48 小时后才能进行推拿治疗，手法宜选用平面用力，宜缓不宜急，宜轻不宜重，或采用轻 - 重 - 轻的原则，以活血化瘀、消肿止痛为治则；慢性期时，手法选用垂直用力、斜向用力或对称用力，宜沉不宜浮，宜重不宜轻，可酌情选择牵引摇摆、摇晃屈伸等被动活动踝关节的手法，以理筋通络、滑利关节为治则。对扭伤后疼痛部位较深或疼痛时间较长者，手法施术宜深宜沉，使作用力透达深部组织；对扭伤后疼痛部位浅表或在关节等软组织部位，手法施术宜浅不宜深，宜柔不宜刚，以免手法过重造成新的损伤。

（二）手法操作

踝关节扭伤发生后 48 小时内应冰敷，以收缩血管，减少出血量。若扭伤伴随韧带撕裂者，需用自粘性绷带或塑料夹板固定。外翻损伤固定于内翻位，内翻损伤固定于外翻位，2~4 周解除固定后可施以推拿治疗。

1. 外踝损伤　患者取仰卧位，患肢伸直。医者用㨰法、按揉法往返施术于小腿前外侧至外踝，顺势点按足三里、阳陵泉等穴，时间约 5 分钟。然后在外踝损伤部位周围先施以揉法，待疼痛稍缓解后再以示、中、环指着力于损伤处作轻柔和缓的摩法、揉法，时间约 5 分钟。接着医者以一手托住患肢足跟部，拇指按在外踝尖下方或外踝上方肿痛最明显处，另一手握住足趾部做牵引拔伸约 1 分钟，在拔伸基础上配合跖屈、背伸及摇动踝关节，先将足跖屈内翻，再将足背伸外翻并用拇指在伤处戳按，反复操作 3 次。最后在外踝损伤处局部施以擦法，以透热为度，并自上而下施以理筋手法。

2. 内踝损伤　患者取患侧卧位，健肢屈曲，患肢伸直。医者用㨰法、按揉法往返施术于小腿内后侧至内踝及内足弓，顺势点按阴陵泉、绝骨、商丘、照海、太溪等穴，时间约 5 分钟。然后在内踝损伤部位周围先施以揉法，待疼痛稍缓解后再以示、中、环指着力于损伤处作轻柔和缓的摩法、揉法，时间约 5 分钟。接着医者以一手托住患肢足跟部，拇指按在内踝下方或肿痛最明显处，另一手握住足趾部做牵引拔伸约 1 分钟，在拔伸基础上配合跖屈、背伸及摇动踝关节，先将足背伸外翻，再将足跖屈内翻并用拇指在伤处戳按，反复操作3次。最后在内踝损伤处局部施以擦法，以透热为度，并自上而下施以理筋手法。

八、康复护理

1. 日常护理 扭伤后24小时内用冰袋冷敷或用冰水浸泡，减轻疼痛，减轻出血、肿胀。注意掌握冰敷的持续时间，观察患处皮肤，防止冻伤。

2. 局部固定 急性期以制动为原则，对于扭伤较轻者，采用弹力绷带或护具将踝关节固定于韧带松弛位，即外踝损伤时将足外翻位固定，内踝损伤时将足内翻位固定；对于扭伤较重者，有必要借助石膏托来固定，一般固定2~3周即可拆除外固定。注意抬高患肢，促进血液回流，减轻肿胀、瘀血。

3. 指导锻炼 早期或外固定期间，应指导患者在不痛的情况下进行小腿肌肉收缩和足趾屈伸运动训练。恢复期或拆除外固定后，应指导患者主动练习踝关节的背伸、跖屈及内外翻运动训练，促进关节运动功能恢复。在患者下地活动时，特别是前6周，提醒患者穿高帮鞋或佩戴护踝，借助拐杖行走以减少患肢负重。

4. 心理护理 患者常因不能正常行走而产生焦虑、烦躁的不良情绪，护理人员及时和患者交流沟通并给予心理疏导，讲解疾病相关知识及康复过程，使之积极配合治疗及进行相应的功能锻炼。

九、预防及预后

军训或体育运动及日常锻炼前应进行充分的活动和热身。军人、运动员等踝关节易扭伤潜在人群平时应该加强踝关节的力量和稳定训练，以增加踝关节的强度和本体感受器的反馈。踝关节经常或反复扭伤的患者应在锻炼前佩戴踝关节保护装置，并通过外固定辅助关节稳定，以防止进一步损伤踝关节。大多数踝关节扭伤患者的预后较好，但部分患者容易再次发生扭伤。因此在普及疾病健康常识的同时，应提示患者提前预防，扭伤后及时介入康复措施，配合治疗和训练，尽早恢复健康、回归社会。

（牛 坤）

参考文献

[1] Royuela A, Kovacs F M, Campillo C, et al. Predicting outcomes of neuroreflexotherapy in patients with subacute or chronic neck or low back pain. Spine Journal Official Journal of the North American Spine Society, 2014, 14(8): 1588-1600.

[2] GBD 2016 Disease and Injury Incidence and Prevalence Collaborators. Global, regional, and national incidence, prevalence, and years lived with disability for 328 diseases and injuries for 195 countries, 1990-2016: a systematic analysis for the Global Burden of Disease Study 2016. Lancet, 2017, 390: 1211-1259.

[3] Hoy D, March L, Brooks P, et al. The global burden of low back pain: estimates from the Global Burden of Disease 2010 study. Annals of the Rheumatic Diseases, 2014, 73(6): 968-974.

[4] 中国康复医学会颈椎病专业委员会. 颈椎病诊治与康复指南(2010版). 北京: 中国康复医学会, 2010: 7-9.

[5] Halvorsen M, Abbott A, Peolsson A, et al. Endurance and fatigue characteristics in the neck muscles during sub-maximal isometric test in patients with cervical radiculopathy. European Spine Journal, 2014, 23(3): 590-598.

[6] 杨佳,张瑞春,王新军. 推拿与牵引治疗神经根型颈椎病的 Meta 分析. 环球中医药, 2013, 6(9): 641-648.

[7] 郝亚兴,罗华送,王睿,等. 正骨治疗椎动脉型颈椎病疗效的 Meta 分析. 亚太传统医药, 2018, 14(8): 85-88.

[8] 黎万友,杨立群,何本祥,等. 颈椎病的运动疗法. 中国中医骨伤科杂志, 2014, 22(2): 71-75.

[9] 李哲,田好超,黄委委,等. 手法治疗神经根型颈椎病疗效的系统评价. 中国中医急症, 2019, 28(10): 1755-1761.

[10] 谭明生, Atul Goel, Kuniyoshi Abumi, 等. 寰枢椎脱位中西医结合诊治指南(2019). 中国骨伤, 2020, 33(1): 27-38.

[11] 李超,邱峰,丁俊峰,等. 非创伤性寰枢关节旋转半脱位的诊断进展. 中医正骨, 2020, 32(7): 19-22.

[12] 张卫东,薛新捷. 颈椎微调手法结合腧穴治疗寰枢关节半脱位的临床及生物力学研究. 医药论坛杂志, 2017, 38(3): 5-7.

[13] 张荣,范华雨,张向东,等. 基于筋滞骨错理论探讨寰枢关节半脱位的诊疗. 中医研究, 2020, 33(1): 7-9.

[14] 吴冰洁,卢明毅,何育风,等. 手法治疗寰枢关节半脱位研究述评. 河南中医, 2020, 40(1): 145-148.

[15] Yang SY, Boniello AJ, Poorman CE, et al. A review of the diagnosis and treatment of atlantoaxial dislocations. Global Spine J, 2014, 4(3): 197-210.

[16] 中华医学会骨科学分会脊柱外科学组,中华医学会骨科学分会骨科康复学组. 腰椎间盘突出症诊疗指南. 中华骨科杂志, 2020(8): 477-487.

[17] 周谋望,岳寿伟,何成奇,等. "腰椎间盘突出症的康复治疗"中国专家共识. 中国康复医学杂志, 2017, 32(2): 129-135.

[18] 王岩,相宏飞,海涌,等. 老年腰椎间盘突出症诊疗指南. 中华老年骨科与康复电子杂志, 2021, 7(3): 132-139.

[19] 李义凯. 脊柱推拿的基础与临床. 北京:军事医学科学出版社, 2015.

[20] 王敬朋,胡含明,邹南安,等. X 线、CT 和 MRI 对腰椎间盘突出症诊断的价值对比分析. 中国当代医药, 2016, 23(30): 125-127.

[21] 范志勇,黄淑云,李黎,等. 基于"法从手出"分析提拉旋转斜扳手法的数字化特征. 中国组织工程研究, 2017, 21(27): 4354-4359.

[22] 李义凯. 脊柱推拿生物力学研究的几个关键问题. 医用生物力学, 2013, 28(3): 255-258.

[23] Brarn J, van den Berg R, Baraliakos X, et al. 2010 update of the ASAS/EULAR recommmendations for the management of ankylosing spondylitis. Ann Rheum Dis, 2011, 70(6): 896-904.

[24] Zochling J, van der Heijde D, Burgosvargas R, et al. ASAS/EULAR recommendations for the management of ankylosing spondylitis. J Ann Rheum Dis, 2012, 65(4): 1136-1137.

[25] 刘汝超. 不同影像学检查手段在早期强直性脊柱炎骶髂关节病变中的诊断. 现代养生, 2019(3): 78-79.

[26] 中华医学会风湿病学分会. 强直性脊柱炎诊断及治疗指南. 中华风湿病学杂志, 2010, 14(8): 557-559.

[27] Zhao JL, Huang CY, Huang HT, et al. Prevalence of ankylosing spondylitis in a Chinese population: a systematic review and meta-analysis. Rheumatol Int, 2020, 40(6): 859-872.

[28] 杨薇, 袁利玲, 王莉. 中西医结合延续护理对强直性脊柱炎患者生存质量的影响. 护理研究, 2020, 34(3): 396-400.

[29] 中华中医药学会骨伤科分会. 中医骨伤科临床诊疗指南·肩关节周围炎: T/CACM 1179—2019. 上海中医药杂志, 2022, 56(3): 1-5.

[30] 孟晓东, 范肃, 张振宇. 关节松动术结合推拿手法治疗 82 例冻结肩临床观察. 中国中医基础医学杂志, 2013, 19(8): 975-976, 979.

[31] 周涛, 陶醉, 邬林泉, 等. 针灸与推拿及联合治疗肩周炎疗效对比的 Meta 分析. 中国全科医学, 2017, 20(S2): 373-376.

[32] 芦丹, 汪亚群, 叶苏, 等. 综合康复治疗肩关节周围炎的疗效观察. 中华物理医学与康复杂志, 2017, 39(3): 211-213.

[33] Teunis Teun, Lubberts Bart, Reilly Brian T, et al. A systematic review and pooled analysis of the prevalence of rotator cuff disease with increasing age. J Shoulder Elbow Surg, 2014, 23(12): 1913-1921.

[34] 武文帅, 陈崇民. 肩袖损伤诊疗进展. 辽宁中医药大学学报, 2015, 17(10): 208-212.

[35] Sarah E, John T. Rehabilitation guidelines after rotator cuff repair. Techniques in Shoulder & Elbow Surgery, 2014, 15(1): 8-12.

[36] Okamura K, Kobayashi T, Yamamoto A, et al. Shoulder pain and intra-articular interleukin-8 levels inpatients with rotator cuff tears. International Journal of Rheumatic Diseases, 2017, 20(2): 177-181.

[37] 中华医学会. 临床诊疗指南·骨科分册. 北京: 人民卫生出版社, 2009: 63.

[38] 张昕煜, 曹旭, 李少雷, 等. 推拿手法联合康复训练治疗慢性肩袖损伤. 中医正骨, 2017, 29(1): 52-55.

[39] Escamilla RF, Hooks TR, Wilk KE. Optimal management of shoulder impingement syndrome. Open Access J Sports Med, 2014, 5: 13-24.

[40] Herquelot E, Guéguen A, Roquelaure Y, et al. Work-related risk factors for incidence of lateral epicondylitis in a large working population. Scand J Work Environ Health, 2013, 39(6): 578-588.

[41] 中华中医药学会. 肱骨外上髁炎. 风湿病与关节炎, 2013, 2(3): 77-78.

[42] 马蔚. MRI 在肱骨外上髁炎中的应用价值临床评价. 中国 CT 和 MRI 杂志, 2016, 14(3): 130-133.

[43] 林强, 严隽陶. 手法治疗肱骨外上髁炎文献质量评价及 Meta 分析. 中医药导报, 2017, 23(21): 116-122.

[44] 王澍寰. 手外科学. 第 3 版. 北京: 人民卫生出版社, 2011.

[45] 沈兴邦, 彭旭明. 彭氏"分筋推拿"疗法治疗早期桡骨茎突狭窄性腱鞘炎疗效观察. 中医药导报, 2018, 24(13): 87-89.

[46] 曹必伟, 罗昱君, 吴术喜. 推拿联合冲击波治疗桡骨茎突狭窄性腱鞘炎的临床研究. 中国继续医学教育, 2020, 12(31): 155-158.

[47] Huisstede Bionka M A, Coert J Henk, Fridén Jan, et al. Consensus on a Multidisciplinary Treatment Guideline for de Quervain Disease: Results From the European HANDGUIDE Study. Physical Therapy, 2014, 94(8): 1095-1110.

[48] Pavlidis L, Spyropoulou GA, Athanasopoulos E, et al. Evidence-based medicine: current evidence in the diagnosis and management of carpal tunnel syndrome. Plast Reconstr Surg, 2018, 142(1): 99e.

[49] 谢振军 . 腕管综合征诊断和治疗新进展 . 中华实用诊断与治疗杂志, 2017, 31(10): 1041-1045.

[50] Kozak A, Schedlbauer G, Wirth T, et al. Association between work-related biomechanical risk factors and the occurrence of carpal tunnelsyndrome: an overview of systematic reviews and a meta-analysis ofcurrent research. BMC Musculoskelet Disord, 2015, 16: 231.

[51] Graham Brent, Peljovich Allan E, Afra Robert, et al. The American Academy of Orthopaedic Surgeons Evidence-Based Clinical Practice Guideline on: Management of Carpal Tunnel Syndrome. J Bone Joint Surg Am, 2016, 98: 1750-1754.

[52] 吴亮, 杜维卫, 张伟平, 等 . 腕管综合征标准化治疗临床分析 . 中华手外科杂志, 2017, 33(1): 64-65.

[53] 中华中医药学会 . 腕管综合征 . 风湿病与关节炎, 2013, 2(3): 71-73.

[54] 葛迪, 李华南, 海兴华, 等 . 以推拿为主的综合疗法治疗腕管综合征临床疗效的 Meta 分析 . 中医外治杂志, 2017, 26(6): 57-59.

[55] 张晓林, 陈邵涛, 刘明军 . 基于近 10 年文献对中医推拿治疗“现代鼠标手”选穴及所用手法规律分析 . 时珍国医国药, 2019, 30(3): 722-725.

[56] 刘晓月, 陈雪琪, 吕珂 . 腕管综合征的超声诊断进展 . 中华医学超声杂志(电子版), 2020, 17(3): 279-282.

[57] Mora JC, PrzkoraR, Cruz-Almeida Y. Knee osteoarthritis: pathophysiology and current treatment modalities. J Pain Res, 2018, 11: 2189-2196.

[58] Bindawas SM, Vennu V, Alfhadel S, et al. Knee pain and health-related quality of life among older patients with different knee osteoarthritis severity in Saudi Arabia. Plo S one, 2018, 13(5): 1-9.

[59] 中国中西医结合学会骨伤科专业委员会 . 膝骨关节炎中西医结合诊疗指南 . 中华医学杂志, 2018, 98(45): 3653-3658.

[60] Okuda Masayoshi, Omokawa Shohei, Okahashi Kohjiro, et al. Validity and reliability of the Japanese Orthopaedic Association score for osteoarthritic knees. J Orthop Sci, 2012, 17: 750-756.

[61] 张欢, 袁旻健, 孙玮, 等 . 推拿治疗膝关节骨性关节炎疗效 Meta 分析 . 海南医学, 2019, 30(7): 925-929.

[62] 梁红广, 姜淑云, 龚利, 等 . 坐位调膝法治疗膝骨关节炎的疗效与步态分析研究 . 北京中医药, 2018, 37(2): 136-140.

[63] 梁红广, 龚利, 李建华, 等 . 手法治疗膝骨性关节炎的步态分析研究进展 . 中国中医骨伤科杂志, 2017, 25(11): 75-78.

[64] Liu B, Liu Z H, Zhu H E, et al. Effects of Tai Chi on Lower-Limb Myodynamia in the Elderly People: A Meta-Analysis. Journal of Traditional Chinese Medicine, 2011, 31(2): 141-146.

[65] Anwer S, Alghadir A, Brismée JM, et al. Effect of Home Exercise Program in Patients with Knee Osteoarthritis: A Systematic Review and Meta-Analysis. Geriatr Phys Ther, 2016, 39(1): 38-48.

[66] 尹彦, 罗冬梅, 刘卉, 等 . 功能性踝关节不稳的机制与自评量表的研究进展 . 中国康复理论与实践, 2018, 24(6): 671-677.

[67] 孙树椿, 孙之镐 . 临床骨伤科学 . 北京: 人民卫生出版社, 2014.

[68] Matheny Lauren M, Clanton Thomas O. Rasch Analysis of Reliability and Validity of Scores From the Foot and Ankle Ability Measure(FAAM). Foot Ankle Int, 2020, 41: 229-236.

[69] 高敏, 梁英, 王萍芝, 等 . 动静态平衡仪评定踝关节稳定性的信效度研究 . 中国康复, 2015, 30(6): 451-454.

[70] Kunugi Shun, Masunari Akihiko, Yoshida Naruto, et al. Association between Cumberland Ankle Instability Tool score and postural stability in collegiate soccer players with and without functional ankle instability. Phys Ther Sport, 2018, 32: 29-33.

[71] Direk Tantigate, Gavin Ho, Joshua Kirschenbaum, et al. Functional Outcomes After Fracture-Dislocation of the Ankle, 2020, 13(1): 18-26.

第四章 内科疾病

第一节 眩晕

一、概述

眩晕，英文源于拉丁语 vertigo（转动），是指患者感到自身或周围环境物体旋转或摇动的一种主观感觉障碍，常伴有客观的平衡障碍，一般无意识障碍，是人体对空间定向的一种运动性幻觉。眩晕作为一种临床常见症状，广泛存在于100多种疾病之中，并且分布在各个学科之中，其中涉及最多的是内科、耳鼻喉科、神经内科、骨伤科、推拿科等科室。由于临床引起眩晕的疾病及其伴随症状大不相同，因此治疗上也各有特色。因眩晕并非一个独立的疾病，故而患者就诊时并不能准确地选择合适的科室进行诊察，因此达不到病因治疗的目的，且大多数患者只是暂时缓解眩晕症状，后期极易出现反复发作。

二、定义

眩晕指自身或环境的旋转、摆动感，是人体对空间定向的一种运动性幻觉。眩晕可见于诸多疾病，如梅尼埃病、高血压、低血压、脑动脉硬化症、神经症等。

中医所言眩晕是目眩与头晕的总称。眩为眼花或眼前黑蒙，视物模糊；晕是指头晕，如坐车船，旋转不定，站立不稳。轻者闭目即止，重者可兼有恶心、呕吐、汗出、欲仆等症状。根据眩晕的症状表现，古代文献中有“眩”“头眩”“眩冒”“风眩”“眩运”等记载。

三、流行病学

眩晕在普通人群中的患病率约为10%~20%，其中以妇女和老年人更常见。65岁以上者眩晕的患病率约25.1%，而>85岁者患病率超过50%。约50%的患者可明确是周围前庭性原因所致，30%可能由中枢、心血管、肌肉骨骼或精神原因所致，15%~20%归属于特发性或不明原因。据统计以眩晕为主诉者在神经内科门诊中约占5%~10%，住院病例中约占6.7%，在耳鼻咽喉科门诊中约占7%。本病会影响到患者的正常交际，增加患者的精神压力和心理负担，严重影响了患者的生活质量。眩晕较重者，过马路、旅游、登山等正常活动都有可能出现危险。严重者会导致半身不遂、偏瘫，甚至是死亡。总之，眩晕所致的危害较大，并发症状复杂多样，严重影响人们的生活质量，已成为严重的公共卫生问题之一。

四、病因病理

眩晕是一种症状，其病因众多，根据疾病发生部位，眩晕可分为中枢性、周围性、精神疾患及其他全身疾患相关性、原因不明性。中枢性眩晕的原因主要是血管源性（椎-基底动脉系统的短暂性脑缺血发作、锁骨下动脉盗血综合征、小脑或脑干梗死）、肿瘤（小脑或脑干肿瘤、桥小脑角肿瘤）、脑干或小脑感染、多发性硬化、颅颈交界区畸形、药物源性和其他少见的中枢性眩晕（偏头痛性眩晕、癫痫性眩晕、颈性眩晕、外伤后眩晕）；周围性眩晕的原因分为无听力障碍的周围性眩晕（上半规管裂综合征、双侧前庭病变、家族性前庭病、变压性眩晕、良性发作性位置性眩晕、前庭神经炎）和伴听力障碍的周围性眩晕（梅尼埃病、迷路炎、外淋巴瘘、突发性耳聋、前庭阵发症、耳硬化症、自身免疫性内耳病）；精神疾患及其他全身疾患相关性头晕涉及范围比较广泛，精神疾患主要是焦虑症、抑郁症，其他全身疾患相关性头晕常见于血液病（白血病、贫血）、内分泌疾病（低血糖、甲状腺功能低下或亢进等）、心脏疾病（低血压）、电解质紊乱、眼部疾病（眼肌麻痹、眼球阵挛、双眼视力显著不一致等）；另外，目前仍有 15%~25% 的眩晕患者，虽经详细的病史询问、体格检查和辅助检查，仍不能明确病因。

中医认为，本病病位在脑，与肝、脾、肾三脏密切相关。眩晕的病因有虚实之分。虚证多为肾精不足、气血亏虚。若久病不愈，或失血之后，气血耗伤，或思虑过度，心脾两虚，均使气血不足，不能上荣头目而致眩晕；若先天不足，或后天失调，房事不节，劳伤过度，肾经亏耗，髓海不足而发眩晕。实证多为肝阳上亢、痰浊中阻、瘀血内阻。若肝失条达，气郁化火，肝阴暗耗，风阳升动，上扰清窍而致眩晕；或素体阳盛，肝阴不足，肝阳偏亢，肝火上炎而致眩晕；若饮食不当，损伤脾胃，或劳倦伤脾，脾失健运，聚湿生痰，酿生痰浊，清阳不升，浊阴不降而致眩晕；若跌仆坠损，头脑外伤，瘀血内留，阻滞经络，气血不能上荣头面，或瘀停胸中，迷闭心窍，心神飘摇，或妇人产时感寒，恶露不下，血瘀气逆，上扰心神而发为眩晕。

五、诊断

（一）西医诊断

鉴于眩晕涉及到多个学科，不同学科和国内外不同学者对于眩晕的分类尚未达成广泛共识，故而诊断也各不相同。眩晕的分类主要包括 2003 年粟秀初等《眩晕的临床诊断和治疗流程建议》分类、2010 年中华医学会神经病学分会《眩晕诊治专家共识》分类、2012 年出版的《西氏内科学》分类和 2017 年中华医学会神经病学分会组织更新的《眩晕诊治多学科专家共识》等几种分类方法。在临床中，多以 2017 年中华医学会神经病学分会组织更新的《眩晕诊治多学科专家共识》的分类最为全面，因此诊断上也以此最为全面。

1. 根据症状诊断　眩晕以旋转、倾倒、浮沉的运动错觉为主要特点，常伴随眼球震颤及迷走神经激惹。约 75% 的眩晕患者仅依据病史即可明确诊断，如确定患者是眩晕，还需进一步明确是周围前庭系统病变还是中枢前庭系统病变。病史中关键信息包括眩晕易发时间、持续时间、诱发或加重因素、伴随症状（特别是神经系统症状与听力丧失），此外，眩晕的严重程度，眩晕发作时环境与诱发因素，听力丧失、疼痛、恶心、呕吐及神经系统症状对鉴别眩晕病因意义重大，眩晕的其他重要诊断线索还包括服用药物史、创伤史、毒物接触史等。

2. 根据体征诊断　常规体格检查中应重点查以下项目，外周前庭相关的眼震检查和粗略听力测验，中枢神经系统相关的共济运动检查、病理征检查、脑膜刺激征检查，头颈部检查与心血管系统检查，进行头颈活动检查时应注意询问患者是否诱发眩晕或眩晕加重。

3. 根据辅助检查诊断　因眩晕涉及到多系统疾病，故而辅助检查应根据各科室具体疾病情况有所侧重。临床常用辅助检查主要包括前庭功能、听力学和影像学检查等方面。

（1）前庭功能检查：包括半规管和耳石器（包括球囊和椭圆囊）两部分，冷热试验和视频头脉冲试验（video head impulse test，vHIT）用于判断半规管的低频和高频功能；前庭诱发肌源性电位包括颈性前庭诱发肌源性电位（cervical vestibular evoked myogenic potentials，cVEMP）和眼性前庭诱发肌源性电位（ocular vestibular evoked myogenic potentials，oVEMP）用于判断球囊和椭圆囊及其通路的功能。

（2）听力学检查：包括纯音电测听和脑干听觉诱发电位，前者用于了解听力下降的程度及类型，后者主要用于蜗后病变的筛查。

（3）影像学检查：MRI 和 CT 等影像学检查主要用于诊断一些发生了结构改变的中枢或周围前庭病变。

（二）中医诊断

参考 2008 年中华中医药学会发布的《中医内科常见病诊疗指南——中医病证部分》进行中医诊断，分为肝阳上亢证、痰浊内蕴证、瘀血阻络证、气血亏虚证和肾精不足证。

六、康复评定

（一）功能性评定

1. 前庭功能评定

（1）眼震电图：包括视动中枢试验（网膜 - 眼反射试验）和前庭功能试验两大部分。眼震电图可判断眩晕是中枢性病变还是周围前庭性病变，如提示中枢性病变，还应分辨是功能性病变还是占位性病变。其对眩晕的分类、定位、诊断具有重要作用，尤其是能够客观反映良性阵发性位置性眩晕（benign paroxysmal positional vertigo，BPPV）患者的眼震情况，准确地定位定侧，有助于受累半规管的准确判别。但是由于眼球运动通路复杂，病变和眼球运动的规律不是完全吻合，还需结合临床。

（2）前庭诱发肌源性电位（vestibular evoked myogenic potentials，VEMP）：是用高强度的声刺激在紧张的胸锁乳突肌上记录到的肌电位，近年来被认为能客观、全面评价前庭功能的指标。VEMP 是一种检查球囊丘脑反射通路较为成熟的方法，是在强短声刺激下，在胸锁乳突肌表面记录到的电位。VEMP 的振幅、潜伏期变化较大，而阈值较稳定，异常表现类型有振幅降低或消失、波潜伏期延长。

（3）冷热试验：相较于前庭诱发肌源性电位，对于单项前庭功能检查，VEMP 灵敏度约为 62%、特异度约为 68%，冷热试验灵敏度约为 53%、特异度约为 57%；对于诊断准确度，VEMP 约为 67%，冷热试验约为 56%。

（4）视频头脉冲检查（video-head impulse test，vHIT）：vHIT 是近年来较受关注的高频前庭诱发性试验，作为眩晕患者床边检查中的一种，可有效鉴别中枢性与外周性前庭疾病。其具有设备简单便携、重复性好、耗时短、患者易耐受等优点，可通过增益值及扫视评估前庭眼反射功能，不同前庭疾病的阳性率差异较大。隐性扫视仅能通过 vHIT 发现，因此床旁头脉冲检查存在漏诊的风险。若 vHIT 联合 VEMP，则能够准确地对前庭神经损伤进行定位，尤其能够识别前庭下神经损伤。

2. 听觉功能评定

（1）纯音电测听：是利用电子管或半导体振荡器产生的不同频率和可调节音强的纯音进行听力检查的手段。纯音电测听利用电测听仪器对双耳聆听高频、中频、低频声音（听力）的能力进行测试，用于测试听觉范围内不同频率的听敏度。其可以判断听力下降的性质：传导性耳聋、感音神经性耳聋、混合性耳聋，并能判断听力损失程度，但具有很大的主观性。

（2）脑干听觉诱发电位：也称为听觉脑干反应（auditory brainstem response，ABR），ABR Ⅰ-Ⅴ波间期延长且双侧差值超过0.4ms或者ABR晚期波缺失可以作为诊断蜗后病变的指征，其能灵敏地检测出因急性或慢性后循环缺血所致眩晕的听觉感觉通路的电生理异常，能对后循环缺血性眩晕的疗效进行客观、可靠的评价，使用价值高。同时，高刺激ABR还可以作为内耳供血情况的参考。

3. 平衡功能评价　常用Berg平衡量表评定患者平衡能力，也可采用计时平衡试验记录眩晕患者在睁眼和闭眼时踵趾位和单足直立维持平衡不跌倒时间，或者使用姿势描记仪记录睁眼和闭眼站立于坚硬平板和海绵垫时，足底压力中心的平均晃动速度。

（二）社会心理和健康状况评定

常用眩晕残障程度评定量表（dizziness handicap inventory，DHI）来评估患者治疗前后的健康相关生活质量，DHI能从躯体、情绪和功能上准确反映眩晕主观症状的严重程度，是患者对眩晕残障影响的自我感知评价量表。如果器质性疾病不能完全合理解释患者眩晕情况，应使用HADS量表进行评估，以判断是否合并精神疾病。HADS具有较好的信效度，可作为综合医院焦虑抑郁情绪的筛查工具。

七、推拿治疗

（一）治疗原则

推拿治疗眩晕，更多的是治疗颈性眩晕、梅尼埃病及良性阵发性位置性眩晕，并建议除外恶性高血压、低血糖、青光眼等疾病所致眩晕。在完善相关康复评估的基础上，根据眩晕的特点和严重程度，针对其病理改变施以按揉、弹拨、旋转等技术手法进行治疗，以松解颈项部软组织，改善头部供血，达到清利头目、缓解头晕的目的。

（二）手法操作

在头面部及颈肩部软组织施以轻柔松解手法是眩晕推拿治疗的基础操作，手法直接作用于颈项部肌肉、韧带等软组织，使颈项部肌肉松弛，解除肌痉挛，从而促进头部血液循环，改善头晕症状。一项纳入9项随机对照研究的Meta分析结果表明，推拿治疗颈性眩晕的疗效明显优于西药，而且还对基底动脉血流速度有所改善，而安全性评价方面，推拿的安全性较高。

临床上可选用按、揉、拿、拨、旋转等手法，以头面及颈肩部为主要施术部位，每次治疗时间约30分钟，每日1次，2周为一疗程。手法操作：①头面部手法：患者取仰卧位，医者坐于患者头侧部。拇指推印堂至神庭1~2分钟，分推前额、眉弓1~2分钟，拇指指腹或叠指按揉四神聪、百会、风府等穴1~2分钟，示、中、环指或鱼际按揉双侧太阳、头维、率谷、睛明、四白、耳门、听宫等穴1~2分钟，五指分置头部督脉及两侧膀胱经、胆经，由前发际拿至后发际为止，反复5~10遍。②颈肩部手法：患者取俯卧位，医者立于患者一侧。用㨰法施术于两侧颈项部及肩背部约5分钟，再以拇指按揉颈项部及背部督脉和膀胱经约5分钟，顺势点按风府、肝俞、脾俞、肾俞等穴各1分钟，然后以拇指及示、中、环指着力，由风池拿至肩井，最后从上至下推颈项部、督脉及膀胱经，以透热为度。

（三）常见功能障碍的推拿治疗

1. 视、听觉功能障碍　耳鸣、听力减退和视物模糊是眩晕最常见的视、听觉功能障碍，除颈项部松解手法以及头面部放松手法外，耳部及眼部的穴位刺激手法是缓解伴视听觉功能障碍性眩晕的另一有效方法。主要以点穴手法刺激穴位为主治疗，并结合其他推拿手法治疗，如颈后肌揉拨、耳廓搓摩、轮刮眼眶等。一项纳入10项随机对照研究，共纳入888名受试者，研究结果表明推拿手法可以有效缓解椎动脉供血不足所致的眩晕，且安全性评价结果表明推拿治疗安全性较高。临床上多选取颈肩部及头面部穴位，涉及多条经络，如足太阳膀胱经、足少阳胆经及督脉，常用腧穴有印堂、神庭、睛明、攒竹、鱼腰、太阳、翳风、听宫、率谷、颈夹脊以及局部筋结和阿是穴等。如伴有耳鸣或听力减退，兼见血压高者可推桥弓，兼见腰膝酸软者可搓摩耳廓、点按肾俞；如伴有视物模糊，可点按精明、鱼腰、丝竹空、四白。每个穴位手法刺激时间控制在1分钟以内，以患者能耐受为度。

2. 情感障碍 慢性主观性头晕（chronic subjective dizziness，CSD）是临床上常见的一种头晕，其主要表现为反复慢性的非旋转性头晕或主观性的行走不稳感，常常由躯体或精神疾病所诱发，但临床症状（头晕和不稳感）在诱发事件缓解后持续存在。CSD患者除了头晕、目眩等表现之外，多伴随郁郁寡欢、烦躁易怒、失眠多梦、心慌心悸等精神心理症状，与中医“肝”导致的多变病机相关，肝主疏泄，肝喜条达，所以推拿手法及自我导引是从根本上解决这个问题的有效手段。一项纳入80例患者随机对照研究显示，推拿联合功法导引能够提高眩晕伴焦虑/抑郁患者的治疗效果，减轻患者的紧张焦虑情绪，同时还能够有效降低跌倒风险。另外，多项临床研究及机制研究证明，腹部推拿在治疗痰浊内蕴证的眩晕方面具有一定优势，能够有效缓解躯体化焦虑症状，患者生活整体质量得到改善。临床常以按腹、运腹、揉腹手法为主，配合头部百会、风府，以达到“行气化痰通络、疏肝调神解郁”的目的。手法操作：①按腹：患者取仰卧位，医者立于患者左侧，以左手示指掌指关节的掌面附着于腹部气海、关于等穴，右手掌小鱼际根部叠放在左手示指掌指关节的背面，随着患者的呼气徐徐着力向下按压，当按压到一定深度时，应按而留之，并维持此时的压力及其所达到的深度，待患者出现酸、麻、凉、胀的得气感觉后，右手即可随着患者的吸气徐徐上提，治疗时间约5分钟。②揉腹：医者双手掌面呈拱手状重叠地扣放在中脘穴上，使右手掌鱼际重叠在左手拇指的背侧面，左手拇指悬空不接触腹部，通过腕关节绕动依次使右手掌小鱼际、左手掌腕部、右手掌腕部接触腹部，周而复始地施术于所选部位上。此为1次宛转回环的揉动，动作易柔缓，20~30次/min，治疗时间约5分钟。③运腹：医者右手示、中、环、小指的指面和掌根的鱼际、小鱼际部呈拱手状，沿垂直身体纵轴方向扣放在腹部所选部位的两侧，通过腕关节的屈伸活动，先使掌根的鱼际、小鱼际部着力，将腹部向右侧做弧形推动，继以手指的指面着力，将腹部向左侧做弧形回带。此为1次运法的完整动作，频率宜缓，15~20次/min，治疗时间约5分钟。④推腹：医者用双手拇指末节指腹的桡侧偏锋着力于巨阙穴，双手四指分附两侧以起固定方向作用，当患者呼气时先用一手的拇指着力沿任脉循行分布推至神阙或关元穴，在患者吸气时将手收回原位，治疗时间约5分钟。⑤摩腹：医者用右手掌心附着于腹部所选部位上，沿顺时针方向做连续旋转闭摩，团摩的幅度可在所选部位上做不离其所的摩动，亦可依病变部位的范围而逐步扩大至整个腹部，治疗时间约5分钟。

八、康复护理

眩晕发作期，患者应注意不要随意活动，尽量卧床休息，空气流动畅通，避免聒噪喧哗的环境。眩晕患者发生呕吐时，应先清除患者口鼻内呕吐物，保证呼吸畅通，然后采取侧卧位，以防止再次呕吐时发生呛咳。饮食上应进食小米粥等清淡且容易消化的食物，避免肥腻辛辣的食物，以免引起消化不良、胃胀气等胃肠道不适症状。经常出现眩晕的患者，不宜单独外出，可在家属的陪同下适当进行运动锻炼，避免突然、剧烈的体位改变和头颈部运动，以防眩晕症状加重或发生昏仆。及时向患者解释导致眩晕的原因，消除患者紧张情绪及顾虑，鼓励患者树立战胜疾病的信心。

九、预防及预后

对于眩晕的预防，首先应当从预防各种导致眩晕症状发生的基础疾病开始，积极预防各类疾病的发生，从而减小出现眩晕的概率。对于已经出现的眩晕应当积极寻找原发病因，及时对症治疗，同时注意防护其他并发症的出现；再者，对于眩晕的预后需根据引起眩晕的疾病来具体分析，周围性眩晕通过积极治疗后大多数能够恢复，预后较好，但容易反复发作；中枢性眩晕预后相对较差，容易出现后遗症，部分病情严重患者甚至危及生命。

（董 桦）

第二节 偏 头 痛

一、概述

偏头痛是一种反复出现中重度头痛的慢性、发作性神经系统疾病，属于原发性头痛的一种，具有遗传性，通常出现于生命早中期。在头痛发生之前或期间发生的典型偏头痛先兆（短暂的可逆性视觉、感觉或言语功能障碍）是偏头痛具有诊断意义的表现，但仅发生于15%~30%的患者。

二、定义

偏头痛多为一侧或两侧颞部反复发作的搏动性头痛，头痛一般持续4~72小时，程度较重，劳累后加重，并伴随恶心、畏光、畏声或害怕闻到特殊气味等自主神经症状。

中医称为“头风”“头痛”，多由于七情内伤，气血瘀阻经络，连及脏腑，复受外邪侵袭而引发的一种以周期性发作、或左或右、来去突然的剧烈头痛为主要表现的疾病。

三、流行病学

近年世界偏头痛的发病率为8.4%~28%，女性发病率高于男性，而我国偏头痛发病率相对较低为9.3%，男女比例为1:3，女性发病率达到12.8%。偏头痛可发生于任何年龄，发病率在整个儿童期和青少年期呈上升趋势，30~49岁为高发年龄，然后呈下降趋势。偏头痛与遗传因素密不可分，家族性病例占34%~90%，有先兆偏头痛受遗传因素的影响比无先兆偏头痛强1倍。约10%~25%的患者有预兆体验，超出80%的患者头痛程度达中重度，2/3以上的患者有恶心，1/3的患者有呕吐症状，绝大多数患者伴有畏光和畏声症状。大多数患者的头痛影响平常生活，多半以上患者头痛时工作和学习效率会明显下降，近1/3患者因头痛缺工或缺课。

四、病因病理

偏头痛的确切病因尚不明确，可能与以下因素有关：①具有遗传易感性，一半以上的偏头痛患者具有家族史；②与内分泌和代谢因素有关，偏头痛患者多在青春期开始发病，常在月经期发作，妊娠期或绝经后发作减少或停止；③与食物、药物以及环境因素也有关系，如奶酪、红酒、巧克力等食物和避孕药等药物；④过劳、应激、睡眠过多或过少、精神紧张、情绪不稳等生活习惯和精神状态都可以诱发偏头痛的发生。偏头痛的发病机制非常复杂，目前尚无十分明确的定论，占主导地位有血管源性学说、神经源性学说和三叉神经血管学说三种学说。

中医认为头痛病因分为外感和内伤两个方面，外感风、寒、湿、热等六淫之邪，上犯巅顶，阻遏清阳；或内伤诸疾，导致脏腑功能失调，气血逆乱，痰瘀阻窍；或外伤久病，导致气滞血瘀或气血亏虚，脑脉失养，皆可引发头痛。风邪外袭、上犯清空是本病的发生诱因，脾肾阳虚、脾胃虚弱是本病的发生基础，气机不畅、瘀血阻络是本病的重要病机。

五、诊断

（一）西医诊断

根据患者病史、症状、体征、影像学表现及实验室检查等，参考中华医学会疼痛学会头面痛学组制定的《中国偏头痛诊断治疗指南》进行西医诊断，分为无先兆偏头痛和有先兆偏头痛。

1. 无先兆偏头痛　符合以下特征的至少 5 次发作：①头痛发作（未经治疗或治疗无效）持续 4~72 小时；②至少有下列中的 2 项头痛特征：单侧性，搏动性，中或重度疼痛，日常生活（如走路或爬楼梯）会加重头痛或头痛时避免此类活动；③头痛过程中至少伴随下列 1 项：恶心和 / 或呕吐，畏光和畏声；④不能归因于其他疾病。

2. 有先兆偏头痛　有先兆偏头痛的诊断主要根据先兆特征，需要有 2 次以上的先兆发作并排除继发性头痛的可能：①先兆至少有下列中的 1 种表现，但没有运动无力症状：完全可逆的视觉症状，包括阳性表现（如闪光、亮点或亮线）和 / 或阴性表现（如视野缺损），或完全可逆的感觉异常，包括阳性表现（如针刺感）和 / 或阴性表现（如麻木），或完全可逆的言语功能障碍；②至少满足以下 2 项：同向视觉症状和 / 或单侧感觉症状，至少 1 个先兆症状逐渐发展的过程≥5 分钟和 / 或不同先兆症状接连发生的过程≥5 分钟，每个先兆症状持续 5~60 分钟；③在先兆症状同时或在先兆发生后 60 分钟内出现头痛，头痛符合无先兆偏头痛诊断标准中的①~③项；④不能归因于其他疾病。

如果典型先兆后 1 小时内出现偏头痛性头痛发作，即可诊断为伴典型先兆的偏头痛性头痛；如果典型先兆后的头痛不符合偏头痛性头痛的特点，则诊断为伴典型先兆的非偏头痛性头痛；典型先兆后没有头痛发作，则诊断为典型先兆不伴头痛；一旦先兆期出现肢体无力表现，则需考虑偏瘫性偏头痛，若患者的一、二级亲属中有类似发作，则诊断为家族性偏瘫性偏头痛，否则诊断为散发性偏瘫性偏头痛；如果先兆明显地表现出起源于脑干和 / 或双侧大脑半球同时受累的症状，且不伴肢体无力时，则诊断为基底型偏头痛，确诊需要下列 2 项以上症状：构音障碍、眩晕、耳鸣、听力下降、复视、双鼻侧或双颞侧视野同时出现视觉症状、共济失调、意识改变、双侧感觉异常等。偏瘫性偏头痛和基底型偏头痛在先兆症状同时或在先兆症状出现的 60 分钟内有偏头痛性头痛发作。比对诊断标准如果只差 1 项，且又不符合其他头痛的诊断标准，可诊断为很可能的偏头痛。

3. 辅助检查　①脑电图：头痛患者发作期间脑电图可有轻度异常，可用于头痛伴意识障碍或不典型先兆疑为痫性发作的情况；②CT 和 MRI 检查：可以排除头痛是否源于颅内器质性病变，具有典型的偏头痛症状、长期头痛发作基本相似且神经系统检查正常的患者，可不用进行 CT 或 MRI 检查。

（二）中医诊断

参考 2008 年中华中医药学会发布的《中医内科常见病诊疗指南——中医病证部分》进行中医诊断，分为外感头痛和内伤头痛，外感头痛包括风寒证、风热证、风湿证等，内伤头痛包括肝阳化风证、痰浊阻络证、瘀血阻络证和气血亏虚证等。

六、康复评定

（一）疼痛评定

常用 VAS、NRS 等对患者疼痛程度进行量化评定。

（二）头痛失能程度评定

采用偏头痛残疾程度评估问卷（the migraine disability assessment questionnaire，MIDAS）评估偏头痛患者头痛及相关残疾程度。将因头痛而导致过去 3 个月工作或学习、家务劳动、家庭及社会活动三类活动效率下降一半以上的天数累计起来计算分值，并根据分值高低将头痛的严重程度分为 4 级。MIDAS 对偏头痛的病情变化较为敏感，可用作观察疗效的工具。

（三）社会心理和健康状况评定

常用 SF-36 量表评定偏头痛患者生活质量，也可采用头痛影响测试（HIT 和 HIT-6）反映头痛对日常生活的影响程度，评价各种头痛相关的生命质量，用作观察疗效的工具。偏头痛患者大多伴有睡眠障碍和情绪问题，因此需要对头痛患者的睡眠状况和情绪状态进行评估，常用匹兹堡睡眠质量指数量表（the Pittsburgh sleep quality index，PSQI）或失眠严重程度指数量表（insomnia severity index，ISI）评定偏头痛患者最近 1 个月的睡眠质量，常用 HAMA 和 HAMD 评定偏头痛患者焦虑和抑郁状态。

（四）其他康复评定

头痛日记是医生对患者头痛进行诊断和疗效评估的工具，一般用坐标轴的方式记录头痛发作的起始及持续时间、头痛性质、头痛部位、伴随症状以及头痛当天睡眠时间、睡眠质量、情绪变化、体力活动量、所处环境情况以及饮食情况等。

七、推拿治疗

（一）治疗原则

偏头痛的推拿治疗以调和气血、疏经通络、镇静止痛为原则，对于不同原因导致的头痛，需要通过不同的治法治疗。若风寒头痛则以祛风散寒，风热头痛则以疏风清热，风湿头痛则以祛风胜湿，肝阳化风则以平肝潜阳，痰浊阻络则以化痰降逆，瘀血阻络则以活血化瘀，气血亏虚则以补益气血。在完善相关康复评估的基础上，根据头痛的部位、程度，针对头痛的病因和性质施以按揉、推拿、摩擦等手法进行治疗，扩张头颈部血管，改善大脑血液循环，达到清利头目、缓解头痛的目的。

（二）手法操作

在头面部施以放松类技术手法是推拿治疗偏头痛的基础操作，手法轻柔和缓，改善头面部血液循环。多项随机对照试验研究均表明，无论是传统的推拿手法还是具有经络、肌筋膜理论特色的推拿手法，在治疗头痛方面均效果显著，且未出现不良事件，说明推拿疗法安全有效。临床上可选用按揉、分推、拿、擦、一指禅推、扫散等手法，以头面部为主要施术部位，每次治疗时间约30分钟，每日1次，2周为一疗程。手法操作：①头面部手法：患者取仰卧位，医者坐于患者头侧部。拇指推印堂至神庭1~2分钟，分推前额、眉弓1~2分钟，拇指指腹按揉四神聪、百会、攒竹、鱼腰、阳白、风府等穴1~2分钟，示、中、环指或鱼际按揉双侧太阳、头维、率谷、睛明、四白、耳门、听宫、风池等穴1~2分钟，五指分置头部督脉及两侧膀胱经、胆经，由前发际拿至后发际为止，反复5~10遍。②颈肩部手法：患者取俯卧位，医者立于患者一侧。用㨰法施术于两侧颈项部及肩背部约5分钟，再以拇指按揉颈项部及背部督脉和膀胱经约5分钟，顺势点按风府、肝俞、脾俞、肾俞等穴各1分钟，然后以拇指及示、中、环指着力，由风池拿至肩井，最后从上至下推颈项部、督脉及膀胱经，以透热为度。③辨证加减：风寒头痛者，加按揉肺俞、风门等穴各1分钟，用小鱼际直擦背部两侧膀胱经，以透热为度；风热头痛者，加按揉大椎、肺俞、风门等穴各1分钟，再按揉曲池、合谷各1分钟，然后配合虚掌拍击背部两侧膀胱经，以皮肤微红为度；风湿头痛者，加按揉太阳、头维、大椎、曲池、合谷等穴各1分钟，再拿两侧肩井，然后配合虚掌拍击背部两侧膀胱经，以皮肤微红为度；肝阳化风者，加按揉头维、角孙、率谷、肝俞、太冲、行间等穴各1分钟，再推两侧桥弓，然后扫散头部两侧胆经循行部位，两侧交替进行；痰浊阻络者，加一指禅推或按揉中脘、天枢等穴各1分钟，再按揉脾俞、胃俞、大肠俞、足三里、丰隆等穴各1分钟，然后掌摩腹部约5分钟；瘀血阻络者，加拇指分抹前额2分钟，按揉攒竹、太阳、合谷、血海、太冲等穴各1分钟；气血亏虚者，加用一指禅推法或摩法在腹部治疗约5分钟，以中脘、气海、关元为重点，再按揉肾俞、命门、关元俞、足三里、三阴交等穴各1分钟，直擦背部督脉，横擦腰骶部，以透热为度。

（三）常见功能障碍的推拿治疗

1. 睡眠障碍　失眠是偏头痛发作时最常见的睡眠障碍，两者常常相互影响，除了应用镇痛或者助眠药物外，穴位刺激能够有效缓解患者头痛症状，从而改善睡眠质量。推拿手法主要以单纯手法刺激穴位为主治疗，可以选取单一经验穴或者多穴组合，也可以采取头面部点穴结合其他推拿手法治疗，如扫散少阳、拿五经、头部指击法等；还有应用点穴手法结合其他治疗方式，如针灸、中药、导引术等疗法。目前共有7项随机对照研究，共纳入561名受试者，研究结果表明穴位刺激手法可以有效缓解偏头痛患者头痛症状，疗效优于药物、牵引、中频电疗和低周波治疗，且安全性评价结果表明推拿治疗安全性高。临床上多选取头面部经络，如足太阳膀胱经、足少阳胆经及督脉穴位，常用腧穴有印堂、神庭、精明、太阳、攒竹、鱼腰、丝竹空、百会、四神聪、悬颅、颔厌、风池、风府以及局部阿是穴等。如伴有后枕部疼痛，可向枕骨方向按揉风府穴；如伴有顶、颞部疼痛，可扫散少阳，点按百会、四神聪；如伴有失眠，可做开天门，由印堂至神庭一线，配合揉百会、太阳、心俞穴。每个穴位手法刺激时间控制在1分钟以内，以患者能耐受为度。

2. 情绪障碍　反复发作的头痛常常伴有情绪甚至行为的异常，如焦虑、抑郁、激越行为、坐卧难安、攻击性增强等症状，部分患者甚至会出现自杀倾向等。偏头痛患者出现焦虑抑郁状态的概率非常高，轻柔的手法刺激既能够有效缓解头痛，也是舒缓紧张情绪的一种有效方法。目前有5个随机对照研究，共纳入442名受试者，研究结果表明，推拿手法不仅降低偏头痛患者VAS评分，还可以有效改善患者焦虑抑郁状态、紧张焦虑情绪。在选用推拿手法基础操作的同时，临床上还常配合振腹推拿、津沽脏腑推拿等具有地域特点的手法，此外还有“三才配穴推拿法”“经络推拿法”等具有个人经验的特色手法。推拿选穴以足厥阴肝经和足少阳胆经穴位为主，选择百会、太阳、风池、曲鬓、角孙、率谷、中渚、阳陵泉、太冲、行间、涌泉等穴，施以一指禅推、按、揉、推、拿、振、扫散及擦等手法。手法操作：患者取坐位，医者立于其后，以示、中指的指腹自上而下缓慢推患者桥弓，两侧交替推20次，再扫散患者头部两侧胆经循行部位各10次，按揉太阳、曲鬓、角孙、率谷、风池、风府、太冲、行间等穴，五指分置头部督脉及两侧膀胱经、胆经，由前发际拿至后发际为止，反复5~10遍。然后患者取仰卧位，医者坐于患者头侧，用拇指揉法自印堂至头维、太阳，用鱼际揉前额及太阳穴，并点按印堂、鱼腰、太阳、百会等穴，钩拿风池、翳风穴，双手合掌用小鱼际侧节律性轻叩头部数次。每次治疗时间约30分钟，每日1次，2周为一疗程。

八、康复护理

加强对患者进行健康宣教，解释偏头痛发生的原因、机制以及发作持续时间、缓解方式等，指导患者尽量避免情绪、强光、噪音、饮食、气候变化、激素变化以及睡眠不足或过度等诱发因素，观察偏头痛发作的先兆，在发现有先兆症状的情况下及时采取有效措施。偏头痛患者多数伴有焦虑、抑郁等负性情绪，护理人员应及时与患者进行沟通交流，了解患者实际需求，给予恰当的心理疏导，消除患者紧张心理，指导其正确认识和面对疾病，学会自我调节情绪，增强战胜疾病的信心，以减轻负性情绪的不良刺激。

九、预防及预后

偏头痛的预防在于针对病因，避免感受外邪、情志过激、可疑食物和药物等诱发因素，保持规律的作息时间和饮食习惯。大多数偏头痛患者的预后良好，通过积极合理的治疗可使头痛症状得到有效缓解，使偏头痛的发作间歇期延长。偏头痛可随着年龄的增长而症状逐渐缓解，部分患者可在60~70岁时偏头痛不再发作。

（董　桦）

第三节　慢性支气管炎

一、概述

支气管是肺部的气道，运送空气进出肺部。气管、支气管黏膜及其周围组织常因吸烟等原因造成持续刺激或慢性非特异性炎症，形成慢性支气管炎。早期症状轻微，多在冬季发作，春暖后缓解；晚期炎症加重，症状常年存在，不分季节。随着年龄的增长，呼吸道防御功能降低，易发感染，故老年人易患慢性支气管炎，病程进展缓慢，常并发阻塞性肺气肿，重症者甚至出现肺动脉高压、肺源性心脏病，严重影响劳动力和健康。

二、定义

慢性支气管炎是由于感染或非感染因素引起气管、支气管黏膜及其周围组织的慢性非特异性炎症，其病理特点是支气管腺体增生、黏液分泌增多，临床出现有咳嗽、咳痰或喘息等症状，每年持续3个月以上，并连续2年或以上，并排除其他引起慢性咳嗽的病因。本病归属中医“咳嗽”“喘证”“痰饮”等范畴。

三、流行病学

慢性支气管炎在一般人群中很常见，其在成年人中的发病率高达3.4%~22%，发病年龄大多介于44~65岁之间，男性高于女性。其发病率具有地区差异，北方高寒地区高于南方，农村高于城市。吸烟者慢性支气管炎的发病率显著增高，化学工厂和接触粉尘的工人发病率也较高，这与长期不断接受吸入性刺激有关。慢性支气管炎的病程具有长期反复发作的特点，其病情反复加重往往具有明显的季节性，约80%患者病情加重出现在冬春季节，多由感冒、气候变凉等因素诱发。

四、病因病理

慢性支气管炎往往是因多种因素长期综合作用所致，机体抵抗力降低，呼吸系统防御功能受损则是发病的内在因素，感冒、呼吸道反复病毒感染和继发性细菌感染是导致慢性支气管炎病变发展和疾病加重的重要原因，而吸烟、长期接触工业粉尘、大气污染和过敏因素也常是引起慢性支气管炎的原因。其发病机制主要涉及炎症反应及相关通路、氧化应激、黏液高分泌、气道表面脱水及气道重塑等多种方式，这些机制都与慢性支气管炎的发生发展、慢性迁延等密切相关。其中炎症反应是慢性支气管炎发生发展的核心机制，氧化应激为炎症反应的中心环节，黏液高分泌、气道表面脱水、气道重塑等则为炎症的继发表现，各个环节互不独立、相互促进，炎症迁延不愈者可进展至肺气肿、肺高压、呼吸功能不全甚至呼吸衰竭等。

中医学认为本病的发生与年老体弱、脏腑功能失调和外邪侵袭等因素有关，致使肺、脾、肾的生理功能失常而出现脾失健运、肺失肃降及肾不纳气等病理变化，而起居失调、劳倦、烟酒刺激等诱发因素可导致咳喘的发作或加重。气血阴阳虚衰为本，痰饮、寒邪为标，本虚而标实致成本病。

五、诊断

（一）西医诊断

可根据患者的病史、症状、体征、实验室及影像学检查结果，参考中华医学会编著的《临床诊疗指南·呼吸病学分册》的诊断标准进行西医诊断，可按病程分为急性咳嗽、亚急性咳嗽和慢性咳嗽，按性质分为干咳和湿咳。

1. 病史　起病前有急性支气管炎、流感、肺炎等急性呼吸道感染史，常在寒冷季节发病。

2. 症状　以咳嗽、咳痰为主，晨起为甚，可出现过敏现象而发生喘息。

3. 体征　早期多无体征，急性发作期及慢性迁延期可在肺底部闻及干湿性啰音，有喘息症状者可闻及哮鸣音。

4. 辅助检查　①胸部X线检查：早期无异常，可见两肺纹理增粗、紊乱，呈条索或斑点状或网状阴影，通常以两肺下野多见；②肺功能检查：早期无异常，重症患者第1秒用力呼气量（forced expiratory volume in one second，FEV1）占用力肺活量（forced vital capacity，FVC）的比值（FEV1/FVC%）下降；③血液检查：血常规一般无异常，急性发作期或合并肺部感染时可见白细胞计数及中性粒细胞增多，慢性喘息型支气管炎患者可有嗜酸性粒细胞增多；④痰液检查：痰涂片和培养检查可找到肺炎球菌等致病菌。

5. 诊断依据 ①慢性或反复咳嗽、咳痰或伴有喘息，每年发病持续 3 个月，并连续 2 年或以上者；②如每年发病持续不足 3 个月，而有明确的客观检查依据（如 X 线、肺功能等）亦可诊断；③排除其他心、肺疾患（如肺结核、肺尘埃沉着病、支气管哮喘、支气管扩张、肺癌、心脏病、心功能不全、慢性鼻炎等）引起的咳嗽、咳痰或伴有喘息等。

6. 分型 ①单纯型慢性支气管炎：诊断符合慢性支气管炎诊断标准，具有咳嗽、咳痰 2 项症状；②喘息型支气管炎：诊断符合慢性支气管炎诊断标准，具有喘息症状，并经常或多次出现哮鸣音。

7. 分期 ①急性发作期：1 周内出现脓性或黏液脓性痰，痰量明显增多或伴有其他炎症表现；或 1 周内咳、痰、喘症状任何 1 项加剧至重度，或重度患者明显加重者。②慢性迁延期：有不同程度的咳、痰、喘症状，迁延不愈；或急性发作期症状 1 个月后仍未恢复到发作前水平。③临床缓解期：经过治疗或自然缓解，症状不足以维持 2 个月或以上。

（二）中医诊断

参考 2008 年中华中医药学会发布的《中医内科常见病诊疗指南——中医病证部分》进行中医诊断，分为风寒袭肺证、风热犯肺证、痰湿蕴肺证、痰热郁肺证、肺阴亏虚证等。

六、康复评定

（一）肺功能评定

1. 肺功能评定 肺功能是判断气流受限最客观的指标，而且重复性好，对慢性支气管炎的诊断、轻重评估、疾病进展、康复疗效等均有重要意义。主要通过第 1 秒用力呼气量（FEV1）、用力肺活量（FVC）以及第 1 秒用力呼气量占用力肺活量比值（FEV1/FVC%）来判断。在吸入支气管舒张剂后 FEV1/FVC%<0.7，可确定为不完全可逆的气流受限。

2. 呼吸困难评定 呼吸困难是影响慢性支气管炎患者工作和生活质量的重要因素，对呼吸困难程度评定是评价患者呼吸功能的基本方法。常用改良的英国医学研究委员会呼吸困难量表评分（modified Medical Research Council Dyspnea Scale，mMRC）根据呼吸困难对患者日常生活的影响程度，分为 0~4 级。也可用改良 Borg 指数（modified Borg scale，MBS）针对性评价患者从事具体活动时的呼吸困难程度，通过 0~10 分渐进描述患者对呼吸不适的总体感觉。

3. 呼吸肌力测定 呼吸肌是肺通气功能的动力泵，主要由肋间肌、膈肌和腹肌组成。常用呼吸肌力测定（tests of respiratory muscle strength）反映吸气和呼气期间可产生的最大能力，包括最大吸气压（MIP 或 PImax）、最大呼气压（MEP 或 PEmax）以及跨膈压的测量，也可作为咳嗽和排痰能力的一个指标。

（二）运动功能评定

慢性支气管炎患者常因肌力和肌耐力减退导致肢体运动功能下降、运动量减少，而运动量减少又使心肺功能适应性下降，进一步加重运动功能障碍，形成恶性循环。运动是呼吸康复的重要组成部分，通过心肺运动试验，可以准确了解患者心肺运动耐量以及整体运动能力，利于为慢性支气管炎患者制订安全、适量、个体化的运动治疗方案，在功能评估、临床疗效及预后评价上均有积极作用。

1. 平板或功率自行车运动试验 使用活动平板（跑台）或踏车技术（电子型功率自行车）进行极量或症状限制性运动试验，实时检测在不同负荷条件下，机体耗氧量和二氧化碳排出量等运动气体代谢数据的动态变化，获取最大摄氧量（VO_{2max}）、最大心率（HR_{max}）、最大

MET 值、运动时间等相关量化指标以评价患者运动能力。

2. 6 分钟步行试验 6 分钟步行试验(6-minute walk test,6MWT)已广泛应用于心肺康复之中,适用于可步行但无法耐受平板运动试验或症状限制性运动试验的患者。测试前告知患者 6 分钟内以平时的速度尽可能地快速行走,测试前后监测并记录患者的脉搏、血压、心率、血氧饱和度(SPO_2)、Borg 指数及步行距离等指标,以评价患者的呼吸困难和疲劳程度。

(三)心理功能评定

频繁剧烈咳嗽对患者的工作学习和社会活动造成严重的影响,病久不愈的患者更易引发焦虑或抑郁等心理问题;病情严重者合并胸闷、气短、气促、烦躁等症状,严重干扰患者的休息、睡眠,造成恶性循环,给患者带来极大的心理压力和精神负担。常用 HAMA 和 HAMD 评定慢性支气管炎患者的心理情绪状态。

(四)活动功能评定

多数患者因呼吸困难和体能下降而出现劳力性气短,限制了 ADL 活动能力,尤其是病情较重的老年患者需要长期卧床而丧失了日常生活能力。常用改良的 Barthel 指数、功能独立性评定(FIM)和圣乔治呼吸问卷(St.George's respiratory questionnaire,SGRQ)等来评估慢性支气管炎患者的日常生活能力。也可根据患者行走、穿衣及家庭劳动等日常生活活动,将慢性支气管炎患者的日常生活活动能力分为 6 级,即 0 级:虽存在不同程度肺气肿,但是活动如常人,对日常生活无影响、无气短;1 级:一般劳动时出现气短;2 级:平地步行无气短,速度较快或上楼、上坡时,同行的同龄健康人不觉气短而自己感觉气短;3 级:慢走不到百步即有气短;4 级:讲话或穿衣等微活动时亦有气短;5 级:安静时出现气短,无法平卧。

(五)社会参与评定

慢性支气管炎患者常伴有社会交往、社区活动及休闲活动等社会参与能力的部分或全部限制,也有部分患者职业能力受到不同程度的限制,甚至完全不能参加工作。常用 SF-36 量表评估患者生活质量和职业能力。

七、推拿治疗

(一)治疗原则

慢性支气管炎的推拿治疗原则以宣肺平喘、止咳化痰为主,辅以补益脾肾。若风寒袭肺则疏风散寒,风热犯肺则疏风清热,痰湿蕴肺则燥湿化痰,痰热郁肺则清热化痰,肺阴亏虚则养阴润肺。在完善相关康复评估的基础上,在体表的相应经络、穴位施以按揉、推拿、摩擦等手法,改善肺的通气功能,增强肺泡通气量,提高肺活量,改善肺功能,从而缓解临床症状。

(二)手法操作

临床上可选用按揉、推、拿、摩、擦、一指禅推、搓、拍等手法,以胸胁部、项背部为主要施术部位,每次治疗时间约 20 分钟,每日 1 次,2 周为一疗程。手法操作:患者取仰卧位,医者坐于患者一侧,用示、中指指腹按揉天突、中府、云门、膻中等穴各 1 分钟,继而用掌根按揉中脘穴 2 分钟,然后用双手拇指自上而下沿胸胁部肋间隙做分推法 5~10 遍,掌搓胁肋部 5~10 遍,用拇指按揉尺泽、外关、列缺、合谷等穴各 1 分钟,以酸胀为度。患者取俯卧位,医者坐于患者一侧,㨰项背部 3 分钟,用一指禅推身柱、大杼、风门、肺俞、脾俞、肾俞等穴各 1 分钟,捏拿肩井,在背部膀胱经、督脉施以小鱼际擦法,以透热为度,掌拍上背部 2 分钟,以局部皮肤潮红为度。

（三）辨证加减

1. 风寒袭肺证　加按揉和点按风池、风府、大椎等穴各 1 分钟，手法要缓慢深沉，以局部酸胀为度；用掌擦法施术于背部膀胱经，以透热为度。

2. 风热犯肺证　加按揉和点按曲池、尺泽、列缺、外关、太渊等穴各 1 分钟，手法要轻快柔和，以局部酸胀为度；小鱼际擦大椎、肺俞，以透热为度。

3. 痰湿蕴肺证　加按揉和点按中脘、足三里、丰隆、条口等穴各 1 分钟，手法要缓慢深沉，以局部酸胀为度；运用推、抹法施术于前胸与胁肋部 10~20 次，然后在章门穴按揉 2 分钟。

4. 痰热郁肺证　加用一指禅推法在天柱、肩井等穴各 1 分钟，手法轻重适中；按揉太冲、行间、三阴交等穴各 1 分钟，手法要深重。

5. 肺阴亏虚证　加用按揉法在肺俞、膏肓俞、中府等穴各 2 分钟，手法要缓慢深沉；按揉列缺、照海、三阴交、足三里等穴各 2 分钟。

（四）常见功能障碍的推拿治疗

1. 鼻塞流涕　①开天门：两手拇指指腹自印堂至神庭交替直推，反复操作 10~20 次；②推鼻柱：单手拇指、示指对称用力同时自鼻根沿鼻翼两侧推至迎香，反复操作 5~10 次；③擦鼻旁：两手示、中二指或小鱼际掌侧置鼻的两旁，擦至局部发热为度；④按迎香：一手的示、中指分置于左右两侧的迎香穴，同时进行按揉，反复操作 30~60 秒；⑤按鼻孔：一手的示、中指的指端分别按于两侧鼻孔上，反复按揉 50~100 次；⑥捏拿鼻翼：一手的示指指尖置于素髎，拇、中指分置于鼻翼两侧，三指同时有节奏地捏拿鼻翼 100 次，以有涕为宜。

2. 咽喉肿痛　①按揉天突：一手中指轻轻按揉天突穴 30 秒 ~1 分钟，以咽中湿润感和舒适感为宜；②捏喉侧线：拇、示指先轻揉喉结两侧，继而以捏肉法施于喉结两侧，反复操作 5~10 分钟，以咽中湿润感和舒适感为宜；③按人迎、水突：用拇、示指同时捏揉喉结两侧之人迎、水突穴 30 秒 ~1 分钟，手法轻快柔和；④按揉廉泉：拇指或中指轻轻按揉廉泉穴 30 秒 ~1 分钟。

3. 咳嗽　①按揉中府：示、中指轻轻按揉中府，以稍有酸胀感为宜；②拿捏肺经：用拿法、捏法、揉法等施术于上肢段的肺经 5~10 次，最后按肩井，拿合谷；③叩击肺经：手握空拳，叩击上肢段的肺经 5~10 次；④搓擦上肢：患者取坐位，肩臂放松，自然下垂，医者站其侧，用双手分别挟住其肩前后部，相对用力地快速揉搓，并同时循臂向下搓至腕部，反复操作 3~5 遍；⑤拨揉定喘：患者俯卧位或坐位，医者右手拇指固定力点，左手掌根加压拨揉定喘穴，以得气为度。

4. 咳痰　①按揉云门：双手中指指腹分别按揉同侧的云门穴，并做环转揉动，反复操作 3 分钟；②叩中府、云门：手握空拳，拳心面轻轻叩击 5~10 次；③按揉天枢：用两手掌根或鱼际、拇指、示中二指同时按揉天枢穴 3 分钟；④按揉风门、肺俞：将两手拇指指腹放在两侧风门至肺俞穴区域上，逐渐用力下压，按而揉之，使穴位产生酸麻胀感，再缓缓按压风门和肺俞穴，最后掌擦风门至肺俞区域，以透热为度；⑤拍击后背：手指自然并拢，掌指关节微屈，用虚掌平稳而有节奏地拍打肩部及后背肩胛区肌肉。

5. 喘息　①按压缺盆：用两手示、中指指腹轻轻有节奏按压缺盆穴 1~2 分钟，以有轻微酸胀感为宜；②按揉膻中：用右手中指指腹按揉膻中 1~2 分钟，以有轻微酸胀感为宜；③搓擦胸部：患者取坐位，医者立其后，用双掌分别挟住患者左右两胁，自腋下搓向腰部两侧数遍；④耸肩缩颈：指导患者肩部放松，双眼平时正前方，做呼吸运动，吸气时颈部下缩，两肩向上耸起，保持3~5秒，呼气时头部向上顶起，颈部伸直，同时两肩下垂，反复操作5遍。

（五）功法锻炼

太极拳、八段锦、六字诀等传统功法锻炼将外在肢体运动技术和内在呼吸吐纳技术结合起来，采用腹式呼吸，要求气向下沉，使呼吸逐渐做到“深、长、细、缓、匀、柔”，使胸部宽舒、腹部充实，减少非随意肌的兴奋程度和随意肌参与紧张工作收缩的纤维数目，使得疲劳的呼吸肌得到充分休息。其锻炼方法可以训练膈肌与腹肌，增强呼吸肌收缩力，保持肺组织弹性，改进胸廓活动度，增加肺活量，提高肺脏的通气和换气功能，在促进呼吸方式的改变、改善呼吸功能、提高运动耐力、调整情绪状态等方面均具有良好的积极作用。目前多项Meta分析显示，将太极拳用于慢性支气管炎患者肺康复更能显著改善患者的肺功能和提高运动耐力，降低BODE指数和SGRQ评分；将六字诀用于慢性支气管炎患者更能显著提高运动耐力、改善肺功能和降低SGRQ评分；将八段锦用于慢性支气管炎患者更能显著改善肺功能、减轻呼吸困难程度等，并且八段锦作为一种家庭式运动训练具有良好的依从性，可以更久地维持肺功能康复效果。慢性支气管炎的肺功能康复是一个长期持续过程，为确保干预效果，建议太极拳、八段锦、六字诀等传统功法锻炼干预周期3个月以上，每次20~30分钟，每周3~5次的运动频率为宜。

八、康复护理

由于慢性支气管炎患者病情反复发作，容易出现烦躁等不良情绪，护理人员要及时观察病情和情绪变化，耐心进行健康护理讲解，使患者了解治疗的必要性，从心理上树立战胜疾病的信心，积极配合治疗。同时注意保持室内环境舒适，加强开窗通风，鼓励患者多饮水，进食高蛋白、高热量、高维生素、易消化的食物，忌食辛辣寒冷等刺激性食物，戒烟戒酒，指导患者进行深呼吸锻炼、缩唇呼吸、腹式呼吸等呼吸功能锻炼和太极拳、八段锦、六字诀等传统功法锻炼，增强体质，提高肺功能。

九、预防及预后

慢性支气管炎预防的首要措施是严格戒烟，避免有害气体、粉尘、烟雾的吸入，增强体育锻炼，提高机体抵抗力，平时注意保暖，避免反复上呼吸道感染。部分慢性支气管炎患者症状可得到控制，部分可发展成慢性阻塞性肺疾病，甚至进展为慢性肺源性心脏病，病情严重者可影响日常生活和工作。

（李　炜）

第四节　功能性便秘

一、概述

排便是人类身体正常的生理活动之一，正常的结肠动力是由平滑肌、肠神经系统和脑-肠轴功能来控制的，正常排便生理过程中出现某一环节的障碍都可能引起便秘。便秘不是一种单纯的疾病，而是多种疾病的一个症状。排除某种器质性病因、结构异常或代谢障碍的便秘，就是功能性便秘（functional constipation，FC）。随着社会老年化、生活节奏和饮食习惯的快速改变，我国功能性便秘患病率呈逐年上升趋势，已成为影响国民健康与生活质量的重要因素之一，部分患者反复就医或滥用泻药，增加了医疗费用。

二、定义

功能性便秘属于功能性肠病的一种，主要表现为排便困难、排便次数减少或排便不尽感，且不符合便秘型肠易激综合征的诊断标准。属于中医学“便秘”“后不利”“大便难”“脾约”“秘结”等范畴。

三、流行病学

我国成人功能性便秘的患病率为 4%~10%，女性高于男性。患病率随着年龄增长而升高，70 岁以上人群功能性便秘的患病率达 23%，80 岁以上可达 38%，在接受长期照护的老年人中甚至高达 80%。功能性便秘的危险因素除了高龄和女性外，经济状况和文化程度与功能性便秘的患病率成负相关，农村地区便秘患病率高于城市。低纤维食物、液体摄入减少和较少的体力活动均可增加功能性便秘发生的可能性，焦虑、抑郁和不良生活事件等精神心理因素也是功能性便秘发生的危险因素。有便秘家族史较无家族史的个体发生功能性便秘的可能性明显升高，可能与遗传易感性和生活环境相似有关。

四、病因病理

功能性便秘的病因主要与膳食结构、年龄、精神状态、遗传等因素具有相关性。功能性便秘是多种病理生理机制共同作用下发生的，包括肠道动力障碍、肠道分泌紊乱、内脏敏感性改变、盆底肌群功能障碍和肠神经系统功能紊乱等。

中医学认为本病病位在大肠，与脾、胃、肺、肝、肾等脏腑功能失调密切相关。主要有外感寒热之邪、内伤饮食情志、病后体虚、阴阳气血不足等多种病因，基本病机为泻滞大肠，腑气闭塞不通或肠失温润，推动无力，导致大肠传到功能失常。

五、诊断

（一）西医诊断

参考中华医学会消化病学分会胃肠动力学组、功能性胃肠病协作组制定的《中国慢性便秘专家共识意见（2019，广州）》的诊断标准进行西医诊断，对于特殊患者应进行必要的实验室检查和结肠镜、影像学检查，以排除器质性、代谢性疾病。根据病理生理机制分为正常传输型便秘、慢传输型便秘、排便障碍型便秘。

1. 必须符合下列 2 个或 2 个以上的症状　①至少 25% 的时间排便感到费力；②至少 25% 的时间排便为块状便或硬便；③至少 25% 的时间排便有不尽感；④至少 25% 的时间排便有肛门直肠梗阻或阻塞感；⑤至少 25% 的时间排便需要手法辅助（如用手指协助排便、盆底支持）；⑥每周自发性排便少于 3 次。

2. 不使用泻药时很少出现稀便。

3. 不符合便秘型肠易激综合征的诊断标准。

功能性便秘的诊断需要排除肠道及全身器质性因素、药物及其他原因导致的便秘，诊断之前症状出现至少 6 个月，且近 3 个月症状符合以上诊断标准。

（二）中医诊断

参考中国中西医结合学会消化系统疾病专业委员会制定的《功能性便秘中西医结合诊疗共识意见（2017）》的诊断标准进行中医诊断，将功能性便秘分为热积秘、寒积秘、气滞秘、气虚秘、血虚秘、阴虚秘、阳虚秘等证型。

六、康复评定

功能性便秘缺乏明确的器质性病变和其他证据支持，因此没有特异性的生物学诊断或评价指标，临床上需从症状学、满意度、生活质量等方面进行综合疗效判定。目前用于评定功能性便秘治疗效果的量表有 3 大类：第 1 类主要借助疾病症状积分量表，从症状本身改善程度评估疗效；第 2 类采用健康相关的生存质量量表评估治疗效果；第 3 类主要针对与功能性便秘相关医学研究，如心理测评量表等。

（一）症状积分量表

可采用便秘评估量表（constipation assessment scale，CAS）、便秘患者症状自评问卷（patient assessment of constipation symptom，PAC-SYM）、出口梗阻综合征评分（obstructed defaecation syndrome score，ODS score）、肠道功能指数（bowel function index，BFI）快速判断患者有无便秘以及便秘的严重程度，也可采用便秘评分系统（constipation scoring system，CSS/cleveland clinic score，CCS）、Knowles-Eccersley-Scott 症状评分（Knowles-Eccersley-Scott symptom，KESS）评估患者便秘病情和分型，此外 Bristol 粪便性状评分（Bristol stool form scale，BSFS）可以反映不同的粪便性状所需不同的肠道传输时间。

（二）便秘相关的生活质量评价量表

可采用便秘患者生活质量自评问卷（patient assessment of constipation quality of life questionnaire，PAC-QOL）、便秘相关生活质量评分（constipation related quality of life，CRQOL）、便秘相关残疾量表（constipation related disability scale，CRDS）评估功能性便秘患者的日常生活质量。

（三）心理测评量表

研究发现功能性便秘患者易于出现焦虑、抑郁等精神心理症状，临床常结合心理量表进行诊断，以判定是否需联合抗焦虑抑郁治疗，常用的量表有 SCL-90、HAMA/HAMD、Zung 焦虑 / 抑郁自评量表等。

（四）特殊检查

1. 结肠传输试验　根据标记物的分布计算结肠传输时间和排出率，判断是否存在结肠传输延缓、排便障碍。

2. 肛门直肠测压　肛门直肠测压能评估肛门直肠动力、感觉及直肠顺应性，监测用力排便时盆底肌有无不协调收缩、是否存在直肠压力上升不足、是否缺乏肛门直肠抑制反射、直肠感觉阈值有无变化、直肠顺应性有无变化等。

3. 球囊逼出试验　球囊逼出试验是功能性排便障碍的筛查方法，可根据患者排出直肠内的充水或充气的球囊所需的时间来评估直肠的排出功能。

4. 排粪造影　通常采用 X 线法，即将一定剂量的钡糊或钡液注入直肠，模拟生理性排便活动，动态观察肛门直肠的功能和解剖结构变化，主要用于与便秘相关肛门直肠疾病的诊断。

5. 盆底肌电图　盆底肌电图检查能明确是否为肌源性病变，盆底肌肉众多，但盆底肌电图可精细检测到每块肌肉的活动情况。

七、推拿治疗

（一）治疗原则

推拿治疗功能性便秘需根据患者的疾病特点进行辨证施治。功能性便秘的治疗原则以通下为主，和肠通便。在完善相关康复评估的基础上，选用一指禅推法、摩法、㨰法、按法、揉法等手法，治疗部位主要在腹部及脾、胃等经脉的相关穴位，改善腹肌血液循环，增加腹肌和胃肠道平滑肌收缩，加快肠蠕动，促进排便。

（二）手法操作

腹部手法操作是功能性便秘的基础操作，由轻到重，直接作用于腹部软组织，从而使胃、大小肠功能协调，加强肠蠕动促进排便。有研究发现，顺肠蠕动方面摩揉腹部，可直接加强肠蠕动，促进排便；而且柔和有力的手法刺激，可通过反射调节使中枢受到抑制，从而使位于降结肠和直肠的副交感神经兴奋，交感神经抑制，最终使降结肠、直肠蠕动增加，肛门内括约肌松弛，为粪便的排出创造有利条件。此外摩腹时产生的垂直向下的力，可明显改变腹压，并协调和增强直肠复合运动，这种腹压的增加，能反射性引起肛门内括约肌松弛，随后肛门外括约肌也自主性松弛，使粪便顺利排出。

一项随机对照研究的系统评价结果表明，腹部按揉法具有显著的临床疗效，且未出现不良事件，该法治疗便秘安全有效。临床上可选用摩、按、揉、拿、拨、擦等手法，以腹部区域为主要施术部位，每次治疗时间约 30 分钟，每日 1 次，2 周为一疗程。手法操作：①患者取俯卧位，医者立于其侧，用按揉法从上往下放松其腰背肌，再轻拨竖脊肌，点按双侧肝俞、脾俞、胃俞、大肠俞等穴，操作约 10 分钟；②患者取仰卧位，医者立于其侧，揉腹：双手拱手成碗状，掌面重叠，扣放于腹部，腕关节旋转回绕，沿逆时针方向接触腹部，并以中脘穴为圆心在腹部逆时针方向旋转揉动，操作约 5 分钟；③摩腹：横摩腹部以及斜摩腹部数次；④运腹：双手拱手状，掌根着力，将腹部从一侧向右侧作弧形推动，继以手指的指面着力，将腹部向左侧作弧形回带，反复数次；⑤推腹：用双手拇指指腹对置按在鸠尾穴，余指虚附两侧，两指同时向外侧分推，由上而下；⑥按腹：用左手示指掌指关节置于掌门、中脘、天枢、气海等穴位，其他四指并拢平置于腹部，再用右手掌小鱼际部重叠在左手示指掌指关节的背面，并随患者的呼气徐徐下按，维持一定压力后微微震动之后双手徐徐上提，按动顺序为右上腹、左上腹、左下腹、脐下，操作约 2 分钟。

（三）辨证加减

1. 热积秘证　加按揉和点按足三里、丰隆、大肠俞、支沟、曲池等穴各 1 分钟，手法要轻快柔和，以局部酸胀为度；用掌推法施术于足阳明胃经，从足三里向下推至下巨虚，以透热为度。

2. 寒积秘证　加按揉和点按命门、肾俞、大肠俞等穴各 1 分钟，手法要缓慢深沉，以局部酸胀为度；直擦背部督脉及横擦腰骶部，以透热为度。

3. 气滞秘证　加按揉和点按中府、云门、膻中、掌门、期门、气海等穴各 1 分钟，以局部酸胀为度；横擦胸上部及斜擦两胁部，以透热为度。

4. 气虚秘证　加按揉和点按足三里、脾俞、三阴交等穴各 1 分钟，以局部酸胀为度；横擦背部及骶部八髎穴，以透热为度。

5. 血虚秘证　加按揉和点按膈俞、血海、地机、足三里、三阴交等穴各 1 分钟，以局部酸胀为度；横擦背部及骶部八髎穴，以透热为度。

6. 阴虚秘证　加按揉和点按足三里、三阴交、太冲等穴各 1 分钟，以局部酸胀为度；掌推任脉，自中脘推至神阙穴，以透热为度；两手掌相对搓热，以掌心熨热腹部。

7. 阳虚秘证　加按揉和点按天枢、神阙、关元、肾俞、命门等穴各 1 分钟，以局部酸胀为度；直擦背部督脉及横擦腰骶部，以透热为度。

（四）常见功能障碍的推拿治疗

1. 结肠传输功能障碍　主要由结肠推进力不足所致，结肠动力降低，结肠推进性蠕动收缩活动减少，导致粪便通过结肠时间延长，表现为排便次数少、排便费力、粪便干结等严重症状，但不存在排便协调障碍。手法操作：①腹部操作：患者取仰卧位，医者立于其侧，以脐为中心，由内向外顺时针摩腹 3~5 分钟，力度深透入腹内，使之有温热感，以肠鸣音亢进、有欲便感为宜；按揉天枢、大横、建里等穴各 1 分钟，使之有酸胀感；推荡腹部，双手掌同时从上腹逐渐向小腹推荡，边推边荡往返操作 20~30 次。②腰骶部操作：双手拇指按揉肾俞、大肠俞、八髎及长强等穴各 1 分钟，以有酸胀感为度；从命门穴掌推至长强穴 50~60 次，要求平稳着实，轻快柔和；直擦腰骶部督脉及膀胱经，横擦腰骶部，以透热为度。③肢体操作：按揉支沟、足三里、三阴交等穴各 1 分钟，从足三里向下推至下巨虚，以微微发热为度。每次治疗时间约 30 分钟，每日 1 次，2 周为一疗程。

2. 排便协调障碍　主要由盆底肌协调障碍、排便推进力不足所致，正常排便需要腹内压增加，盆底肌和肛门内外括约肌松弛，以及直肠完整感知粪便的功能等一起协调完成，这一环节中任何异常改变均可导致排便障碍型便秘的发生，表现为直肠推进力不足和 / 或排出阻力增加。手法操作：①患者取俯卧位，医者立于其侧，用拇指按揉腰骶部，点按三焦俞、肾俞、气海俞、关元俞、八髎、长强等穴各 1 分钟，重点施术于八髎穴、长强穴阳性反应处；直擦腰骶部督脉及膀胱经，横擦腰骶部，以透热为度。②患者取仰卧位，医者立于其侧，用掌揉腹部，点按中极、关元、气海、天枢、大横等穴各 1 分钟；掌按下腹部，并指导患者做提肛运动，在上提按压手掌的同时快速紧缩肛门，保持 3~5 秒，然后在下压腹部的同时患者用力快速放松肛门，如此反复操作 5 分钟。每次治疗时间约 30 分钟，每日 1 次，2 周为一疗程。

八、康复护理

护理人员应耐心听取患者的倾诉，在取得信任与合作的基础上，鼓励和疏导患者，让患者认识和找出对功能性便秘不正确的认识和行为，改善自身异常的心理和行为，同时反复强调功能性便秘的可治性，增强患者的信心。指导患者改善饮食结构，摄取膳食纤维丰富的粗粮、蔬菜和水果。帮助患者建立正常的排便习惯，指导患者每日晨起或早餐后排便。同时根据患者年龄、性别和体力等情况综合考虑，指导患者进行适当的运动锻炼，加强腹部肌肉和盆底肌锻炼以辅助排便。

九、预防及预后

规律的排便习惯、饮食结构、适当运动和愉悦心情等都可以有效帮助预防功能性便秘。一般单纯的功能性便秘治愈率较高，但亦有部分顽固性便秘需长期治疗调摄。

（王　程）

第五节 失 眠

一、概述

失眠是一种常见的病理生理现象，是最为常见的睡眠问题之一。失眠症是睡眠觉醒障碍的一个亚型，是一种以失眠为主的睡眠质量不满状态，其他症状均继发于失眠。失眠和睡眠质量与焦虑障碍、抑郁障碍或焦虑抑郁障碍共病存在双向关联，失眠患者可表现为焦虑、抑郁情绪，影响患者的社会功能；同时，焦虑障碍、抑郁障碍患者多有失眠症状。因此，长期失眠不仅会降低患者生活质量，影响个体的工作和学习，还会引起一系列躯体和精神障碍，已发展成为迫切需要解决的心身健康问题。

二、定义

失眠症是指虽有合适的睡眠机会和睡眠环境，但患者对睡眠时间和/或质量感到不满足，并且影响日间社会功能的一种主观体验。主要症状表现为入睡困难（入睡潜伏期超过30分钟）、睡眠维持障碍（整夜觉醒次数≥2次）、早醒、睡眠质量下降和总睡眠时间减少（通常少于6.5小时），同时伴有疲劳、情绪低落或激惹、躯体不适、认知障碍等日间功能障碍。属于中医学“不寐”“目不瞑”“不得眠”“不得卧”等范畴。

三、流行病学

一份中国核心城市睡眠指数研究显示，在2014年有22%的中国成年人存在睡眠障碍，而这个比例在2015年的调查中已经上升到31.2%。另一份来自中国睡眠研究会在6个城市进行的睡眠调查结果显示，中国内陆成年人有失眠症状者高达57%。失眠具有一定的持续性和缓解性，病程呈现波动性，成人失眠持续率为30%~60%，年龄是失眠的显著危险因素，年龄越大越容易出现失眠，女性患病率是男性的1.41倍。失眠的持续率具有年龄差异，儿童和青少年期失眠的持续率约为15%，而中年女性和男性则分别高达42.7%和28.2%，既往曾发生失眠的患者再次发病率是其他人群的5.4倍。此外，遗传因素、应激及生活事件、个体特征、对环境的失眠反应性、精神障碍和躯体疾病也是失眠的危险因素。

四、病因病理

失眠的原因很复杂，任何可能引起大脑中枢兴奋增加的因素都可能成为失眠的原因，包括焦虑、抑郁等心理因素，过度饥饿、饱餐、过度疲劳和性兴奋等生物因素，生活环境和生活习惯的改变等环境因素，饮茶、喝咖啡或服用中枢神经兴奋剂、酒精依赖等饮食和药物因素，均可影响睡眠质量。目前比较公认的失眠的发病机制和假说有2种，即神经生物学的过度觉醒假说和认知行为学的3P假说（易感因素、促发因素和维持因素）。

中医学认为失眠的病因主要有外邪所感、七情内伤、思虑劳倦太过或暴受惊恐，亦可因禀赋不足、房劳久病或年迈体虚所致。其主要病机是阴阳、气血失和，脏腑功能失调，以致神明被扰，神不安舍。

五、诊断

（一）西医诊断

可参考 2017 年中国睡眠研究会制定的《中国失眠症诊断和治疗指南》进行西医诊断。根据病因可分为原发性失眠和继发性失眠；根据病程可分为急性失眠（4 周以内）、亚急性失眠（4 周至 6 个月以内）和慢性失眠（超过 6 个月以上）；根据临床特点可分为入睡困难型、睡眠易醒型和睡眠短暂型。

1. 存在以下 1 种或者多种睡眠异常症状（患者自述，或者照料者观察到）　①入睡困难；②睡眠维持困难；③比期望的起床时间更早醒来；④在适当的时间不愿意上床睡眠。

2. 存在以下 1 种或者多种与失眠相关的日间症状（患者自述，或者照料者观察到）　①疲劳或全身不适感；②注意力不集中或记忆障碍；③社交、家庭、职业或学业等功能损害；④情绪易烦躁或易激动；⑤日间思睡；⑥行为问题（比如：多动、冲动或攻击性）；⑦精力和体力下降；⑧易发生错误与事故；⑨过度关注睡眠问题或对睡眠质量不满意。

3. 睡眠异常症状和相关的日间症状不能单纯用没有合适的睡眠时间或不恰当的睡眠环境来解释。

4. 睡眠异常症状和相关的日间症状至少每周出现 3 次。

5. 睡眠异常症状和相关的日间症状持续至少 3 个月。

6. 睡眠和觉醒困难不能被其他类型的睡眠障碍更好地解释。

（二）中医诊断

可参考 2016 年中国中医科学院失眠症中医临床实践指南课题组制定的《失眠症中医临床实践指南（WHO/WPO）》进行中医诊断。实证分为肝郁化火、痰热内扰、胃气不和、瘀血内阻等证型，虚证分为心脾两虚、阴虚火旺、心胆气虚、心肾不交等证型。

六、康复评定

对主诉为失眠患者的临床康复评定包括睡眠日记、主观量表评估和客观检查等手段，推荐患者或家人记录睡眠日记，疗效评估时可以纳入主观量表和客观检查评估方法。

（一）睡眠日记

睡眠日记通过追踪患者较长时间内睡眠模式，有助于准确了解个人睡眠的具体情况和提供失眠的数字化资料，对失眠的诊断、治疗和研究极具价值，是目前既实用又经济、应用最广泛的睡眠评估方法之一。在失眠期间坚持为期 2 周的睡眠日记，有助于确定失眠类型和失眠原因，评估患者睡眠质量和睡眠 - 觉醒节律。

（二）睡眠质量评估

1. 匹兹堡睡眠质量指数（PSQI）　PSQI 由 19 个自我评问题和 5 个睡眠同伴评定问题组成，用于评定被试者最近 1 个月的睡眠质量，不仅可以评价一般人的睡眠行为和习惯，也可以用于睡眠障碍和精神障碍患者睡眠质量的综合评估。

2. 阿森斯失眠量表（Athens insomnia scale，AIS）　AIS 为国际公认的睡眠质量自测量表，具有较好的信效度和诊断效能，且具有简洁适用的特点，也是临床常用的睡眠障碍评估量表之一。它是以对睡眠的主观感受为主要评定内容，时间设定为过去 1 个月内每周至少发生 3 次，可用于公众睡眠质量状况调查。该量表共 8 个条目，每条从无到严重分为 0~4 分的 5 级评分，总分在 6 分以上为失眠。

3. 失眠严重程度指数(ISI) 用于评价失眠症状严重程度的自我感觉(包括初期、中期、后期睡眠)、睡眠满意度、日间功能损害程度、可察觉性的变化程度以及对睡眠问题的关注程度。该量表评估时间为近1个月,有7个条目,每条采用0~4分的五级评分法,总评分为28分,0~7分为无临床意义的失眠,8~14分轻度失眠,15~21分中度失眠,22~28分重度失眠。本量表设计简明,且具有良好的信度和效度,目前已成为临床研究者公认的失眠疗效评价工具。其缺点在于只能评价失眠的严重程度,而不能对睡眠质量进行评价。

(三)社会心理和健康状况评定

失眠患者大多伴有情绪问题,因此需要对失眠患者的情绪状态进行评估,常用HAMA、HAMD或SAS、SDS评定失眠患者的焦虑和抑郁状态。常用SF-36量表评定失眠患者的生活质量,反映失眠对日常生活的影响程度,用作观察疗效的工具。

(四)客观检查

1. 多导睡眠图(polysomnogram, PSG) PSG是一种无创检查方法,通过监测整夜的脑电、眼动、肌电、体动、呼吸、脉搏及血氧饱和度等,进行睡眠结构参数及睡眠进程参数分析,从而客观评价患者睡眠质量、睡眠时间、睡眠效率及睡眠分期,是睡眠障碍性疾病诊断的“金标准”。PSG不仅提供了一个评估睡眠和觉醒的方法,同时可以识别睡眠时是否发生异常生理事件,为睡眠障碍的诊断、分类和鉴别诊断提供客观依据。

2. 多次睡眠潜伏期试验(multiple sleep latency test, MSLT) MSLT是通过让患者白天进行一系列的小睡来客观判断其白天嗜睡程度的一种方法。整个试验包括5次小睡,每次20分钟,于8、10、12、14、16点开始,两次测试之间受试者应保持清醒。多用于发作性睡病和日间睡眠过度等疾病的诊断与鉴别诊断。

3. 体动记录仪(actigraph) 体动记录仪作为一种监测睡眠-觉醒状态的技术,具有经济、非侵入性、能在日常生活下持续监测等特点,多数智能穿戴设备已具备这一功能。它能够持续监测患者数周睡眠情况,并能反映患者昼夜节律的变化,也可以在无PSG监测条件时评估患者夜间总睡眠时间和睡眠模式。

七、推拿治疗

(一)治疗原则

失眠的推拿治疗以调和脏腑阴阳、宁心镇静安神为原则,对于不同原因导致的失眠,需要通过不同的治法治疗。若心脾两虚则补益心脾,阴虚火旺则滋阴降火,肝郁化火则疏肝泻热,痰热内扰则化痰清热。在完善相关康复评估的基础上,在体表的相应经络、穴位施以按揉、推拿、摩擦等手法,改善脑部血液循环,调节自主神经,抑制大脑异常放电,使大脑皮层和皮下各级生命中枢处于最佳的协调状态,从而不同程度地增加有效睡眠时间和改善睡眠质量,消除失眠相关性日间功能损害,减少与失眠相关的躯体和精神障碍的共病风险。

(二)手法操作

1. 头面部推拿 头面部推拿可以舒筋活血,促进脑部气血充盈,达到健脑安神的目的。一项研究运用中医心理和催眠术以及推拿相结合的方法治疗失眠患者139例,结果显示通过推拿头面部来刺激各脏腑器官的功能恢复正常,对于控制失眠和改善睡眠质量有着良好的作用,且不易复发。头面部推拿以一指禅推法、揉法、抹法、按法、扫散法、拿法为主,可选择印堂、神庭、睛明、攒竹、太阳、角孙、风池等穴,每次治疗时间约20分钟,每日1次,2周为一疗程。手法操作:患者取坐位,医者用一指禅推法从印堂推至神庭,往返5~6遍;

从印堂向两侧沿眉弓推至太阳穴，往返 5~6 遍；从印堂开始沿眼眶周围治疗，往返 3~4 遍；沿上述部位用双手抹法治疗 5~6 遍；用拇指按揉印堂、攒竹、睛明、鱼腰、百会、安眠等穴各 1 分钟；用扫散法在头两侧胆经循行部位操作，每侧 20~30 次；拿五经、拿风池、拿肩井，时间 2~3 分钟。

2. 腹部推拿 腹部推拿可以补益人体的元气，调整元气的虚实和调畅其通行的道路，能从根本上恢复脏腑功能，对于脏腑功能失调引起的失眠，能起到根本性调整作用。一项以腹部推拿为主治疗失眠的随机对照试验，通过红外热成像观察到干预后患者热图分部趋于平衡，尤其是脑区头额部温度降低，而腹部温度升高。腹部推拿常用手法包括摩腹、揉腹、运腹、振腹等手法，可选择天枢、中脘、气海、关元等穴，每次治疗时间约 20 分钟，每日 1 次，2 周为一疗程。手法操作：①鱼际环揉全腹法：患者取仰卧位，医者立于一侧，以鱼际着力于腹部，腕关节略背伸，肘关节微屈，前臂主动运动，围绕脐部按照顺时针方向做圆周运动并逐渐向外扩展，揉遍整个腹部，操作时间约 10 分钟；②拿揉腹直肌法：医者自上而下使用双手的手指用力提拉并揉捏患者两侧腹直肌的幽门穴到横骨穴，操作时间约 5 分钟；③三指揉丹田法：医者使用示、中、环指轻轻按压丹田处，然后以肘关节为支点，摆动前臂带动腕关节使三指在丹田处做环形的揉动，操作时间约 5 分钟。

3. 体部推拿 体部推拿以按揉、拿揉、点按、㨰法为主，施术部位以腰背部为主，每次治疗时间约 20 分钟，每日 1 次，2 周为一疗程。手法操作：患者俯卧位，医者立于其一侧，用㨰法施术于患者腰背部 5 分钟，按揉心俞、肝俞、脾俞、胃俞、肾俞、命门等穴各 1 分钟；用掌推法从背部沿脊柱自上而下推至腰骶部，反复操作 5~10 遍，掌擦腰背部膀胱经，以透热为度；拍击腰背部，以局部皮肤潮红为度。

4. 经穴推拿 一项运用经穴推拿治疗 74 例失眠患者的 RCT 研究总有效率达 90.5%，显示通过推拿手法刺激人体的这些穴位，可调节神经系统功能，增强大脑皮层的神经抑制过程。经穴推拿是按照穴位和经络的循行进行操作，主要以一指禅偏峰推法、揉法、抹法、扫散法、拿法等手法为主，并以手指施力，摩、分、合、掐、捏为其手法处方主要特点。常选择头面部、背部、四肢部经络、腧穴为主要操作部位，穴位处方包括百会、印堂、神庭、睛明、鱼腰、攒竹、太阳、风池、安眠、肩井等。

5. 耳穴推拿 失眠患者会在耳部相应部位出现阳性反应点，对耳穴实施合理手法刺激具有调整阴阳平衡、调畅气血、安神镇静作用，同时可以通过丘脑系统调节交感神经和副交感神经，调节大脑皮层兴奋与抑制功能，最终回到平衡状态。耳穴推拿以按、揉、捏、搓等手法为主，可选择神门、肝、肾、心、脾、皮质下、交感等耳穴，每次治疗时间约 20 分钟，每日 1 次，2 周为一疗程。手法操作：①搓耳根：用示、中指贴于耳根前后部，共搓 1 分钟，以耳根发热为度；②捻耳：以拇、示指指面同时捻揉两耳轮及耳垂，从耳尖至耳垂共捻揉 1 分钟，以两耳发热为度；③压耳：两手掌先按压两耳，掌心对准耳道，四指贴于枕后，作缓慢重按，在缓慢放开，反复操作 3~5 次；④鸣天鼓：两手掩耳，以示指压在中指上，用示指拨弹脑后两枕骨做响声，反复操作 30 次；⑤按揉耳周穴位：用两示指分别按揉两侧耳门、听宫、听会、翳风等穴，以局部酸胀为度；⑥按揉耳穴：拇、示指相对按压、按揉神门、肝、肾、心、脾、皮质下、交感等耳穴各 1 分钟，手法轻柔和缓。

6. 足部推拿 人体各组织器官在足部也有相对应的反射区域，通过对足部推拿相关穴位或反射区，可以改善血液循环，促进新陈代谢，调节内分泌功能，使良性神经冲动传入神经中枢的同时，阻断病理冲动的传入，纠正病理恶性循环，从而消除疲劳，缓解紧张情绪，大脑得到放松，失眠得以治愈。足部推拿以按、揉、点、推、拿等手法为主，可选择头、脑、心脏、肝脏、肾脏、脾脏、肾上腺、输尿管、膀胱等反射区，每次治疗时间约20~30分钟，每日1次，2周为一疗程。手法操作：①患者取坐位，先用40℃温热水泡脚10分钟；②患者取仰卧位，医者双手掌依次在足背、足内侧、足底及足跟部轻推3~5遍，以微微发热为度，并拿捏跟腱，按揉照海、太溪、行间、隐白、涌泉等穴各1分钟；③两手握双足上部，四指在前、拇指在后，分理五趾并捏各趾缝3~5遍；④做踝关节环状运动，然后将双足尖相互交叉，同一方向向左、向右、上推、下压3~5遍；⑤一手握其左足，另一手以示指第一指间关节之顶点或拇指指腹施力，先点按左肾、输尿管、膀胱反射区3~5遍，再点按其他穴位及反射区，使局部有温热和酸胀麻的感觉为度。再换右足操作。

（三）辨证加减

1. 心脾两虚　加按揉和点按神门、天枢、足三里、三阴交等穴各1分钟，手法要缓慢深沉，以局部酸胀为度；直擦背部督脉，以透热为度。

2. 心肾不交　加拇指推两侧桥弓各1分钟；掌擦两侧涌泉。

3. 肝郁化火　加按揉和点按肝俞、胆俞、期门、章门、太冲等穴各1分钟，以局部酸胀为度；掌搓两胁肋部，以透热为度。

4. 痰热内扰　加按揉和点按神门、内关、足三里、丰隆等穴各1分钟，以局部酸胀为度；横擦脾俞、胃俞及骶部八髎穴，以透热为度。

八、康复护理

对于失眠的患者一般宜采取基础护理与中医特色护理相结合。基础护理主要侧重于对行为模式和心理状态的干预，可采取必要的认知行为措施及时改善患者认知偏差，提高保持良好睡眠习惯的自觉性，积极主动配合养成良好睡眠习惯。中医特色护理包括辨证施护、运用中医特色护理技术等，包括耳穴压豆、拔罐、药膳等。同时，护理人员要关怀和体贴患者，及时掌握患者心理动态，了解其心理需要，向其说明睡前消除不安和紧张的重要性，帮助患者发觉和认识自己的恐惧和忧虑，保持精神安定，促进睡眠。

九、预防及预后

失眠症预防的首要措施是保证良好的睡眠习惯和健康的生活方式，同时注意睡眠的姿势、用具、时间和环境等影响因素，适当进行体育锻炼，对预防失眠也可以起到一定的辅助作用。失眠症的预后一般较好，但因病情不一，结果亦不相同。部分病情单纯、病程较短者收效较快，大多数病情复杂且病程较长者，短期多难治愈，且病因难除或治疗失当，易使病情更加复杂，治疗难度亦随之增加。

（吴兴全）

参考文献

[1] 中华医学会神经病学分会，中华神经科杂志编辑委员会．眩晕诊治专家共识．中华神经科杂志，2010，43(5)：369-374.

[2] 宋柏林，于天源．推拿治疗学．北京：人民卫生出版社，2013.

[3] 中华医学会神经病学分会，中华神经科杂志编辑委员会．眩晕诊治多学科专家共识．中华神经科杂志，

2017，50：805-812.

[4] 中华中医药学会．中医内科常见病诊疗指南．北京：中国中医药出版社，2008.

[5] 郝亚兴，罗华送，王睿，等．正骨治疗椎动脉型颈椎病疗效的 Meta 分析．亚太传统医药，2018，14(8)：85-88.

[6] 吴秋君，李华南，张玮，等．腹部推拿治疗痰浊阻络型椎动脉型颈椎病的随机对照试验．中华中医药学刊，2017，35(8)：2006-2009.

[7] 刘博，杨旭，周荣斌，等．眩晕急诊诊断与治疗专家共识．中华急诊医学杂志，2018，27(3)：248-253.

[8] 费樱平，郑芸．眩晕与睡眠障碍的研究进展．临床耳鼻咽喉头颈外科杂志，2019，33(12)：1214-1216，1220.

[9] FORGERON P A, KING S, STINSON J N, et al. Social functioning and peer relationships in children and adolescents with chronic pain: a systematic review. Pain Res Manage, 2016, 15(1): 27-40.

[10] Fakhrudin Faizi, Abbas Tavallaee, Aboulfazl Rahimi, et al. Psychiatric Comorbidities and Environmental Triggers in Patients with Chronic Daily Headache: A Lifestyle Study. Iranian Journal of Psychiatry, 2017, 12(1): 29-35.

[11] Saylor Deanna, Steiner Timothy J. The Global Burden of Headache. Semin Neurol, 2018, 38(2): 182-190.

[12] 李舜伟，李焰生，刘若卓，等．中国偏头痛诊断治疗指南．中国疼痛医学杂志，2011，17(2)：65-86.

[13] 倪进军，赵艳敏，王铃清．偏头痛中医分期治疗与辨证分型研究的不足及对策．辽宁中医杂志，2014，41(8)：1632-1634.

[14] 中国医师协会神经内科医师分会疼痛和感觉障碍学组，中国医药教育协会眩晕专业委员会，中国研究型医院学会头痛与感觉障碍专业委员会．前庭性偏头痛诊治专家共识(2018)．中国疼痛医学杂志，2018，24(7)：481-488.

[15] GBD 2015 DALYs and HALE Collaborators. Global, regional, and national disability-adjusted life-years (DALYs) for 315 diseases and injuries and healthy life expectancy (HALE), 1990-2015: a systematic analysis for the Global Burden of Disease Study 2015. Lancet, 2016, 388(10053): 1603-1658.

[16] Deanna Saylor, Timothy J Steiner. The Global Burden of Headache. Semin Neurol, 2018, 38(2): 182-190.

[17] 中华医学会呼吸病学分会哮喘学组．咳嗽的诊断与治疗指南(2015 版)[S]，2016.

[18] 罗炜，赵华嗣，易芳，等．第二届国际咳嗽会议纪要．中华结核和呼吸杂志，2017，40(5)：395-398.

[19] 何成奇，吴毅．内外科疾病康复学．第 3 版．北京：人民卫生出版社，2018.

[20] 方秀才，柯美云，罗金燕，等．中国慢性便秘的诊治指南(2007，扬州)．中华消化杂志，2007，27(9)：619-622.

[21] 中华医学会消化病学分会胃肠动力学组，功能性胃肠病协作组．中国慢性便秘专家共识意见(2019，广州)．中华消化杂志，2019，39(9)：577-598.

[22] 李军祥，陈誩，柯晓．功能性便秘中西医结合诊疗共识意见(2017 年)．中国中西医结合消化杂志，2018，26(1)：18-26.

[23] Rentz A M, van Hanswijck de Jonge P, Leyendecker P, et al. Observational, nonintervention, multicenter study for validation of the Bowel Function Index for constipation in European countries. Curr Med Res Opin, 2011, 27(1): 35-44.

[24] 中华医学会神经病学分会睡眠障碍学组．中国成人失眠诊断与治疗指南．中华神经科杂志，2012，45(7)：534-540.

[25] 中国睡眠研究会．中国失眠症诊断和治疗指南．中华医学杂志，2017，97(24)：1844-1856.

[26] 中国中医科学院失眠症中医临床实践指南课题组．失眠症中医临床实践指南（WHO/WPO）．世界睡眠医学杂志，2016，3（1）：8-25.

[27] 苏亮，陆峥．2017 年中国失眠症诊断和治疗指南解读．世界临床药物，2018，39（4）：217-222.

[28] 范肖冬，汪向东，于欣．ICD-10 精神与行为障碍分类．第 9 版．北京：人民卫生出版社，1993：145.

[29] 中华医学会精神科分会．CCMD-3 中国精神障碍分类及诊断标准．第 4 版．济南：山东科学技术出版社，2001：65.

[30] 庄琼霞．中医推拿疗法治疗失眠的临床疗效及安全性．临床合理用药杂志，2020，13（22）：111-112.

第五章 儿科疾病

第一节 先天性肌性斜颈

一、概述

先天性肌性斜颈（congenital muscular torticollis，CMT）是小儿斜颈中最常见的一种慢性疾病，又称小儿肌性斜颈、原发性斜颈，与先天性髋关节脱位、马蹄足并称为小儿骨骼肌肉系统的三大先天性畸形疾病。其典型特征是由于单侧胸锁乳突肌（sternocleidomastoid，SCM）短缩导致头部旋转 / 侧转向一侧，颈部旋转 / 侧转向另一侧，可伴有其他神经或肌肉骨骼疾病。颅面不对称是一种共患的损害，这种体位畸形常在出生不久后出现，高达 90% 的先天性肌性斜颈患儿存在面部、耳和下颌不对称风险。早期识别和早期诊治对预防继发性头、脸、颈椎畸形等并发症是至关重要的，如不及时治疗，畸形逐渐加重将对患儿心理和生活带来不良影响。

二、定义

先天性肌性斜颈是由于一侧胸锁乳突肌短缩而引起以头顶部向患侧倾斜、颜面向健侧旋转、下颌部指向健侧肩关节为主要临床表现的一种常见小儿疾病，多数患儿患侧胸锁乳突肌可触及硬结或肿块。属于中医学“筋缩”“筋结”等范畴。

三、流行病学

肌性斜颈多为先天性，其发病率为 0.3%~1.9%，男童多于女童，多为单侧发病，偶有双侧同时发病。研究报道首次发现病变的年龄中位数为 15 天，88.2% 的患儿在 3 个月内发病。先天性肌性斜颈患儿伴发髋关节畸形、多指（趾）畸形、肌肉发育不良及下颌骨发育不良等其他畸形的发生率较高，先天性髋关节脱位和髋臼发育不良患儿中有 0.6%~20% 合并有先天性肌性斜颈，且两者常发生在同侧。胎位异常是先天性肌性斜颈的重要危险因素，先天性肌性斜颈患儿宫内臀位发生率约 20%~30%。

四、病因病理

先天性肌性斜颈的病因不清，一般认为本病的直接原因是胸锁乳突肌的纤维化导致挛缩与变短，但引起此肌纤维化的真正原因尚不清楚，可能与产伤、局部缺血、静脉闭塞、宫内胎位不正、遗传等多种因素有关。胎儿在娩出过程中受到产道挤压或产钳助产牵拉时易损伤一侧胸锁乳突肌，肌肉受损后出现血肿并机化或肌肉撕裂造成组织纤维化，最后引起挛缩。胎位异常引起动脉或静脉阻塞，导致胸锁乳突肌缺血或瘀血，并继发肌筋膜间室综合征，最后肌肉纤维化而挛缩。

中医学认为该病的主要病因病机由于胎儿先天禀赋不足，胎位不正，气血运行不畅，脉络受阻，局部筋脉缺少濡养而致颈筋结聚，造成筋缩；或孕妇不慎跌仆闪挫，损害胎儿颈部筋脉，气血运行不畅，气滞血瘀，瘀血停滞，日久形成颈部筋结。

五、诊断

参考中华医学会编著《临床诊疗指南·小儿外科学分册》和潘少川主编《实用小儿骨科学》（第3版）进行诊断，按有无肿块分为肿块型和非肿块型。

1. 病史 多有臀位产伤史。

2. 症状 ①主症：头向患侧倾斜，颜面向健侧旋转，下颌部指向健侧肩关节；②次症：患儿头面部及脊柱可出现适应性结构改变，如出现两侧颜面及眼裂大小不一，健侧枕部较患侧更为扁平，上胸段脊柱发生代偿性侧弯。

3. 体征 患侧胸锁乳突肌紧张，或出现挛缩、增粗、变硬等变化，颈椎向患侧旋转及向健侧侧弯受限。

4. 超声检查 患侧胸锁乳突肌增粗、增厚，或可探及肌性包块，肌纹理增粗、紊乱。

六、康复评定

（一）临床评定

对于怀疑或确诊先天性肌性斜颈的患儿，医生需记录家长或照顾者对患儿的照顾情况，包括喂养方向的偏好、患儿睡姿、日常俯卧位的时间等。检查患儿姿势，针对不同年龄特点，检查支撑或无支撑下仰卧、俯卧、坐位及站立时身体的对称性。此外，需观察患儿皮肤完整性，颈部和臀部皮肤褶皱的对称性，检查头骨形状和颅面对称性。

（二）颈部关节活动度评定

通常应用量角器测定颈部关节活动度，包括被动侧屈、被动旋转活动度的评定。3岁以下儿童的正常颈部被动侧屈角度为65°~75°，正常颈部被动旋转角度为100°~110°，而大年龄儿童的正常颈部被动侧屈角度为45°，正常颈部被动旋转角度为90°。

（三）运动发育功能评定

0~18月龄儿童可使用Alberta婴儿运动量表（Alberta infant motor scale，AIMS）对患儿从出生到独立行走期间的运动发育进行评定。如果4月龄婴儿AIMS得分对应的百分位范围 <10%，或6月龄、8月龄婴儿百分位范围 <5%，则说明患儿存在运动发育异常风险。18月龄以上儿童可使用Peabody运动发育量表（Peabody motor development scale，PMDS-2）对患儿的粗大运动功能、精细运动功能进行评定。

（四）影像学评定

超声检查在先天性肌性斜颈的诊断、预后评估及病情动态观察等方面有重要作用。先天性肌性斜颈患儿超声声像图表现为患侧胸锁乳突肌中下段呈梭形增粗，内部探及肿块回声和/或肌肉条纹增粗、变短、扭曲，甚至中断。

（五）电生理学评定

表面肌电图检查是一种无创的检查、评估方法，检测和评价肌肉功能状况特征具有较好的可靠性。胸锁乳突肌表面肌电信号的检测，可以辅助进行先天性肌性斜颈患儿病变部位肌肉功能状况和疗效的评价。

七、推拿治疗

（一）治疗原则

针对肿块型先天性肌性斜颈，主要以软坚消肿散结为治则，施以点摩法、按揉推法、弹拨法、提捏拿法、牵拉法等着实有力手法治疗；针对非肿块型先天性肌性斜颈，主要以舒筋缓拘、牵张患肌为治则，施以点摩法、按揉推法、提捏拿法、牵拉法等轻柔和缓手法治疗。各家流派在治疗先天性肌性斜颈中推拿手法的应用主要还是遵循了“松、顺、动”的推拿原则，不外乎“一揉二捏三牵四转”为主的推拿流程，以避免和减轻头面和颈肩部畸形的发生。

（二）手法操作

1. 非肿块型　医者在患儿身后，为保护患儿皮肤，以医用滑石粉或爽身粉作为推拿介质。一手扶于患儿头顶，另一手拇指按揉患儿患侧肩上斜方肌和肩胛内侧，其余四指沿胸锁乳突肌起点至止点来回揉动，然后轻柔弹拨、拨揉胸锁乳突肌，重点弹拨胸锁乳突肌的起止点，按揉法和弹拨法交替使用，频率为 100~120 次 /min，持续操作 5 分钟；拿捏患侧胸锁乳突肌，重点拿捏挛缩部位，频率为 100~120 次 /min，手法由轻逐渐加重，用力须适当，持续操作 5 分钟，操作时观察患儿反应和局部皮肤状况，避免损伤皮肤，避免过度用力造成疼痛；医者一手扶住患儿患侧枕后部，另一手扶住健侧下颌部，使患儿头部向患侧作缓和地被动旋转运动，逐渐拉长患侧胸锁乳突肌，手法轻柔，反复操作 5~10 次。每次治疗时间约 20 分钟，每日 1 次，2 周为一疗程。

2. 肿块型　小于 3 月龄的患儿取仰卧位，医者坐于患儿头顶侧；3 月龄及以上患儿亦可采取坐位，医者坐于患儿背侧。患儿头面部转向健侧，充分暴露患侧胸锁乳突肌。以医用滑石粉或爽身粉作为推拿介质，以肿块处为操作重点。①点摩法：医者先用中指指腹点摩翳风、扶突、缺盆穴各 1 分钟，后用示、中、环指三指指腹点摩患侧颜面及颈部，频率为 100~120 次 /min，持续操作 2 分钟。②按揉法：用示、中指指腹按揉患侧胸锁乳突肌、斜方肌上 1/3 部分及颈后肌群，同时按揉人迎、水突、扶突、肩井及风池穴，以胸锁乳突肌肿块处为操作重点，频率为 120~160 次 /min，持续操作 5 分钟。③弹拨法：用示、中指固定肿块一侧，然后用拇指深按肿块进行垂直方向的往返拨动，持续操作 5 分钟。④捏拿法：用拇、示、中指三指捏拿肿块，拇指螺纹面与示、中指指腹相对用力，捏住胸锁乳突肌肿块部位，做有节奏地轻重交替的捏拿动作，持续操作 2 分钟。⑤牵拉法：3 月龄内患儿仍取仰卧位，家长协助固定患儿双肩；3 月龄及以上患儿可采取坐位，家长双手扶持患儿胸腰部。医者一手托患儿头后枕部，另一手托下颌部，双手配合使患儿头部转向患侧，侧旋转角度 45° 左右，停顿 3 秒后逐渐放松；然后一手扶于患儿头后枕部，另一手按压住其患侧肩部，双手同时反方向用力，使患儿头部向健侧牵拉，侧屈 45° 左右，停顿 3 秒后逐渐放松，反复操作 20 次。⑥结束手法：用拇指按揉放松患侧胸锁乳突肌及颈肩部肌群，频率为 100~120 次 /min，持续操作 2 分钟。每次治疗时间约 30 分钟，每日 1 次，2 周为一疗程。

八、康复护理

1. 睡姿指导　指导家长注意让患儿保持正确的睡眠姿势，可利用枕头或行头部牵引等固定患儿睡眠姿势，使头部和脊椎在同一条水平线上，避免患儿出现左右翻身压迫颈部神经，导致出现斜颈加重情况。

2. 健康指导　家庭日常生活中，注意营养均衡，避免剧烈的运动。家长需要配合纠正患儿姿势，喂奶或者抱孩子时注意调整患儿头部姿势，避免长时间偏向一侧。还可以利用玩具、灯光等使患儿注意力得到吸引，从而引导其头部转向患侧以获得拉伸颈部肌肉的效果。

3. 家长指导　护理人员应及时向患儿家长讲解病情以及治疗相关内容，及时解答患者疑问，使家长充分了解和掌握推拿治疗的科学性和可靠性，指导家长掌握日常康复训练要领，从而提高治疗配合度，加快患儿康复速度。

九、预防及预后

肌性斜颈大多为先天性，胎位不正是其中一个较为常见的病因，所以产妇孕期时应注意良好的坐姿及参加适量的运动。临床上最主要是要做到早期发现、早期诊断、早期治疗，防止给患儿带来进一步的损伤。本病经过推拿治疗预后良好，大多数患儿可以完全治愈。极个别患儿因病程长、肿块大、质地硬而效果不佳，且畸形明显者，应考虑外科手术治疗。

（华浩昌）

第二节　脑性瘫痪

一、概述

脑性瘫痪（cerebral palsy，CP）简称脑瘫，是儿童常见的神经和肌肉系统痉挛性疾患，由发育不成熟的大脑（产前、产时或产后）、先天性发育缺陷（如畸形、宫内感染）或损伤（如早产、低出生体重、窒息、缺氧缺血性脑病、核黄疸、外伤、感染）等非进行性脑损伤所致，以神经和肌肉系统在肌张力、肌力、协调性和运动模式等方面的功能障碍为特点。尽管该病本身不会进展，但随着中枢神经系统发育成熟，其临床表现可发生一定程度的变化，并可发生继发性损伤。

二、定义

依据2006版国际脑瘫定义的原则，第六届全国儿童康复、第十三届全国小儿脑瘫康复学术会议于2014年4月通过了我国脑性瘫痪定义：脑性瘫痪是一组持续存在的中枢性运动和姿势发育障碍、活动受限综合征，这种综合征是由于发育中的胎儿或婴幼儿脑部非进行性损伤所致。脑瘫的运动障碍常伴有感觉、知觉、认知、交流和行为障碍，以及癫痫和继发性肌肉、骨骼问题。属于中医学“五迟”“五软”“五硬”等范畴。

三、流行病学

2013年中国12省（市、自治区）32万余名1~6岁儿童进行了脑瘫流行病学调查，结果显示脑瘫患病率为2.46‰，与国际平均水平2‰相吻合。截至2018年，我国有脑瘫患儿400万~500万，致残率为42%~45%，每年新增脑瘫患儿3万~4万。据世界卫生组织数据统计，每年有0.5%的新生儿发生脑瘫，并且以4.6万/年速度递增，已成为严重的公共卫生问题。由于现代医疗水平的提高和康复理念的普及，新生儿死亡率下降，部分高危脑损伤患儿得以存活，导致脑瘫发病率及患病率有所增加，然而仍有近 20% 的脑瘫患儿未能得到早期识别和诊治，给家庭和社会带来沉重的经济负担。

四、病因病理

脑瘫的直接原因是脑损伤和脑发育缺陷，高危因素包括遗传因素、早产、围产期缺氧、出生前使用违禁药物以及脑发育异常。造成脑损伤和脑发育缺陷的时间可划分为三个阶段，即出生前、围生期和出生后。脑瘫的出生前原因约占 20%，围生期原因占 70%~80%，出生后原因占 15%~20%。一般认为，窒息、未成熟儿、重症黄疸为脑瘫的三大主要致病因素，其病理变化没有固定的表现，而且不同病例的病理表现不完全一样。痉挛型脑性瘫痪主要由于大脑上运动神经元损伤，致与该受损神经相关的肌肉肌张力过高，出现肢体痉挛、运动障碍、姿势异常，痉挛还可能导致肌肉短缩、关节畸形、挛缩、关节脱位等，进而导致患儿运动障碍加剧，日常生活困难，易引起疼痛和疲劳，严重影响患儿生活质量。

中医学认为本病的病因主要有先天禀赋不足、肝肾亏虚，亦有后天调养失当、气血虚弱。基本病机总为五脏不足，气血虚弱，精髓不充，导致生长发育障碍。

五、诊断

（一）西医诊断

可根据患儿病史、症状、体征及影像学检查结果，参考中国康复医学会儿童康复专业委员会及中国残疾人康复协会小儿脑性瘫痪康复专业委员会《中国脑性瘫痪康复指南（2015）》诊断标准进行西医诊断，将脑性瘫痪分为痉挛型四肢瘫、痉挛型双瘫、痉挛型偏瘫、不随意运动型、共济失调型和混合型，并采用粗大运动功能分级系统（gross motor function classification system，GMFCS）将脑瘫患儿分为 5 个年龄组（0~2 岁、2~4 岁、4~6 岁、6~12 岁、12~18 岁），每个年龄组根据患儿运动功能从高至低分为 5 个级别（Ⅰ级、Ⅱ级、Ⅲ级、Ⅳ级、Ⅴ级），级别越高运动功能越差。

1. 必备条件

（1）中枢性运动障碍：持续存在，婴幼儿脑发育早期（不成熟期）发生抬头、翻身、坐、爬、站和走等大运动功能和精细运动功能障碍，或显著发育落后。功能障碍是持久性、非进行性，但并非一成不变，轻症可逐渐缓解，重症可逐渐加重，最后可致肌肉、关节的继发性损伤。

（2）运动和姿势发育异常：包括动态和静态，以及俯卧位、仰卧位、坐位和立位时的姿势异常，应根据不同年龄段的姿势发育而判断。运动时出现运动模式的异常。

（3）反射发育异常：主要表现有原始反射延缓消失和立直反射（如保护性伸展反射）及平衡反应的延迟出现或不出现，可有病理反射阳性。

（4）肌张力及肌力异常：大多数脑瘫患儿的肌力是降低的，痉挛型脑瘫肌张力增高、不随意运动型脑瘫肌张力变化（在兴奋或运动时增高，安静时减低）。可通过检查腱反射、静止性肌张力、姿势性肌张力和运动性肌张力来判断。主要通过检查肌肉硬度、手掌屈角、双下肢股角、腘窝角、肢体运动幅度、关节伸展度、足背屈角、围巾征和跟耳试验等确认。

2. 参考条件

（1）有引起脑瘫的病因学依据。

（2）可有头颅影像学佐证。

脑性瘫痪的诊断当具备上述4项必备条件，参考条件帮助寻找病因。

3. 临床分型

（1）痉挛型四肢瘫（spastic quadriplegia）：以锥体系受损为主，包括皮质运动区损伤。牵张反射亢进是本型的特征，四肢肌张力增高，上肢背伸、内收、内旋，拇指内收，躯干前屈，下肢内收、内旋、交叉、膝关节屈曲、剪刀步、尖足、足内外翻，拱背坐，腱反射亢进、踝阵挛、折刀征和锥体束征等。

（2）痉挛型双瘫（spastic diplegia）：症状同痉挛型四肢瘫，主要表现为双下肢痉挛及功能障碍重于双上肢。

（3）痉挛型偏瘫（spastic hemiplegia）：症状同痉挛型四肢瘫，表现在一侧肢体。

（4）不随意运动型（dyskinetic）：以锥体外系受损为主，主要包括舞蹈性手足徐动和肌张力障碍。该型最明显特征是非对称性姿势，头部和四肢出现不随意运动，即进行某种动作时常夹杂许多多余动作，四肢、头部不停地晃动，难以自我控制。该型肌张力可高可低，可随年龄改变。腱反射正常、紧张性迷路反射（tonic labyrinthine reflex，TLR）阳性、非对称性紧张性颈反射（asymmetrical tonic neck reflex，ATNR）阳性。静止时肌张力低下，随意运动时增强，对刺激敏感，表情奇特，挤眉弄眼，颈部不稳定，构音与发音障碍，流涎、摄食困难，婴儿期多表现为肌张力低下。

（5）共济失调型（ataxia）：以小脑受损为主，以及锥体系、锥体外系损伤。主要特点是由于运动感觉和平衡感觉障碍造成不协调运动。为获得平衡，两脚左右分离较远，步态蹒跚，方向性差。运动笨拙、不协调，可有意向性震颤及眼球震颤，平衡障碍、站立时重心在足跟部、基底宽、醉汉步态、身体僵硬。肌张力可偏低、运动速度慢、头部活动少、分离动作差。闭目难立征阳性、指鼻试验阳性、腱反射正常。

（6）混合型（mixed types）：具有以上两型以上的特点。

（二）中医诊断

可参考中华中医药学会2012年以行业标准发布实施的《中医儿科常见病诊疗指南》进行中医诊断，将痉挛型脑性瘫痪辨证分为肝肾亏损证、心脾两虚证、痰瘀阻滞证、脾虚肝亢证、脾肾虚弱证等证型。

1. 肝肾亏损证　①主症：反应迟钝，肢体僵硬，筋脉拘挛，屈伸不利，头颅方大，囟门迟闭；②次症：目无神采，或伴易惊，夜卧不安，盗汗；③舌脉：舌质淡，苔少，脉沉细无力，指纹淡红。

2. 心脾两虚证　①主症：肢体活动不利，精神呆滞，吐舌，口角流涎；②次症：或伴神疲体倦，面色不华，食少纳差，大便秘结；③舌脉：舌质胖，苔少，脉细缓或细弱，指纹淡红。

3. 痰瘀阻滞证　①主症：肢体僵硬，筋脉拘挛，活动受限；②次症：或伴有吞咽困难，喉间痰鸣，口角流涎，或伴癫痫发作；③舌脉：舌胖有瘀斑瘀点，苔厚腻，脉沉涩或脉沉滑，指纹暗滞。

4. 脾虚肝亢证　①主症：肢体扭转，表情怪异，四肢抽动，时作时止，伴手足震颤；②次症：或吞咽困难，言语不利，口角流涎，或伴面色萎黄，神疲乏力，不思饮食，大便稀溏；③舌脉：舌淡，苔白，脉沉细或弦细，指纹淡红。

5. 脾肾虚弱证　①主症：出牙延迟，囟门迟闭，头颅方大，鸡胸龟背，肋骨串珠；②次症：多卧少动，言语低微，神疲倦怠，面色不华，纳呆食少，便溏，小便清长；③舌脉：舌淡红，苔薄白，脉沉细无力，指纹色淡。

六、康复评定

（一）身体功能与结构评定

身体功能与结构评定包括肌力评定、肌张力及痉挛评定、神经学检查、关节活动功能评定、姿势与运动发育评定及其他评定。

1. 肌力评定　可采用徒手肌力检查（MMT）进行主观肌力评定，通过一定动作姿势对肌群肌力评定、观察抗重力伸展及屈曲能力等，也可采用握力计或等速肌力测试仪等器械进行客观肌力评定。

2. 肌张力及痉挛评定　在患儿安静时，通过观察肌肉外观、触诊肌肉硬度、观察关节摆动度、检查关节伸张性等进行主观评定；也可在患儿活动时，通过观察姿势变化及主动运动模式，应用改良 Ashworth 量表或综合痉挛量表等进行主观评定。

3. 神经学检查　包括神经反射，如原始反射及矫正反应、平衡反应、保护伸展反应和共济运动等检查。

4. 关节活动功能评定　应用量角器测量关节活动范围，测量被动关节活动度时还应同时测量主动运动的关节活动范围，并与前者进行比较。同时注意辨别关节是否存变形与挛缩，包括测量肢体长度及肢体周径等。

5. 姿势与运动发育评定　采用不同体位（俯卧位、仰卧位、坐位、立位）进行姿势与运动发育评定，并根据患儿的年龄及临床特点进行体位转换（如翻身、四爬、高爬、跪立位、立位以及行走等不同体位），采用 Fugl-Meyer 平衡功能评定、观察法或协调性试验方法进行平衡与协调功能评定。若患儿具备步行能力，可采用定性步态分析仪、足印分析法或三维步态仪进行步态分析。

6. 其他评定　脑性瘫痪可伴有智力发育障碍、语言障碍、吞咽障碍、癫痫及继发性肌肉、骨骼问题等，临床可根据患儿临床表现和需求，进行相关评定。

（二）活动与参与的评定

活动与参与的评定包括粗大运动功能评定、精细运动功能评定、日常生活活动功能、沟通交流能力及社会生活能力评定。

1. 粗大运动功能评定　粗大运动功能包括保持和改变身体姿势、移动运动、下肢移动物体、步行运动进行移动、其他方式（如爬行、跑、跳跃等）进行移动、在不同场合进行移动等功能。采用 GM Trust 全身运动评估（general movements，GMs）、Alberta 婴儿运动量表（Alberta infant motor scale，AIMS）、Peabody 运动发育评定量表（Peabody developmental motor scale-Ⅱ，PDMS-2）、粗大运动功能评定量表（gross motor function measure，GMFM）、粗大运动功能分级系统（gross motor function classification system，GMFCS）等进行粗大运动功能评定，还可采用丹佛发育筛查测验量表（DDST）、Gesell 发育量表、Bayley 婴幼儿发展量表中的运动部分进行评定。

2. 精细运动功能评定　包括手的精细运动、上肢精细运动、足的精巧使用。采用脑瘫儿童手功能分级系统（manual ability classification system for children with cerebral palsy，MACS）、Peabody 精细运动发育量表（Peabody developmental motor scales-fine motor，PDMS-FM）、精细运动功能评定量表（fine motor function measure scale，FMFM）、精细运动分级（the bimanual fine motor function，BFMF）、House 上肢实用功能分级法（House classification of upper extremity functional use）、上肢技能质量评定量表（quality of upper extremity skills test，QUEST）

等进行精细运动功能评定。

3. 日常生活活动功能及社会生活能力评定 包括穿衣、吃饭、喝水、如厕、社会交往等。采用中国康复研究中心 ADL 评定量表、儿童功能独立性评定量表(Wee function independent measurement, WeeFIM)、残疾儿童能力评定量表中文版(pediatric evaluation of disability inventory, PEDI)、脑瘫儿童日常生活活动能力评定表等进行评定。

(三)环境评定

主要包括矫形器和辅助用具、外界环境(如家庭环境、社区环境、人文环境等)对患儿的支持情况、患儿所需产品和技术评定等。

七、推拿治疗

(一)治疗原则

在完善相关康复评估的基础上,结合脑性瘫痪的病理特征、运动生理、肌肉解剖及穴位特性等施以推、运、揉、按、摩、掐、捏等手法进行治疗,促进脑瘫患儿运动及神经功能发育,降低肌张力,增强肌力,改善关节活动度,提高运动功能,纠正异常姿势,恢复日常活动和参与能力。脑性瘫痪的推拿治疗将循经推按与辨证施穴相结合,在推拿过程中做到掌不离皮肉,指不离经穴,轻重有度,先后有序。总的治疗原则:①因人制宜:根据患儿的不同病情、体质、年龄等选择不同的按摩手法;②平衡阴阳:通过手法调整患儿的阴阳平衡,促进患儿整体的正常发育;③调整脏腑:经络内同于脏腑,以整体观念指导手法循经推按、穴位点压等改善脏腑功能,促进运动及神经功能发育;④以柔克刚:对于肢体僵硬、痉挛严重的部位,推拿手法宜柔缓;⑤以刚制柔:对于肌张力低下、软弱无力的部位,推拿手法宜重着;⑥抑强扶弱:对于肌张力高的肌群采用柔缓手法以缓解痉挛,同时对其相应的拮抗肌群施以重着手法以提高肌力。

(二)基础操作

根据患儿的不同病情、体质、年龄、功能障碍情况等选择不同的推拿手法,注重辨证施治,放松性手法和兴奋性手法配合应用,对于肌张力高时宜用放松性手法,对于肌张力低时宜用兴奋性手法。一项纳入 9 个随机对照研究 627 名参与者的 Meta 分析表明,推拿治疗痉挛型小儿脑瘫的临床疗效优于单纯针灸、康复训练运动疗法,且安全性评价结果表明推拿治疗安全性较高。目前共有 4 项随机对照试验,共纳入 270 名受试者,研究结果表明通过循经推按、穴位点压、异常部位肌肉按摩、姿势矫正等疏通矫正手法,可以降低患儿肌张力,缓解肌肉痉挛,促进患儿运动发育。此外,对脑瘫患儿伴随症状采用循经点穴按摩、健脾益气按摩、捏脊、促肌力恢复按摩及关节活动度按摩等对症推拿,可以改善循环、缓解肌肉痉挛、增加关节活动度以及改善平衡能力。

1. 手法操作 ①循经推拿:以经络循行为依据,沿经络循行部位或肌肉走行方向施以推法、按法等复合手法,以推法为主,根据部位不同可选指推法、掌推法。②穴位点压:在全身各处重要穴位上施以点揉、按压等复合手法,对腧穴有较强的刺激。③异常部位肌肉按摩:对异常部位肌肉施以揉、按、滚、拍等手法,对肌张力高的肌群采用柔缓手法以缓解痉挛、降低肌张力,其相应的拮抗肌群采用重着手法以缓解并对抗痉挛;对肌力低下的肌群采用重着手法以提高肌力。④姿势矫正:以抑制为原则,采用扳法、摇法、拔伸法等手法进行对抗以促进脑瘫患儿肢体、关节活动,矫正异常姿势,恢复正常运动。按从头颈部、躯干部、上肢、下肢的顺序采用上述 4 种不同的手法,每次治疗时间 15~45 分钟,时间长短根据年龄、体质情况而定，每日1次，每周治疗6天，3个月为1个疗程。

2. 辨证论治 ①肝肾亏损证：可沿足太阳膀胱经（承扶至昆仑）、足少阳胆经（环跳至悬钟）进行循经推按，点按肝俞、肾俞、阳陵泉、悬钟、太溪、太冲等穴位；②心脾两虚证：可沿督脉（大椎至长强）、足阳明胃经（髀关至解溪）进行循经推按，点按心俞、脾俞、神门、三阴交、足三里、百会、四神聪等穴位；③痰瘀阻滞证：可沿足阳明胃经（髀关至解溪）、手太阴肺经（云门至鱼际）进行循经推按，点按足三里、阴陵泉、丰隆、血海、膈俞、肺俞等穴位；④脾虚肝亢证：可沿足阳明胃经（髀关至解溪）、足厥阴肝经（阴廉至太冲）进行循经推按，点按脾俞、肝俞、足三里、曲池、太冲等穴位；⑤脾肾虚弱证：可沿足阳明胃经（髀关至解溪）、手阳明大肠经（肩髃至合谷）进行循经推按，点按华佗夹脊穴、肾俞、脾俞、关元、气海、足三里、曲池等穴位。

（三）常见功能障碍的推拿治疗

1. 运动功能障碍 痉挛型脑性瘫痪是最典型和最常见的脑瘫类型，常表现为肌张力明显增高、关节僵硬、腱反射亢进等运动功能障碍。一项纳入5个随机对照研究316名参与者的Meta分析结果的质量及推荐级别评价结果显示，在改善脑瘫患儿粗大运动功能方面，单纯中医推拿治疗或在对照组干预基础上进行单纯中医推拿治疗脑瘫患儿的临床疗效明显优于非中医推拿治疗的其他单项干预或综合干预的效果（Ⅰa级证据，A级推荐）。现代研究表明，推拿对脑瘫患儿运动及神经功能发育有促进作用，能降低肌张力和提高肌力，恢复肌肉组织的弹性和运动力学结构的平衡，改善骨和关节的活动性及稳定性，在临床上已被广泛用于治疗各类运动系统疾病。目前有7项随机对照研究，共纳入622名受试者，研究结果表明推拿可有效缓解肌肉痉挛症状，改善患儿关节活动度，促进运动功能发育，且安全性评价结果表明推拿治疗安全性较高。手法操作：①患儿仰卧位，医者用一指禅推法和手掌按揉法在下肢内外侧施术，强度适中，在保持正常关节肌肉位置的状态下用扳法和摇法逐步提高关节活动度，同时延展挛缩的肌肉和肌腱，主要集中在髋、膝和踝关节周围；上肢功能障碍者可增加肩、肘和腕关节的治疗。②患儿取俯卧位，在脊柱两侧用按揉法和指压法由上至下施术，促使患儿躯干重心下降；然后屈曲髋关节，用按压法和摇法在骨盆处施术，调整骨盆前后倾状态；再将患儿的双下肢置于大腿上，用一指禅推、按揉法和㨰法在下肢后侧施术，集中于膝关节屈肌群、跟腱和足底等部位；上肢功能障碍者可增加肩关节周围部位的治疗。③患儿取侧卧位，医者用牵拉法来增加患儿躯干的旋转能力和上下肢的伸展范围，纠正脊柱侧弯。推拿时注意保持正确的体位和姿势，每次治疗30分钟，每日1次，每周治疗6次，连续治疗3个月。临床除基本手法外，可酌情辨证选用“醒脑通络”“引带导督”“补髓揉筋”“健脾益肾”“四肢分筋”等特色推拿手法。

2. 平衡功能障碍 姿势异常是脑瘫的主要表现之一，肌张力及本体感觉障碍会影响其平衡能力，从而增加患儿跌倒的风险。现代研究表明，推拿能有效地改善患儿的神经敏感性，缓解肌肉痉挛并降低肌张力，提高粗大运动功能及平衡功能，同时能促进肌肉局部的血液循环，防止肌肉萎缩与失用。一项纳入60名受试者的临床随机对照试验证实，基于大脑皮质的代偿功能和可塑性，在背部的督脉和足太阳经、上肢的手阳明经以及下肢的足阳明经上施以推法、揉法、点法等推拿手法，同时加强髋、膝、踝关节多方向活动，可能刺激末梢神经诱发潜在神经通路开放和突触再生，调整因姿势异常所引起的平衡障碍，从而改善患儿平衡功能。手法操作：①背部：沿督脉和足太阳经推揉并点按大椎、肝俞、脾俞、肾俞、命门等穴；②上肢：沿手阳明经推揉并点按合谷、外关、手三里、曲池等穴，再为患儿做上肢被动运动，包括上臂上举、外展，前臂旋转，捻指关节等；③下肢：沿足阳明经推揉并点按梁丘、足三里、阳陵泉等穴，再为患儿放松下肢痉挛肌肉，包括下肢肌群的推揉，髋、膝、踝关节的被动运动及被动体位固定。每次治疗30分钟，每日1次，每周治疗5次，连续治疗3个月。

3. 智力障碍　智力障碍是脑瘫患儿常见的功能障碍，由此导致的智力低下不仅会影响其在学龄期及成年后的学习和工作能力，更会因为学习能力的低下和理解表达能力的不足而影响其运动功能和心理健康，给患儿自身及家庭造成沉重的负担。目前有4项临床随机对照试验，共纳入276名受试者，研究结果表明推拿配合智力康复训练治疗脑瘫伴智力障碍具有确切的临床疗效，可明显提高患儿智力发育水平、运动功能和日常生活能力。临床治疗多以补益肝肾、益精填髓、宁神益智、醒脑开窍为原则，可选用开天门、推坎宫、推太阳、掐总筋、分阴阳、推五经（补肾经、补脾经、补肺经、补心经、清肝经）、掐揉百会、掐揉印堂、掐揉精灵、掐老龙、捏脊、擦督脉及膀胱经等推拿手法，同时配合智力康复训练以更好地开拓大脑功能，增强大脑可塑性和发育能力，改善患儿智力状况。手法操作：①开窍：开天门、推坎宫、运太阳、掐总筋、分阴阳各25~30次；②推五经：补肾经600次、补脾经600次、补肺经300次、清肝经100次、补心经200次，补后加清100次；③配穴：掐揉百会100次、掐揉印堂100次、掐揉精灵50次、掐老龙5次；④关窍：拿按肩井2~3次。每次治疗30分钟，每日1次，每周治疗6次，连续治疗3个月。

4. 视功能障碍　视功能障碍是脑瘫常见而重要的合并损伤，其中斜视是最多见的表现，对脑瘫患儿运动发育及认知功能均有不良影响，因此正确评定视功能并积极制订康复计划，有利于促进视功能的改善和患儿的全面康复。目前有2项临床随机对照试验，共纳入150名受试者，研究结果表明推拿治疗脑瘫性斜视对改善患儿眼位效果显著，为脑瘫患儿的视功能康复提供了一种有效可行的治疗方法。临床可选用患儿头部、眼部、任督二脉进行治疗，推拿手法宜轻柔缓和，以意导气，气贯掌指，可选用一指禅推法、按揉法、摩法、点法等手法。头部推拿作用于脑的同时对眼的经络气血也有统摄调节作用，能起到脑眼兼治的效果。眼周穴位推拿可直接促进眼部血液循环，调节眼外肌的功能，从而改善视功能。任督二脉的摩腹、捏脊等具有健脾通络的作用，通过调节患儿整体功能以提高临床疗效。手法操作：①患儿仰卧位，医者施以开天门、推坎宫、分推前额、按摩太阳各36次；一指禅推眼眶、抹眼眶各5遍；双手同时点睛明配瞳子髎、攒竹配丝竹空、鱼腰配承泣各10次；双指合按太阳、双掌合按颞部各5次；掌振百会3次；按揉头部五经3遍；钩揉风池5次；摩腹5分钟。②患儿俯卧位，捏脊3遍。每次治疗30分钟，隔日1次，每周治疗3次，连续治疗3个月。

5. 吞咽功能障碍　流涎是脑瘫较为常见的临床伴发症状，是由异常的吞咽功能及口腔运动功能导致患儿在吞咽唾液方面存在障碍所致，常会影响患儿语言功能的发育，造成口周皮肤湿疹，甚至导致患儿营养不良或脱水等。目前有4项临床随机对照试验，共纳入228名受试者，研究结果表明针灸推拿联合吞咽协调训练治疗小儿脑瘫性流涎疗效肯定，可有效控制患儿流涎症状，改善患儿面部肌群运动功能，提高患儿生活质量，且安全性较高。临床治疗可轻揉患儿面颊内外侧肌肉、口唇四周及舌下部位，按压患儿舌根，摩擦牙龈，被动上抬患儿下颌，按揉压迫患儿地仓、颊车、承浆、下关等穴位。同时配合吞咽协调训练以提高口面部感知及运动区域的敏感性，增强面部吞咽肌群协调性，从而更好地改善患儿吞咽功能，最终达到缓解流涎症状的治疗目的。手法操作：①患儿取仰卧位，医者坐于患儿头侧，双手拇指同时点揉颊车、地仓等穴 2~3 分钟。②一手扶住患儿头部，一手拇指点按承浆穴 2~3 分钟。③一手扶住患儿头部，一手中指点拨廉泉穴，点穴方向指向舌根方向，以见到舌头随着点拨法而活动为度。④双手拇指偏峰同时相对按揉口轮匝肌，然后拇指放于上嘴唇，示指放于下嘴唇，余三指自然屈曲，双手同时用力，做患儿上下嘴唇的被动开合运动，连续 3~5 次。⑤拇指在前，示、中指在后，三指相对用力拿揉面部肌肉，双手同时操作，如面部有条索处，可重点弹拨，弹拨时频率宜小、强度宜大。⑥双手轻点大迎穴，嘱患儿闭嘴做吞咽动作，医者要感知局部肌肉随吞咽上下运动为宜，反复操作 3~5 次。⑦双手示、中、无名、小指同时用力，从患儿承浆经地仓、颊车至颧髎，作快速扫法 10 次。每次治疗 30 分钟，隔日 1 次，每周治疗 3 次，连续治疗 3 个月。

八、康复护理

1. 基础护理　病情严重和不能保持坐位的脑瘫患儿往往长时间卧床，护理人员应帮助患儿定时翻身，及时清理大小便，保持皮肤清洁，防止压疮和感染发生。同时，做好患儿的安全防护措施，避免发生坠床、外伤、突发癫痫等意外情况。

2. 姿势护理　脑瘫患儿的良肢位摆放包括抱姿、卧姿、坐姿、跪姿、站姿等，有助于纠正和防止原始姿势反射和异常肌张力，帮助患儿重新获得正常运动功能。各种良肢位摆放的规范性操作可参考中国康复医学会儿童康复专业委员会及中国残疾人康复协会小儿脑性瘫痪康复专业委员会《中国脑性瘫痪康复指南（2015）》，适用于不同类型的脑瘫患儿。

3. 日常生活能力训练　脑瘫患儿往往存在多方面能力缺陷，应指导患儿家长正确护理患儿的日常生活，并加以日常生活能力训练。更衣时应注意患儿的体位，坐位可方便患儿穿脱衣，应选择穿脱方便的衣服，更衣时一般病重侧肢体先穿、后脱，同时注意培养患儿独立更衣能力。让患儿了解身体各部位的名称和功能，锻炼手部的精细动作和控制能力，加强卫生梳洗训练。根据患儿不同年龄教会患儿在排便前能向大人预示便意，学会穿脱裤子的动作及如何使用手纸等，养成定时大小便的习惯。

4. 饮食护理　摄食时尽量保持坐位，避免在卧位上进行摄食训练。对不能保持坐位的患儿，在摄食时应保持半卧位，速度要缓慢，取软质、温度适宜、有营养的食物小口喂入。对独立进食困难或易呛咳的患儿应进行吞咽及饮食训练，鼓励患儿学习吞咽进食动作，以尽早脱离他人喂养的状态。在治疗和训练前后半小时内避免过多进食，以防止患儿哭闹而引起呕吐。训练后注意补充水分，平时注意加强营养，给予高热量、高蛋白及高维生素且易消化的食物。

5. 心理护理　脑瘫患儿由于社会活动受限及肢体运动障碍等因素，会经常出现少语、孤独、自卑、哭闹、烦躁等情绪和人格的变化，致使行为异常、情绪障碍及认知损害。为培养良好的性格，使脑瘫患儿更好地适应社会，应尽早进行心理护理，在身心功能方面均得到全面康复。对待不同年龄和不同功能状态的患儿，护理人员应做到耐心、细心和恒心，给予心理诱导，遵照示范 - 等待 - 鼓励 - 示范的原则，使患儿有足够的反应时间，消除紧张以便达到配合治疗的目的。

九、预防及预后

脑瘫的预防贯穿整个胚胎、胎儿期、分娩期、儿童期以至青年期，需要采取时间较长的综合性预防措施，尤其要注意孕妇在围生期的保健和防止各种损伤的发生。早期发现、早期康复可以最大限度地降低脑瘫儿童功能障碍，同时应采取综合性康复治疗方案，积极预防和治疗并发症，帮助患儿克服对疾病的恐惧心理，使他们可以得到正常的生活方式和活动范围。尽管脑瘫患儿的期望寿命比一般人群短，但90%以上可以活到成年乃至老年。不同程度的脑瘫预后不同，轻度脑瘫患儿症状较轻，日后不需要依赖他人的照顾，可以独立地完成日常的生活和活动；中度脑瘫患儿症状较重，治疗后仍需要借助支架或者辅助用具才能进行日常生活和活动；重度脑瘫患儿有严重的运动障碍，常常也伴有语言和智力的障碍，治疗起来也相对的困难，日后也很难独立的生活，必须终生接受他人的照顾。

（周　晶）

第三节　小儿功能性消化不良

一、概述

胃肠道是消化食物的场所，当小儿出现胃肠功能障碍时，通常伴有较高的消化不良和吸收不良风险，最终可能导致营养缺乏。功能性消化不良（functional dyspepsia，FD）是小儿时期常见的一种慢性非器质性消化功能紊乱疾病，常以恶心、呕吐、纳差、腹痛等为主要症状，长期消化不良可导致小儿食欲减退、消瘦、抵抗力下降、生长以及智力发育缓慢，甚至可影响小儿的心理健康。

二、定义

小儿功能性消化不良是以反复发生的餐后饱胀、早饱、厌食、嗳气、恶心、呕吐、上腹部疼痛、上腹部烧灼感或反酸为主要表现，而经各项检查排除器质性、系统性或代谢性疾病的一组常见临床综合征。功能性消化不良症状可单独出现，也可2个或以上症状重叠出现。中医无小儿功能性消化不良病名的明确记载，但根据其纳差、食而不化、腹胀或腹痛、嗳气酸腐、大便不畅等临床主要症状，可归属于“小儿积滞”“小儿腹痛”“痞满”“胃脘痛”“呃逆”“嘈杂”“纳呆”等范畴。

三、流行病学

目前小儿功能性消化不良的流行病学资料相对较少，由于各项研究选用的诊断标准不同，导致我国小儿功能性消化不良的发病率还没有规范统计，但根据罗马Ⅲ标准诊断的儿童功能性胃肠病总患病率在12%~29%之间，已经成为儿科消化专科门诊常见的就诊原因。功能性消化不良在各年龄儿童皆可发病，尤多发于1~6岁小儿，在我国独生子女中又主要集中在2~6岁，城市儿童发病率高于农村，性别差异尚无定论。但有研究观察发现在非疾病因素所致的厌食中，男性儿童占绝大多数，男女比例为2.18:1，分析其原因可能主要与家长对子女期望过高的非正常心理状态有关，导致食物结构不合理和喂养行为不当。

四、病因病理

小儿功能性消化不良的病因不明，目前认为是多种因素综合作用的结果，其发病机制可能与胃肠运动功能障碍、内脏高敏感性、胃酸分泌异常、幽门螺杆菌感染（helicobacter pylori，Hp）以及精神心理因素等密切相关。胃肠运动功能障碍及内脏高敏感有较高的证据等级，功能性消化不良患儿普遍存在胃排空延缓、胃容受功能受损、胃电节律紊乱。Hp 感染参与发病但并非功能性消化不良的主要病因，可能与胃肠动力紊乱、胃肠激素水平的异常及内脏高敏感相关，清除 Hp 感染可使功能性消化不良患儿获益。

中医学认为本病病位在胃，与肝、脾关系密切，多为感受外邪、饮食不节、情志失调、劳倦过度、先天禀赋不足等多种因素共同作用的结果。基本病机为脾虚气滞、胃失和降，贯穿于疾病的始终。病理表现多为本虚标实、虚实夹杂，以脾虚为本，气滞、血瘀、食积、痰湿等邪实为标。

五、诊断

（一）西医诊断

参考中华医学会儿科学分会消化学组《中国儿童功能性消化不良诊断和治疗共识》进行西医诊断，根据症状与进餐的关系，分为餐后不适综合征（postprandial distress syndrome，PDS）和上腹痛综合征（epigastric pain syndrome，EPS）。

1. 诊断前至少 2 个月内符合以下 1 项或多项条件，且每个月症状出现至少 4 天 ①餐后饱胀；②早饱；③上腹部疼痛；④上腹部烧灼感。

2. 症状在排便后无缓解，或症状发生与排便频次或粪便性状的改变无关。

3. 症状不能用炎症性、结构性、代谢性或肿瘤性等疾病来完全解释。

4. 分型 ①PDS：餐后饱胀不适或早饱感，影响正常进食；②EPS：上腹疼痛或烧灼感，影响日常生活。

（二）中医诊断

参考中华中医药学会脾胃病分会制定的《功能性消化不良中医诊疗专家共识意见（2017）》的诊断标准进行中医诊断，将小儿功能性消化不良分为脾虚气滞证、肝胃不和证、脾胃湿热证、脾胃虚寒证、寒热错杂证等证型。

六、康复评定

（一）临床症状评定

小儿功能性消化不良症状可频频发生，也可在相当一段时间内无症状；能够以某一症状为主，也可多个症状叠加。临床症状的评估为能否进行有关检查以及后续治疗的选择提供重要依据。功能性消化不良患儿需详尽咨询病史和全面体格检查，要认识症状的严重程度与出现频次，其与进餐、排便的关系，特别注意有无消瘦、贫血、夜间痛醒、连续呕吐、不明原因的体重减少等消化不良报警症状，对有报警症状患儿要完善有关检查以排除器质性疾病。

（二）协助检查

对初诊的功能性消化不良患儿应在收集病史与体格检查的基础上，有针对性选择相关协助检查：①血常规；②粪便隐血试验；③肝胆脾胰 B 超；④肝肾功能；⑤空腹血糖；⑥甲状腺功能；⑦胸部 X 线检查。其中①～⑤为第一线检查，⑥～⑦为可选择性检查，对经常规治疗无效、有消化性溃疡或幽门螺杆菌感染家族史、10 岁以上儿童如症状持续时间超过 6 个月，或症状严重到影响日常生活包括睡眠，应进行胃镜及 Hp 检查，除外 Hp 相关性消化不良、嗜酸性粒细胞性胃肠炎等器质性疾病。

（三）胃功能评定

对症状严重或常规治疗无效的功能性消化不良患儿，可行胃电图、胃排空、胃肠道压力检测等胃肠功能性检查，对其胃动力及感知功能进行评估，指导调整诊疗方案。

（四）常用评定量表

由于小儿功能性消化不良缺乏结构和生化方面的异常，因此临床上常需从症状学、满意度、生活质量等方面进行综合疗效判定。目前用于评定小儿功能性消化不良治疗效果的量表有三大类，第一类主要借助疾病症状积分量表从症状本身改善程度评估疗效；第二类采用健康相关的生存质量量表评估治疗效果；第三类主要应用于针对与功能性消化不良相关的医学研究，如心理测评量表等。

1. 症状积分量表　症状积分量表多为特异性量表，主要通过症状积分的高低反映疾病严重程度，可以简单快速测试患者症状负荷以及对医疗干预手段疗效进行评估。目前临床常用的有胃肠道症状评估量表（gastrointestinal symptom rating scale，GSRS）、胃肠道症状积分问卷（gastrointestinal symptom score，GIS）、尼平消化不良指数（Nepean dyspepsia index，NDI）、Leeds 消化不良问卷（Leeds dyspepsia questionnaire，LDQ）等。

2. 健康相关的生存质量量表　生存质量评定工具分为普适性量表和疾病专用量表工具，普适性量表常用的有世界卫生组织生存质量简表（the WHO quality of life brief scale，WHOQOL-BREF）、SF-36 量表等，疾病专用量表可选择功能性消化不良生存质量量表（functional dyspepsia quality of life，FDQOL）、中医脾胃系疾病患者报告结局指标量表等。

3. 心理测评量表　功能性消化不良患儿常合并焦虑抑郁等精神心理症状，临床上需结合心理量表深入问诊，以判定在针对消化不良症状治疗同时是否需要联合抗焦虑抑郁治疗，常用的有症状自评量表、医院焦虑与抑郁量表、Zung 焦虑 / 抑郁自评量表、汉密尔顿焦虑 / 抑郁量表等。

七、推拿治疗

（一）治疗原则

小儿推拿以健脾和胃、消积导滞、调理脏腑为治疗原则，针对脾经、胃经、内八卦、四横纹、腹、背等特定穴位和部位，选用推、运、揉、掐、摩、捏等手法操作，达到健脾助运、理气和胃、降逆止呕、消食化积、调理脏腑之功，促进胃泌素分泌，增强胃肠蠕动，改善胃肠道消化吸收功能。

（二）手法操作

一项纳入 85 篇文献，筛选出治疗小儿功能性消化不良的推拿处方 137 个，通过对涉及 75 个穴位频次进行分析，发现推拿治疗小儿功能性消化不良以小儿推拿特定穴为主，核心穴位组合为腹、脾经、大肠、七节骨、龟尾和足三里等穴，可以作为临床基础推拿处方使用。一项纳入 23 篇文献，共涉及 1 920 例患儿的 Meta 分析结果表明，小儿推拿或小儿推拿联合其他疗法治疗小儿功能性消化不良的疗效优于中药及西药，相对于西药可以明显缓解临床综合症状，不良反应少且安全性较高，易于被患儿及家属接受。操作方法：①补脾经：医者用拇指和示指握住小儿拇指，揉按小儿拇指末节螺纹面 100 次，或使拇指稍微屈曲，从指尖向指根直推 100 次。②清大肠：医者手握于小儿示指拇指掌面近掌端第一节，沿手掌赤白肉际从拇指指根向掌根离心方向直推 100 次。③顺运内八卦：医者以掌心为中心，以掌心至中指指根 2/3 处为半径，用拇指螺纹面顺时针从小鱼际开始经鱼际顺运至起始处，顺运100次。④揉板门：医者定位于小儿手掌鱼际平面，用拇指螺纹面揉按300次。⑤推四横纹：医者用拇指螺纹面从示指向小指直推第一指间关节横纹100次，然后用拇指掐揉四指各5~7次。⑥摩腹：医者用全掌贴于小儿腹部，以脐为中心，顺时针环形摩动200次。⑦捏脊：医者用拇指和示指从小儿尾骨或者尾椎下长强穴开始捏拿皮肤，沿着督脉循行路线，自下而上推、捏、捻、放、提，直至脊背上端大椎穴，重复捏拿4遍后，可用"重提"手法针对性刺激脾俞、胃俞、小肠俞、大肠俞，捏拿结束后用拇指指腹揉按肾俞数次。每日1次，每周治疗5次为1个疗程，连续治疗2个疗程。

（三）辨证加减

1. 脾虚气滞证　加掐揉小横纹100~200次，向下振中脘1分钟，点揉脾俞、胃俞各100次，揉天枢200次，揉足三里200次。

2. 肝胃不和证　加清肝经100~200次，分阴阳100次，推三关100次，下推膻中100~200次，搓摩胁肋5~10遍。

3. 脾胃湿热证　改补脾经为清补脾经100~200次，清胃经100~200次，清天河水100~200次。

4. 脾胃虚寒证　加揉脾俞、胃俞各100次，揉外劳宫、关元各100~200次，推三关100~200次，推上七节骨令热。

八、康复护理

对患儿家长进行健康宣教，讲授小儿功能性消化不良的发病机制、病程发展和转归方面的知识。建立良好的饮食习惯，规律进餐，鼓励多进食纤维含量丰富、易消化和均衡性较好的食物，禁食生冷、辛辣以及容易产生气体的食物。同时加强与患儿及其家长的沟通，及时正确引导患儿，给予有效的心理疏导工作，缓解或消除患儿抑郁、焦虑等负性情绪。

九、预防及预后

小儿功能性消化不良的预防主要是养成良好的饮食习惯，避免食用可能诱发症状的食物，适度运动、调节情绪、避免服用非甾体抗炎药等也可以在不同程度上预防本病。小儿功能性消化不良起病多缓慢，病程较长，症状可反复或间断发作，影响患儿生活质量，但本病预后良好。若症状持续不缓解或出现报警症状，应定期复查电子胃镜，排除其他器质性疾病。

（杨　润）

第四节　小儿腹泻

一、概述

小儿腹泻是儿童时期出现大便次数增多或大便性状改变的一种常见的、多发的消化道疾病，其发病率仅次于呼吸道感染，多见于3岁以下尤其是2个月至2岁之间的儿童。小儿腹泻具有发病原因复杂、病情易反复、难治愈等特点，对儿童健康危害较大，迁延性和慢性腹泻是造成小儿营养不良、生长发育障碍及死亡的重要原因之一。

二、定义

小儿腹泻又称腹泻病，是一组由多病原、多因素引起的以大便次数增多及大便性状改变为特点的消化道综合征。属于中医学“泄泻”范畴。

三、流行病学

腹泻是全球发病率高和流行广泛的常见疾病，感染性腹泻是发展中国家儿童死亡的主要原因。我国 5 岁以下儿童腹泻病的年发病率为 4.76%，平均每年每个儿童发病 3.5 次，农村发病率高于城市，其死亡率为 0.51%。各年龄段的儿童均可能发病，具有一定的年龄和季节流行特征，多发生于出生后 1 个月至 1 岁的婴幼儿，每年有 2 个发病季节高峰，一个高峰为 6 月至 8 月，主要病原为致泻性大肠埃希菌和痢疾杆菌，另一个高峰为 10 月至 12 月，主要病原为轮状病毒。病毒感染性腹泻多发于秋冬季，细菌感染性腹泻多发于夏秋季，细菌合并病毒感染性腹泻多发于夏秋季，而真菌感染性腹泻常见于夏季。

四、病因病理

小儿腹泻的病因可分为感染性和非感染性。感染性分为肠道内感染和肠道外感染，肠道内感染的病原常见有病毒、细菌、真菌和寄生虫等，以病毒和细菌多见，轮状病毒是婴幼儿秋季腹泻最常见的病原；肠道外感染是肠道外组织、器官受到感染，如中耳炎、上呼吸道感染、肺炎、皮肤感染及其他急性感染性疾病时，可因发热或病原体毒素作用引起消化功能紊乱而发生腹泻，又称症状性腹泻。非感染性因素分为饮食因素和气候因素，饮食因素包括以下几个方面：①喂养不当：由于食物量过多、过少，或质量不当，如过多过早喂哺大量淀粉、脂肪类食物，突然改变食物品种和断奶等均可导致腹泻；②过敏性腹泻：部分儿童对牛奶、鸡蛋、鱼虾等食物过敏，进食后可引起胃肠道过敏反应，出现呕吐、腹泻等症状；③原发性或继发性糖、蛋白质、脂肪吸收不良：如双糖酶缺乏或活性降低，肠道对糖的消化吸收不良，乳糖积滞而引起腹泻。气候因素如气候骤变、腹部受凉使肠蠕动增加，天气过热、消化液分泌过少或由于口渴饮奶过多等都可能诱发消化功能紊乱导致腹泻。

中医学认为泄泻之本，无不由于脾胃。小儿泄泻发生的原因以感受外邪、内伤饮食和脾胃虚弱为多见。小儿脾胃薄弱，运化功能不足，感受外邪，或乳食不当，调护失宜，久病久泻，致使宿食停滞，损伤脾胃阳气，脾虚则运化失司，胃弱则不能腐熟水谷，中阳之气下陷而为泄泻。

五、诊断

（一）西医诊断

参考中华医学会儿科学分会消化学组、中华医学会儿科分会感染学组制定的《儿童腹泻病诊断治疗原则的专家共识》进行西医诊断。根据病因可分为感染性腹泻和非感染性腹泻。根据病程可分为急性腹泻（<2 周）、迁延性腹泻（2 周 ~2 个月）和慢性腹泻（>2 个月）。根据有无脱水或中毒症状可分为轻型、中型和重型。

病程 2 周以内，大便性状改变，大便次数比平时增多，即可诊断急性腹泻。有发热等感染表现者，应首先考虑急性感染性腹泻。根据大便性状和镜检所见，结合发病季节、年龄以及流行情况可初步估计病因，病原学检查可协助明确致病原。需同时完善血气分析和血生化，评估有无脱水及其程度、性质，以及有无酸碱失衡和电解质紊乱。

（二）中医诊断

参考中华中医药学会脾胃病分会制定的《泄泻中医诊疗专家共识意见（2017）》进行中医诊断，可分为寒湿泻、湿热泻、伤食泻、脾虚泻、脾肾阳虚泻等证型。

六、康复评定

（一）临床症状评定

1. 大便性状评定　对于肉眼比较容易识别形态的大便，可以使用布里斯托大便分类评估量表进行评估。症状积分量表多为特异性量表，主要通过症状积分的高低反映疾病严重程度，可以简单快速测试患者症状负荷以及对医疗干预手段疗效进行评估。目前临床常用的有 Hart 腹泻评分量表、粪便视觉特征图标工具等，通过 24 小时累计排便分数之和来判断是否存在腹泻以及从症状本身改善程度来评估疗效。

2. 脱水状况评定　可用儿童腹泻脱水状况评定量表（the dehydration: assessing kids accurately scale, DHAKA）快速简易筛选出腹泻患儿是否脱水。

3. 整体功能评定　小儿腹泻临床评价量表（clinical assessment scale for infantile diarrhea, CASID）对患儿的症状、功能状态及体征进行量化评定，具有详细评定患儿体征的特点，包括腹痛程度、局部压痛、肠鸣音是否亢进等，具有较高的信效度、敏感度和一致性，能较好地反映腹泻患儿的病情和功能状况。

（二）实验室检查

在干预前需要常规进行一些实验室检查，包括血常规、大便常规和潜血试验、血生化等，明确有无贫血、感染和电解质紊乱。

（三）健康相关的生存质量评定

生存质量评定可选用普适性量表，常用的有儿童自我报告结局测量信息系统（pediatric patient-reported outcomes measurement information system, pediatric PROMIS）、SF-36 量表等。pediatric PROMIS 包括儿童版本和父母版本两种测评问卷，不同年龄段的儿童在认知功能上具有差异性，8~17 岁儿童和其父母可各自完成对应版本的测评，而 8 岁以下儿童则仅需其父母完成问卷。

（四）心理测评

腹泻患儿常合并焦虑抑郁等精神心理症状，临床上需结合心理量表深入问诊，以判定在针对腹泻症状治疗同时是否需要联合抗焦虑抑郁治疗，常用的有症状自评量表、医院焦虑与抑郁量表、Zung 焦虑 / 抑郁自评量表、汉密尔顿焦虑 / 抑郁量表等。

七、推拿治疗

（一）治疗原则

小儿推拿以健脾利湿止泻为治疗原则，若寒湿泻则温中散寒、健脾化湿，湿热泻则清热利湿、调气止泻，伤食泻则消食导滞、健脾助运，脾虚泻则温养益气、健脾止泻。脾肾阳虚泻则温补脾肾、固涩止泻。在完善相关康复评估的基础上，针对脾经、大肠、内八卦、七节骨、龟尾、腹等特定穴位和部位施以推、揉、摩、运等手法操作，促进消化酶分泌，调节肠道对水分的吸收能力，改善肛门括约肌功能，从而缓解临床症状。

（二）手法操作

目前有40项临床随机对照试验，共纳入4 011例患儿的Meta分析结果表明，小儿推拿或小儿推拿联合其他疗法治疗小儿腹泻的疗效明显优于西医常规治疗，而且与西医常规治疗相比，小儿推拿单用或联合西医常规治疗能较快地降低患儿临床症状积分、减少大便次数、改善大便性状，不良反应少且易于被患儿及家属接受，推拿的安全性也较高。临床上可选用补脾经、推大肠、运八卦、揉板门、摩腹等操作手法，以前臂及腹部为主要施术部位，每次治疗时间约20分钟，每日1次，2周为一疗程。操作方法：①患儿取仰卧位，医者施以补脾经300次，推大肠100次，清小肠100次，运内八卦50次，摩腹5分钟，揉脐及天枢100次。②患儿取俯卧位，医者施以揉龟尾100次，推七节骨100次，擦腰骶部，以透热为度。

（三）辨证施治

1. 寒湿泻　①患儿取仰卧位，医者施以补脾经300次，补大肠200次，推三关100次，揉外劳宫100次，揉脐及天枢100次，顺时针方向摩腹5分钟，振腹1分钟。②患儿取俯卧位，医者施以捏脊3~5遍，按揉脾俞、胃俞、大肠俞、膀胱俞等穴各30秒，揉龟尾100次，推上七节骨100次。

2. 湿热泻　①患儿取仰卧位，医者施以补脾经100次，清大肠300次，清天河水50次，退六腑100次，逆时针方向摩腹5分钟，揉脐及天枢100次。②患儿取俯卧位，医者施以揉龟尾300次，推下七节骨100次。③兼表证发热者加开天门50次，推坎宫100次，运太阳100次，拿揉风池5~10次，拿肩井8~10次。

3. 伤食泻　①患儿取仰卧位，医者施以揉板门100次，补脾经300次，清胃经100次，清大肠300次，清小肠100次，运内八卦50次，推四横纹50次，逆时针方向摩腹5分钟，摩中脘100次，揉脐及天枢100次。②患儿取俯卧位，医者施以揉龟尾200次，推下七节骨100次。

4. 脾虚泻　①患儿取仰卧位，医者施以补脾经300次，补大肠100次，板门推向横纹100次，逆时针方向摩腹5分钟，振腹1分钟，三指揉脐、气海和关元100次。②患儿取俯卧位，医者施以捏脊3~5遍，按揉肝俞、胆俞、脾俞、胃俞、血海、足三里等穴各30秒，揉龟尾100次，推上七节骨100次。

5. 脾肾阳虚泻　①患儿取仰卧位，医者施以补脾经300次，补肾经500次，推三关100次，揉外劳宫50次，按揉百会100次，逆时针方向摩腹5分钟，揉脐及丹田100次。②患儿取俯卧位，医者施以捏脊3~5遍，按揉脾俞、肾俞、大肠俞、膀胱俞等穴各30秒，揉龟尾100次，推上七节骨100次，擦命门、八髎，以透热为度。

（四）常见小儿腹泻的推拿治疗

1. 轮状病毒感染性小儿腹泻　轮状病毒是导致小儿腹泻最常见的病因之一，多发生于6个月至2岁的婴幼儿。腹、脊、脾经和大肠等小儿特定穴是目前小儿推拿治疗轮状病毒感染性腹泻的常用有效配穴和组穴。目前有17项随机对照研究，共纳入1 468例患儿的Meta分析结果表明，小儿推拿的整体疗效优于临床常规药物蒙脱石散和益生菌制剂，同时可以缩短腹泻持续时间，说明小儿推拿治疗轮状病毒感染性腹泻在临床痊愈率、大便次数恢复时间、腹泻持续时间等方面有一定的优势，尤其在促进腹泻痊愈方面优于常规口服药物。临床上以前臂及腹部为主要施术部位，可选用清补脾经、清补大肠、揉脐、摩腹、推上七节骨等操作手法，每次治疗时间约20分钟，每日1次，2周为一疗程。操作方法：①患儿取仰卧位，医者施以清补脾经 300 次，清补大肠 100 次，分阴阳 100 次，运土入水 100 次，摩腹 100 次，揉脐 100 次。②患儿取俯卧位，医者施以捏脊 3~5 遍，揉龟尾 100 次，推上七节骨 100 次。

2. 小儿急性腹泻　目前有 30 项推拿治疗小儿急性腹泻的随机对照研究，共纳入 2 861 例患儿的 Meta 分析结果表明，单独使用推拿疗法在治疗 5 岁以下急性腹泻患儿的 3 天、4 天、5 天和 6 天后的临床痊愈率均高于对照组蒙脱石散和蒙脱石散联合益生菌制剂，同时发现推拿对腹泻病程大于 4 天的临床痊愈效果更好，这可能与急性腹泻中水液和电解质丢失，日久影响患儿脾胃功能有关，而推拿作为外治疗法不会增加脾胃负担，通过穴位良性刺激增强脾胃功能，所以表现的效果更好。临床推拿治疗小儿急性腹泻，依频次高低常选用补脾经（90%）、推大肠经（86.67%）、摩腹（83.33%）、推七节骨（73.33%）、揉龟尾 / 长强（73.33%）、捏脊（60%）、揉板门（50%）、揉足三里（50%）、推三关（43.33%）、清小肠（40%）、退六腑（30%）。

3. 小儿消化不良性腹泻　一项纳入 124 例小儿消化不良性腹泻的随机对照研究表明，临床治疗以腹部和背部为主要施术部位，每次治疗时间约 20 分钟，每日 1 次，2 周为一疗程。操作方法：①推腹法：医者双手掌摊开，拇指与其余四指垂直在一个平面上，用拇指指腹从剑突向下推腹至下腹部 50~100 次。②分推腹阴阳：医者用拇指从剑突开始沿两侧季肋区分推，从神阙穴沿天枢向两侧腹分推 50~100 次，从下腹部正中向两侧腹分推 50~100 次。③揉腹法：医者双手掌摊开，掌心向下贴于患儿腹部，逆时针轻揉 3~5 分钟。④推脊法：医者双手掌展开，四指并拢，拇指分开，以拇指指腹贴于患儿脊柱两旁，自下而上轻推至脊柱两侧皮肤微红发热为止。⑤推上七节骨：医者双手掌开展，四指并拢，拇指外展，拇指指腹贴于患儿尾椎两侧，自下而上推至命门，力度较推脊法可适当增大，直到皮肤微热为止。⑥揉板门：医者用右手拇指指腹贴于患儿手掌鱼际板门穴，顺时针轻揉 50 下。⑦揉足三里：医者用双手拇指指腹贴于患儿足三里穴，轻揉 100 次。

八、康复护理

小儿腹泻护理过程中要密切注意患儿的精神状态和腹泻次数，对患儿进行饮食的调理，适当减少喂食次数，从小便量及次数、液体的出入量和皮肤是否快速展平、患儿哭时有无泪水等判断患儿腹泻脱水情况。保持皮肤清洁干燥，勤换洗尿布，注意臀部护理，防治尿布疹和臀部感染。护理人员要对家长进行健康教育，提高家长预防腹泻的意识，注意小儿饮食健康，坚持母乳喂养和逐渐增加辅食的原则，避免过量。

九、预防及预后

小儿腹泻的预防在于养成良好的卫生及饮食习惯，加强体育锻炼，流行季节应注意消毒隔离提高机体抵抗力，注意补充营养以防止营养不良的发生。小儿腹泻预后取决于病因、营养状况以及治疗的迟早。病毒感染、喂养不当、食物过敏等病因引起的急性腹泻多具有自限性，大多预后良好，严重时可导致脱水、电解质平衡失调等引起多系统病变，甚至死亡。急性腹泻反复发作，未彻底治疗或治疗不当可发展为慢性或迁延性腹泻，若合并营养不良、生长发育障碍、急性肾衰竭等严重并发症，则预后不良。

（刘明军）

第五节　小儿功能性便秘

一、概述

便秘是儿科最常见的胃肠功能障碍之一，可见于小儿任何年龄阶段，一年四季均可发病。功能性便秘是指除外肠道或全身器质性疾病及药物性因素所引起的便秘，占小儿便秘的90%~95%，对儿童身心健康造成不同程度的危害，严重时可影响患儿生活质量，造成家长不同程度的焦虑。部分患儿常因各种原因不被重视，诊治也不够规范，导致错失最佳治疗时机，造成恐惧排便、过度依赖辅助排便手段等，甚至约有1/3患儿的便秘症状可延续至成人期。

二、定义

小儿功能性便秘是指非器质性病变导致儿童排便次数明显减少，大便干燥坚硬，排便时间间隔较长或无规律，甚至虽有便意而排不出大便等临床综合征。属于中医学“便秘”范畴。

三、流行病学

2006年公布的小儿功能性胃肠疾病罗马Ⅲ标准认为小儿功能性便秘发生率为0.3%~8.0%，占儿科消化门诊的25%，其中28%~50%的便秘患儿有家族史，发病年龄高峰为2~4岁（相当于排便训练年龄）。国内尚无大样本、多中心的流行病学资料，西安地区1 001例2~14岁儿童流行病学调查统计显示，小儿功能性便秘发病率为3.8%，城市高于农村，女童高于男童，且功能性便秘患儿饮食结构有偏差。小儿功能性便秘与腹痛等伴随疾病或症状具有一定的相关性，其中腹痛率为32.14%、腹胀率为16.96%、食欲不振率为19.64%、呕吐率为6.25%。

四、病因病理

排便是人体一系列复杂而协调的生理反射活动，肛门直肠神经感受器、肛门括约肌群和盆底肌群、排便反射弧、排便中枢等组织损伤或病变等均可引起便秘。其中，肛门括约肌群反常性收缩是小儿功能性便秘的主要发病机制，常与饮食水量不足、食物成分及结构不当、胃肠道功能失常、体格与生理的异常、精神心理因素等病因有关。另外，遗传因素、排便习惯不良、运动量不足、生活环境改变等因素也可导致便秘。

中医学认为便秘的病因包括先天禀赋、饮食因素、情志因素、正虚因素及热病伤津等，其病位主要在大肠，与脾、肝、肾三脏相关，病机关键是大肠传导功能失常。若脾胃本身升降功能失常，或肝气失疏致胃失和降，或肾气失煦致脾胃升降无力，或津液阴血亏虚失濡，或燥热食积内结等导致大肠传导失职而形成便秘。引起便秘的原因虽然很多，但其本质是魄门开阖失调，而魄门的开启功能正常与否受五脏之气及阴阳平衡的调节。

五、诊断

（一）西医诊断

根据小儿功能性胃肠病罗马Ⅳ诊断标准，婴幼儿与儿童功能性便秘的诊断有所不同。

1. 新生儿 / 幼儿功能性便秘罗马Ⅳ诊断标准　年龄≤4 岁的新生儿 / 幼儿，至少符合以下 2 项症状，持续时间达 1 个月以上：①每周排便≤2 次；②有大量粪便潴留史；③有排便疼痛和排便困难史；④排粗大粪便史；⑤直肠内存在有大量粪便团块。对于能控制排便的儿童，还包括下列 2 项条件：⑥每周至少出现 1 次大便失禁；⑦粗大粪便曾堵塞厕所管道史。伴发症状包括易激惹、食欲下降和 / 或早饱，随着大量粪便排出，上述伴随症状可很快消失。

2. 儿童 / 青少年功能性便秘罗马Ⅳ诊断标准　年龄≥4 岁的儿童 / 青少年，至少符合以下 2 项症状，每周发作至少 1 次，时间持续达 2 个月以上，但不符合肠易激综合征的诊断标准：①每周排便≤2 次；②每周至少出现 1 次大便失禁；③有大量粪潴留史或有粪滞留有关的姿势；④有排便疼痛或排便困难史；⑤直肠内存在巨大的粪块；⑥粗大粪便曾堵塞厕所管道史。

（二）中医诊断

参考中华人民共和国中医药行业诊断标准《中医病证诊断疗效标准》（ZY/T001.1-94）进行中医诊断，可分为实秘（肠道实热证、肠道气滞证）和虚秘（脾胃虚弱证、阴虚肠燥证、脾肾阳虚证）。

六、康复评定

小儿功能性便秘的康复评定可参考第四章第四节功能性便秘的相关康复评定方法和量表。

七、推拿治疗

（一）治疗原则

小儿功能性便秘的治疗原则以润肠通便为主，若实秘则调理脾胃、消积导滞，虚秘则健脾益气、养血滋阴。在完善相关康复评估的基础上，针对脾经、大肠、七节骨、龟尾、腹等特定穴位和部位施以推、揉、摩、运等手法操作，恢复肠道蠕动功能，松弛肛门括约肌，祛除潴留于直肠的粪便。

（二）手法操作

一项纳入 86 篇文献，基于中医传承辅助平台筛选出治疗小儿功能性便秘的推拿处方 86 个，通过对涉及 75 个穴位频次进行分析，发现推拿治疗小儿功能性便秘以小儿推拿特定穴为主，核心穴位组合为大肠、七节骨、腹、脾经和六腑等穴，可以作为临床治疗小儿功能性便秘的推拿基础处方使用。临床上可选用推、摩、按、揉等手法，以腹部区域为主要施术部位，每次治疗时间约 20 分钟，每日 1 次，2 周为一疗程。操作方法：①清大肠：医者用右手拇指桡侧面自小儿虎口推至指尖 200 次；②按揉膊阳池：以拇指或中指端着力，揉小儿手背阳池穴 100 次；③摩腹：用手掌掌面或食、中、无名指指面在小儿腹部作顺时针方向环行抚摩 5 分钟；④揉天枢：以拇指或中指端着力，揉天枢穴 100 次；⑤揉足三里：以拇指或中指端着力，揉足三里穴 100 次；⑥揉龟尾：以拇指或中指端着力，揉小儿尾椎骨端 100 次；⑦推下七节骨：用拇指桡侧或食、中指指面自上而下直推 200 次。

（三）辨证施治

1. 实秘　加清天河水 200 次、退六腑 100 次、搓摩胁肋 100 次、运内八卦 100 次。

2. 虚秘　加补脾经 300 次、补肾经 200 次、推三关 200 次、揉二人上马 100 次、捏脊 3~5 遍。

八、康复护理

鼓励母乳喂养，指导产妇合理饮食，促进产妇乳汁分泌。适当增加自主进食儿童的粗纤维食物和补充水分以调整饮食结构，适量增加户外活动以加快肠蠕动，同时注意纠正小儿不当、无效的排便动作，督促小儿养成定时排便的习惯。

九、预防及预后

小儿便秘的预防主要以调整患儿膳食结构为主，多补充水分，多摄入富含纤维素的食物，同时注意培养小儿按时排便的习惯。大部分小儿功能性便秘预后较好，少部分患儿便秘可能延续至成年，容易引起肛裂、营养不良等疾病。

（樊　云）

第六节　小儿急性上呼吸道感染

一、概述

小儿急性上呼吸道感染是由各种病原引起的鼻和咽喉部急性感染，是小儿最常见的急性呼吸道感染性疾病，根据主要感染部位的不同可诊断为急性鼻炎、急性咽炎、急性扁桃体炎等。由于小儿脏腑娇嫩，形气未充，对外界刺激的抵抗能力低下，故与成人相比更容易患感冒，任何年龄皆可发病，婴幼儿更为常见，一年四季均可发生，以气候骤变及冬春季节发病率较高。

二、定义

小儿急性上呼吸道感染，简称上感，是小儿感染病毒或细菌引起的鼻、咽、喉部急性炎症的疾病，临床表现以发热、恶风寒、鼻塞、流涕、喷嚏、咳嗽、头痛、全身酸痛等为主。属于中医学“感冒”范畴。

三、流行病学

上呼吸道感染是人类最普通、最常见的疾病，可发生于任何年龄、种族和季节，以季节变换和气候异常时为多发。一般成人每年普通感冒平均 2~4 次，儿童普通感冒的发病率较高，每人每年平均 3~8 次。80%~90% 的小儿急性上呼吸道感染是由病毒引起的，能引起感冒的病毒多达 200 多种，其余 10%~20% 则是由细菌所引起。1 岁以内的婴儿由于免疫力系统尚未发育成熟，所以更容易患感冒。

四、病因病理

小儿上呼吸道具有鼻腔狭窄、黏膜柔嫩、黏膜腺分泌不足等生理解剖特点，加上免疫系统发育不成熟，对外界环境适应和抵抗能力较差，使得各种病毒和细菌均可引起小儿急性上呼吸道感染，但 90% 以上为病毒，主要有鼻病毒、呼吸道合胞病毒、流感病毒、副流感病毒、腺病毒、冠状病毒等。病毒感染后可继发细菌感染，最常见为溶血性链球菌，其次为肺炎链球菌、流感嗜血杆菌等。肺炎支原体不仅可引起肺炎，也可引起上呼吸道感染。

中医学认为小儿感冒的病因有外感因素和正虚因素，感受外邪、正邪相争是小儿感冒的基本病机。外感风邪，常兼杂寒、热、暑、湿、燥等，亦有感受时行疫毒所致。外邪侵犯人体，是否发病，还与正气之强弱有关，当小儿卫外功能减弱时遭遇外邪侵袭，则易于感邪发病。因小儿肺脏娇嫩，脾常不足，神气怯弱，容易感邪之后出现夹痰、夹滞、夹惊的兼证。

五、诊断

（一）西医诊断

可依据临床表现和实验室检查，参考中华医学会儿科学分会编著的《临床诊疗指南·小儿内科分册》进行西医诊断，根据感染部位不同将小儿急性上呼吸道感染分为急性鼻（咽）炎、咽峡炎、咽（喉）炎、扁桃体炎等。

1. 轻者只有鼻部症状，如流涕、鼻塞、喷嚏等，也可有流泪、轻咳、咽部不适，约 3~4 天内自然痊愈。如炎症涉及鼻咽或咽峡部及扁桃体，常有发热（持续 3~7 天），咽部肿痛，扁桃体、颌下或颈部淋巴结肿大，甚至发生恶心、呕吐或腹泻。

2. 重者可突然发热达 39~40℃或以上，发冷、头痛、全身乏力、精神不振、食欲减退，睡眠不安，咳嗽频繁，咽部红肿或有疱疹及溃疡。可有扁桃体肿大，出现滤泡、斑点状白色或脓性渗出物，咽痛和全身症状均加重，鼻咽分泌物由稀薄变黏稠，亦可有中耳炎、鼻窦炎、支气管炎等。高热者可出现惊厥、腹痛等。

3. 实验室检查　白细胞在病毒感染时多偏低或正常；合并细菌感染时多增高，严重病例也可减低。

（二）中医诊断

可参考中华中医药学会国家中医药管理局制定的《中医儿科常见病诊疗指南》进行中医诊断，将小儿感冒分为风寒感冒、风热感冒、暑湿感冒等主证和夹痰、夹滞、夹惊等兼证。

六、康复评定

（一）发热评定

常用水银体温计行肛门测温法和腋下测温法，可普遍适用于体温异常患儿，根据发热的程度可分为低热、中热、高热和超高热四级。

（二）实验室检查

根据病情可选择相应的检查，如血常规、C 反应蛋白（CRP）、前降钙素原（PCT）等，病毒分离和血清学检查可明确病原。

（三）肺功能评定

可参考第四章第三节慢性支气管炎的肺功能评定方法和量表。

（四）健康相关的生存质量评定

可选用儿童生存质量测定量表（the pediatric quality of life inventory measurement models，PedsQLTM）4.0 中文版作为评价工具，包括 2~4 岁量表和 5~7 岁量表，这是目前较为公认的小儿肺系疾病的康复评定之一，评定内容比较全面，尤其适用于病程较长的患儿，有助于发现患儿潜在的功能缺陷、监测疾病等级、改善预后等。

七、推拿治疗

（一）治疗原则

在完善相关康复评估的基础上，以小儿生理病理特点为基础，针对临床症状表现，循经对症取穴以及施以小儿特色手法，达到解热镇痛、化痰止咳、宣通鼻窍的目的。推拿治疗原则以疏风解表为主，若风寒感冒则疏风散寒，若风热感冒则疏风散热，夹痰则宣肺化痰，夹滞消食导滞，夹惊则清热镇惊。

（二）手法操作

一项纳入 7 个临床研究，共收录 1 135 例患儿的系统评价显示，推拿用于治疗小儿急性上呼吸道感染在有效率方面优于常规中西医治疗，药物疗法基础上加推拿疗法使得感冒患儿体温完全恢复正常所需平均时间短于单纯药物疗法。临床上推拿手法以推、揉为主，包括头面四大手法（开天门、推坎宫、揉太阳、揉耳后高骨）、拿风池、下推天柱骨、按揉迎香、黄蜂入洞、清肺经、平肝经、揉曲池、揉合谷、掐揉一窝蜂、掐揉两扇门、清天河水、推三关、退六腑、揉肺俞、捏脊等。每次治疗时间约 20 分钟，每日 1 次，2 周为一疗程。操作方法：①开天门：医者以双手拇指指腹交替从两眉正中推向前发际 50 次；②推坎宫：两手拇指指腹自眉心同时向眉梢分推 50 次；③揉太阳：两手拇指或中指指腹置于太阳穴并揉动 50 次；④揉耳后高骨：两手拇指或中指指腹置于耳后高骨并揉动 50 次；⑤拿风池：拿捏风池穴 5~10 次，并沿着颈夹脊向下拿捏至大椎平面；⑥拿肩井：用拇指与示、中二指指腹相对用力，拿捏肩井 5 次。

（三）辨证施治

1. 风寒感冒　加揉外劳宫、掐揉二扇门、推三关、拿列缺各 100 次。

2. 风热感冒　加揉耳后高骨、揉迎香各 50 次，清天河水 200 次，分推膻中、肺俞各 50 次。

3. 暑湿感冒　加扫散头部，补脾经 200 次，运内八卦、推三关、退六腑、清天河水各 100 次，揉中脘 200 次，分腹阴阳 50 次。

4. 兼夹证　①夹痰：加揉乳旁、乳根 100 次，揉丰隆 50 次，揉掌小横纹 100 次，按弦搓摩 50 次；②夹滞：加揉板门 100 次，掐揉四横纹 100 次，揉中脘 100 次，揉天枢 100 次，捏脊 10 遍；③夹惊：加清心经 100 次，清肝经 100 次，掐揉小天心 100 次，分手阴阳 50 次。

八、康复护理

加强对患儿家长的健康宣教，减少患儿活动，保证患儿充足的休息。保持室内空气新鲜，温度和湿度适宜，避免过热过干。增加患儿饮水量，可适当给予水果汁，饮食以高热量、富含维生素的、易消化的流食或半流食为主，忌食辛辣、油腻食物。及时增添衣物保暖防寒，高热患儿可配合物理降温，如冷敷、温水擦浴、酒精拍打肘窝和腘窝等。做好口腔护理，清洗鼻咽部分泌物，喉中痰鸣严重时可由下至上轻拍背部以辅助痰液排出。感冒症状消退后可适当进行功能锻炼，增强身体抗病能力。

九、预防及预后

平时注意随气候变化增减衣物，合理搭配饮食营养，适当加强体育锻炼，冬春感冒流行时少去公共场所，避免交叉感染。此外，可酌情采用小儿保健推拿等方式以增强体质，预防小儿急性上呼吸道感染的发生。本病预后良好，具有自限性，无并发症的患儿通常5~10天可自愈。但若合并其他感染则易导致下呼吸道浸润，出现急性支气管炎、支气管肺炎等并发症，严重时还会累及脑部，导致病情加重。

（许慧艳）

第七节 小儿支气管哮喘

一、概述

支气管哮喘简称哮喘，是儿童期最常见的慢性呼吸系统疾病之一，常伴有气道高反应性的可逆性、梗阻性。气道内壁发炎、肿胀并产生过多的黏液，致使气道周围肌肉绷紧，呼气气流受限，从而引起喘息、气促、胸闷和咳嗽等呼吸道症状。任何年龄的人均可患有支气管哮喘，但症状通常在儿童时期首次出现，大多始发于4~5岁以前，并大约有1/3~1/2患儿哮喘迁延至成年期。因此，积极防治小儿支气管哮喘，可防止气道不可逆性狭窄和气道重建，对防治成人支气管哮喘具有重要的意义。

二、定义

支气管哮喘，是一种以慢性气道炎症和气道高反应性为特征的异质性疾病，以反复发作的喘息、咳嗽、气促、胸闷为主要临床表现，常在夜间和/或凌晨发作或加剧。呼吸道症状的具体表现形式和严重程度具有随时间而变化的特点，并常伴有可逆性呼气气流受限和阻塞性通气功能障碍。属于中医学“哮病”范畴。

三、流行病学

据第三次中国城市儿童哮喘流行病学调查显示，0~14岁儿童哮喘总患病率为3.02%，其中典型哮喘患病率为2.72%，咳嗽变异性哮喘患病率为0.29%。不同性别、不同年龄、不同地域和不同城市儿童哮喘患病率存在明显差异，男性（3.51%）儿童哮喘患病率明显高于女性（2.29%），以学龄前儿童（3~5岁）患病率最高（4.15%），明显高于学龄儿童（6~14岁）（2.82%）和婴幼儿（0~2岁）（1.77%）。不同地区间以华东地区最高（4.23%），东北地区最低（2%），不同城市间以上海最高（7.57%），拉萨最低（0.48%）。在确诊的哮喘患儿中45.2%有家族过敏史，72.5%有个人过敏史，50.1%伴有过敏性鼻炎。哮喘发作以季节不定和换季时最多，最常见诱因为呼吸道感染（87.9%）和天气变化（或接触冷空气）（51.5%）。

四、病因病机

哮喘的发病机制主要为变态反应、气道慢性炎症、气道反应性增高及自主神经功能障碍等因素相互作用。本病大多为多基因遗传性疾病，约20%患者有家族史，发病常与环境因素（如寒冷刺激、呼吸道感染和过敏原吸入等）有关。此外，精神、性格、生活方式等心理社会因素也可诱发或加重哮喘的发作。

中医认为小儿支气管哮喘发病原因既有外因，又有内因。外因为感受外邪，解除异气，内因责之于痰饮内伏，与肺脾肾三脏有关。病位主要在肺，其主要发病机制为痰饮内伏，遇外来因素感触而发，反复不已。发作时，痰随气升，气因痰阻，相互搏结，阻塞气道，气机升降不利，以致呼气不畅，气息喘促，咽喉哮吼痰鸣。

五、诊断

（一）西医诊断

可依据呼吸道症状、体征及肺功能检查，参考中华医学会儿科学分会《儿童支气管哮喘诊断与防治指南（2016年版）》进行西医诊断，根据临床表现，哮喘可分为急性发作期、慢性持续期和临床缓解期。

1. 反复喘息、咳嗽、气促、胸闷，多与接触变应原、冷空气、物理、化学性刺激、呼吸道感染、运动以及过度通气（如大笑和哭闹）等有关，常在夜间和/或凌晨发作或加剧。

2. 发作时双肺可闻及散在或弥漫性，以呼气相为主的哮鸣音，呼气相延长。

3. 上述症状和体征经抗哮喘治疗有效，或自行缓解。

4. 除外其他疾病所引起的喘息、咳嗽、气促和胸闷。

5. 临床表现不典型者（如无明显喘息或哮鸣音），应至少具备以下1项：

（1）证实存在可逆性气流受限：①支气管舒张试验阳性：吸入速效 β_2 受体激动剂（如沙丁胺醇压力定量气雾剂200~400μg）后15分钟第一秒用力呼气量（FEV_1）增加≥12%；②抗炎治疗后肺通气功能改善：给予吸入糖皮质激素和/或抗白三烯药物治疗4~8周，FEV_1 增加≥12%。

（2）支气管激发试验阳性。

（3）最大呼气峰流量（PEF）日间变异性（连续监测2周）≥13%。

符合第1~4条或第4、5条者，可诊断为哮喘。

（二）中医诊断

参考中华中医药学会肺系病分会《支气管哮喘中医诊疗专家共识（2012）》进行中医诊断，可分为发作期（冷哮证、热哮证、风哮证、喘脱危证）、慢性持续期（痰哮证、虚哮证）和缓解期（肺脾气虚证、肺肾两虚证）。

六、康复评定

（一）肺通气功能检测

肺通气功能检测是诊断哮喘的重要手段，也是评估哮喘病情严重程度和控制水平的重要依据。全球哮喘防治创议（Global Initiative for Asthma，GINA）强调，对于所有适龄儿童（通常为5岁及以上能按要求完成肺通气功能检测的儿童）在哮喘诊断及开始控制治疗前，应进行肺通气功能检测并定期随访。若患儿出现肺通气功能降低，可考虑进行支气管舒张试验，评估气流受限的可逆性和严重程度；若患儿肺通气功能未见异常，则可考虑进行支气管激发试验，评估其气道反应性。

（二）过敏状态评估

变应原致敏是儿童哮喘发生和发展的主要危险因素，尤其是吸入变应原的早期致敏（≤3岁）是预测发生持续性哮喘的高危因素。因此，对于所有反复喘息怀疑哮喘的儿童，尽可能进行变应原皮肤点刺试验或血清变应原特异性IgE测定，以评估其过敏状态和识别相关变应原，帮助了解导致哮喘发生和加重的个体危险因素，并制定变应原规避措施和确定变应原特异性免疫治疗方案。

（三）气道炎症指标检测

可通过诱导痰嗜酸性粒细胞分类计数和呼出气一氧化氮（fractional exhaled nitric oxide，FeNO）水平等无创检测手段，评估嗜酸性粒细胞性气道炎症状况。学龄期儿童通常能配合完成诱导痰检查，诱导痰嗜酸性粒细胞水平可在一定程度上反映气道的炎症状态。FeNO检测是评估气道嗜酸性细胞炎症的重要指标之一，可以反映气道炎症类型和哮喘控制水平，但在哮喘与非哮喘儿童间FeNO水平有一定程度重叠，并不能有效区分不同种类过敏性疾病人群（如过敏性哮喘、过敏性鼻炎、特应性皮炎），尚不能将其作为儿童哮喘确诊指标，尤其是单次检测的临床意义有限。

（四）影像学检查

儿童哮喘在没有相关临床指征的情况下，不建议进行常规胸部影像学检查。对于反复喘息或咳嗽患儿，怀疑哮喘以外其他疾病或治疗后症状控制不佳时，可适时进行胸部X线或CT等检查。

（五）临床评估工具

基于临床表现对哮喘控制状况进行评估，常用的临床评估工具有哮喘控制测试（asthma control test，ACT）、儿童哮喘控制测试（childhood asthma control test，C-ACT）、哮喘控制问卷（asthma control questionnaire，ACQ）和儿童呼吸和哮喘控制测试（test for respiratory and asthma control in kids，TRACK）。上述各类评估工具的适用年龄、主观性指标的量化评分范围、具有临床意义的变量差值均有所不同，应根据患儿年龄和就诊条件，选用合适的评估工具，定期评估。

七、推拿治疗

（一）治疗原则

在完善相关康复评估的基础上，以小儿生理病理特点为基础，针对临床症状表现和分期施以小儿特色手法。推拿治疗原则为宣肺降气、化痰平喘，适用于哮喘慢性持续期和缓解期。发作期应以药物治疗为主，推拿治疗为辅，以便快速缓解症状。

（二）手法操作

一项纳入18个临床研究，共1 656例哮喘慢性持续期患儿的系统评价及Meta分析显示，小儿推拿对于哮喘慢性缓解期疗效显著，不仅能改善患儿肺功能，还能有效预防哮喘的发作。操作方法：①清肺经、清肝经、补脾经、补肺经、补肾经：医者以一手拇指置于内劳宫，其余四指固握患儿手腕，另一手示、中、无名三指固定穴位，以拇指逆时针方向旋推肺经、肝经各150次，以拇指顺时针方向旋推脾经、肺经、肾经各150次。②逆运八卦、推三关、退六腑各100次。③揉天突、分推膻中各50次。④揉定喘、揉按乳旁、揉按乳根、揉肺俞各150次。⑤开天门、推坎宫、推太阳各20次。每次治疗时间约30分钟，每日1次，2周为一疗程。

（三）辨证施治

1. 发作期　冷哮者加揉外劳宫、掐揉二扇门、推上三关各100次，热哮者加揉二人上马100次，退六腑、清天河水50次。

2. 慢性持续期　痰哮者加清肺经100次，推揉膻中、揉天突、搓摩胁肋、分推肩胛骨、按揉丰隆各50次，虚哮者加补脾经、补肺经、补肾经各100次，捏脊3次。

3. 缓解期　肺脾气虚者加按揉肺俞、按揉脾俞、按揉足三里各100次，肺肾两虚者加按揉肺俞、按揉肾俞、揉二人上马、推下七节骨推各100次。

八、康复护理

尽可能避免接触过敏原等诱发哮喘因素，室内保持空气流通，避免吸入尘埃、油烟、煤气等刺激性气体。禁止吃过冷过热和辛辣刺激性的食物，以清淡柔软的食物为主，同时保证充足的水分和睡眠。平时注意加强体格锻炼，适当进行不同程度的呼吸康复训练和户外活动，增强小儿体质，提高免疫力，预防哮喘发作。

九、预防及预后

做好日常卫生防护，保证小儿日常饮食健康，增强抵抗力，可以在一定程度上预防哮喘的发生。小儿支气管哮喘的预后较成人好，约30%~60%的患儿可完全治愈，70%~80%的患儿年长后症状不再反复，但仍可能存在不同程度的气道炎症和高反应性，需要一个长期持续规范和个体化的康复治疗。

（韩广顺）

参考文献

[1] 中华医学会小儿外科学分会．临床诊疗指南·小儿外科学分册（2021修订版）．北京：人民卫生出版社，2021.

[2] 刘明军，王金贵．小儿推拿学．第2版．北京：中国中医药出版社，2016：62-67.

[3] 潘少川．实用小儿骨科学．第3版．北京：人民卫生出版社，2016.

[4] 方淡思，许丽．揉捏牵转法治疗小儿先天性肌性斜颈的优化应用．中华中医药学刊，2013，31（3）：589-590.

[5] 栾云，殷立平，徐大华，等．超声在先天性肌性斜颈诊断及推拿治疗疗效评估中的应用．中国中西医结合影像学杂志，2014，12（6）：605-606，609.

[6] 齐熙堃，吕忠礼．手法配合颈部功能训练治疗先天性肌性斜颈临床研究．河北中医药学报，2014，29（3）：40-42.

[7] 李晓捷，唐久来，马丙祥，等．脑性瘫痪的定义、诊断标准及临床分型．实用儿科临床杂志，2014，29（19）：1520.

[8] 唐久来，秦炯，邹丽萍，等．中国脑性瘫痪康复指南（2015）：第一部分．中国康复医学杂志，2015，30（7）：747-754.

[9] 中华中医药学会．中医儿科常见病诊疗指南．北京：中国中医药出版社，2012：112-119.

[10] 陈秀洁，姜志梅，史惟，等．中国脑性瘫痪康复指南（2015）：第三部分．中国康复医学杂志，2015，30（9）：972-978.

[11] 陈秀洁，姜志梅，史惟，等．中国脑性瘫痪康复指南（2015）：第四部分第三章ICF-CY框架下的儿童脑性瘫痪评定．中国康复医学杂志，2015，30（10）：1082-1090.

[12] 王雪峰，刘振寰，马丙祥．中国脑性瘫痪康复指南（2015）：第十部分．中国康复医学杂志，2016，31（4）：494-498.

[13] 王雪峰，郑健．中西医结合儿科学（新世纪第三版）．北京：中国中医药出版社，2016：191-192.

[14] 唐乐平，邵湘宁，易宣超，等．推拿治疗痉挛型小儿脑瘫的Meta分析．湖南中医杂志，2014，30（10）：

142-144.
[15] 尤伟方，尤梦晶，尹明霞，等．基于牛津大学证据分级系统的中医推拿治疗脑瘫患儿临床疗效的 Meta 分析．云南中医中药杂志，2017，38(5)：30-33.
[16] 马丙祥，肖农，张丽华，等．中国脑性瘫痪康复指南(2015)：第十一部分第六章脑瘫护理及管理．中国康复医学杂志，2016，31(5)：602-610.
[17] 吴捷，王雪峰．儿童功能性消化不良中西医结合诊治专家共识．中国实用儿科杂志，2022，37(1)：7-11.
[18] 张声生，赵鲁卿．功能性消化不良中医诊疗专家共识意见(2017)．中华中医药杂志，2017，32(6)：2595-2598.
[19] 许春娣．中国儿童功能性消化不良诊断和治疗共识．中华儿科杂志，2012(6)：423-424.
[20] 胡亚美．诸福棠实用儿科学．第 8 版．北京：人民卫生出版社，2015：1364-1366.
[21] 马融，胡思源，王俊宏，等．小儿厌食中药新药临床试验设计与评价技术指南．药物评价研究，2015，38(3)：244-250.
[22] 汪受传，虞坚尔．中医儿科学．北京：中国中医药出版社，2012：134-137.
[23] 刘凯，王杰，王艳国．基于数据挖掘探析小儿厌食症推拿选穴规律．中国中西医结合杂志，2016，36(6)：753-756.
[24] 葛龙，曹晓，张迁，等．推拿治疗儿童急性腹泻循证临床指南．中国循证医学杂志，2021，21(7)：745-753.
[25] 陈洁，叶礼燕．儿童腹泻病诊断治疗原则的专家共识．中华儿科杂志，2009(8)：634-636.
[26] 张声生，王垂杰，李玉锋，等．泄泻中医诊疗专家共识意见(2017)．中医杂志，2017，58(14)：1256-1260.
[27] 王卫平，孙锟，常立文．儿科学．北京：人民卫生出版社，2018：226-234.
[28] 来保勇，贾丽燕，杨丽惠，等．推拿治疗小儿轮状病毒性腹泻随机对照试验的 Meta 分析．世界中医药，2019，14(4)：868-875.
[29] 高校校，王文奕，司梦冉，等．基于中医传承辅助平台的数据挖掘分析小儿功能性便秘的推拿选穴规律．中国医药导报，2021，18(25)：146-149.
[30] 王宝西，张薇．婴幼儿功能性便秘的诊断及治疗．临床儿科杂志，2012，30(10)：901-904.
[31] 曹方，宋柏林．推拿治疗小儿便秘选穴规律．中华中医药杂志，2018，33(6)：2364-2368.
[32] 李荣融，王艳国，任凤蛟，等．推拿治疗小儿急性上呼吸道感染的系统评价．辽宁中医杂志，2018，45(9)：1801-1804.
[33] 中华医学会．临床诊疗指南·小儿内科分册．北京：人民卫生出版社，2005.
[34] 中华中医药学会．中医儿科常见病诊疗指南．北京：中国中医药出版社，2012.
[35] 汪受传．小儿急性上呼吸道病毒感染中医诊疗指南．南京中医药大学学报，2011，27(3)：204-208.
[36] 李立，廖星，赵静，等．中国小儿急性上呼吸道感染相关临床指南的解读．中国中药杂志，2017，42(8)：1510-1513.
[37] 李荣融，王艳国，任凤蛟，等．推拿治疗小儿急性上呼吸道感染的系统评价．辽宁中医杂志，2018，45(9)：1801-1804.
[38] 劳慧敏．小儿呼吸系统常见病诊疗手册．北京：华夏出版社，2017.
[39] 中华儿科杂志编辑委员会，中华医学会儿科学分会呼吸学组，中国医师协会儿科医师分会儿童呼吸专业委员会．儿童支气管哮喘规范化诊治建议(2020 年版)．中华儿科杂志，2020，58(9)：708-717.

[40] 鲍一笑，陈爱欢，符州，等．儿童支气管哮喘诊断与防治指南（2016 年版）．中华儿科杂志，2016，54（3）：167-181.

[41] 晁恩祥，孙增涛，刘恩顺．支气管哮喘中医诊疗专家共识（2012）．中医杂志，2013，54（7）：627-629.

[42] 岳乾军，王晓震，任双丽，等．小儿推拿治疗儿童哮喘慢性持续期随机对照试验的系统评价及 meta 分析．海南医学院学报，2019，25（16）：1260-1266.

第六章 妇产科疾病

第一节 原发性痛经

一、概述

痛经是影响月经期女性生活质量的最常见妇科疾病之一，分为原发性和继发性。原发性痛经，也称功能性痛经，通常在青春期月经初潮开始出现，可能随着年龄增长，激素水平逐渐稳定而有所减轻，也可能在分娩后由于宫颈口松弛经血排出顺利而缓解。90% 的女性都曾经历过痛经，有 1/3 甚至一半的女性有中度或重度的痛经症状而影响到正常的生活和工作。

二、定义

原发性痛经是指非盆腔器质性病变引起的痛经，为内分泌功能失调所致，多在初潮后 1~2 天内发病，表现为下腹部疼痛，可伴有恶心、呕吐、腹泻、头晕和乏力等症状。属于中医学“痛经”“经行腹痛”范畴。

三、流行病学

原发性痛经随月经周期而发，主要发生群体为青春期少女和未婚、未育的年轻妇女，其发生率报道不一，约 38%~90%，其中重度痛经约占 18%。全国抽样调查发现痛经的患病率 33.19%，其中原发性痛经占 36.06%，可能会导致误工误学，多达 50% 的女性报告至少缺勤一次，5%~14% 的女性报告经常缺勤。

四、病因病理

引起原发性痛经的因素有多种，如神经精神因素、卵巢内分泌因素以及子宫因素等，其他因素如抗利尿激素、子宫神经与神经递质等也可引起痛经。原发性痛经的发生主要与月经时子宫内膜前列腺素（prostaglandin，PG）含量增高有关，$PGF_{2\alpha}$ 含量升高可引起子宫平滑肌过强收缩、血管挛缩，造成子宫缺血、缺氧状态，是造成痛经的主要原因。抗利尿激素、内源性缩宫素以及 β- 内啡肽等物质的增加也与原发性痛经有关。此外，原发性痛经还受精神、神经因素影响，疼痛的主观感受也与个体痛阈有关。

中医学认为痛经病位在子宫、冲任，以“不通则痛”“不荣则痛”为主要病机。实者可由气滞血瘀、寒凝血瘀、湿热瘀阻导致子宫的气血运行不畅，而致“不通则痛”；虚者“不荣则痛”，主要由气血虚弱、肾气亏损导致子宫失于濡养，而致“不荣则痛”。

五、诊断与分型

（一）西医诊断

参考国家卫生健康委员会“十三五”规划教材《妇产科学》第 9 版进行西医诊断。

1. 病史　伴随月经周期规律发作的下腹部疼痛史。

2. 临床表现　①青春期多见，常在初潮后 1~2 年内发病；②疼痛最早出现在经前 12 小时，以行经第 1~2 天疼痛最剧烈，持续 2~3 天后缓解，疼痛常呈痉挛性，通常位于下腹部耻骨上，可放射至腰骶部和大腿内侧；③可伴有恶心、呕吐、腹泻、头晕、乏力等症状，严重时面色发白、出冷汗。

3. 妇科检查　排除生殖器官器质性疾病。

4. B 超检查　常无异常发现。

（二）中医诊断

参考全国中医药行业高等教育"十四五"规划教材《中医妇科学》进行中医诊断，可分为寒凝血瘀证、气滞血瘀证、湿热瘀阻证、肾气亏虚证等证型。

六、康复评定

（一）疼痛程度评定

常用 VAS、NRS 等对患者疼痛程度进行量化评定。

（二）痛经症状评定

1. COX 痛经症状量表　COX 痛经症状量表（COX menstrual symptom scale，CMSS）是由美国弗吉尼亚大学 Daniel J. Cox 教授 1978 年研制，用来评价痛经症状的严重程度及持续时间。CMSS 量表包括 18 个条目，所有条目均采用 5 级计分法，症状的严重程度及持续时间分别计分。既可分析某一或某些主要症状得分，又可条目得分相加得总分，得分越高，说明病情越严重。由于文化背景的不同，不能将量表直接翻译后应用，经修订后的中文版 CMSS 具有良好的重测信度和内部一致性，具有良好的结构效度，可以用于原发性痛经的疗效评价。

2. 痛经症状日志　痛经症状日志（the daily symptom scale，DSS）是在 CMSS 的基础上，把总频率改为症状发生的时间，其余基本项目不变，是用来记录痛经患者每日的症状情况，为填写 CMSS 提供可靠的依据，可以观察患者症状在月经周期各时间段的改善情况。

3. 月经期紧张忧郁问卷　月经期紧张忧郁问卷（menstrual distress questionnaire，MDQ）包括情绪、行为、疼痛、症状 4 大类共 47 个问题，应用于对痛经患者的疼痛程度及其伴随症状的相关评价。本表每个变量分为 5 个等级，0 级：无；1 级：轻度（可感受到）；2 级：中度（有症状但不影响日常生活）；3 级：较显著（症状已影响日常生活）；4 级：剧烈（症状严重影响日常生活）。

七、推拿治疗

（一）治疗原则

在完善相关康复评估的基础上，以调理冲任、胞宫气血为主要目的。月经期调血止痛以治标，非经期辨证求因以治本，同时应因时治宜。针对其临床症状，患者小腹部及腰部结合一定的推拿手法，通过推熨、按揉、点按、整复的手法对穴位及经络进行治疗，起到温经散寒、祛瘀通络、补气养血的作用，有效治疗原发性痛经；通过松解腰腹部相关病变软组织，同时调整腰椎及腹部的生物力学关系，达到减轻疼痛、缓解痉挛、改善症状的目的。

（二）手法操作

在一项纳入 50 篇关于推拿手法治疗痛经的数据挖掘文章结果表明，在手法操作部位的选取上，居前 5 位的分别是腹部、腰骶部、足太阳膀胱经、督脉、任脉，运用了局部论治和循经论治。所选腧穴主要是关元、八髎、气海、肾俞、三阴交，特定穴类别选用主要是交会穴、募穴、背俞穴。从手法选取种类来看，作用于操作部位的手法以摩腹法、擦法、按揉法为主，作用于穴位的手法以按揉法、点按法、擦法为主。上述6种手法根据主要作用机制分类属于松动类和镇静类技术手法，能够解除肌肉痉挛，促进局部血液循环，从而达到温通经脉、调气和血的功效。

1. 推拿介入的时机　痛经的治疗应分为经前与经后两个不同时机，如时机掌握得当，则能不同程度地提高临床疗效。本病多因气血运行不畅，胞宫经血流通受阻，以致“不通则痛”，临床以实证多见，宜于经前推拿治疗。一项纳入30项临床研究的系统评价结果表明67%的治疗时机选择在经前1周开始，说明中医推拿治疗痛经以此为治疗时机效果较好。对于某些虚证患者，宜注重经期前后的连续调理，培补正气，补益肝肾，调和气血，使胞脉得以濡养。

2. 推拿治疗的部位　本病的推拿治疗以（胸）腹部和腰（骶）部为主，腹部又以小腹为重点，多因痛经的病位在冲任、胞宫，局部推拿治疗效果更为明显。一项纳入30项临床研究的系统评价结果显示，其中有12篇文献选择先治疗腰部，后治疗腹部；有13篇文献选择先治疗腹部，后治疗腰部，可见选择治疗部位的先后在临床并没有明确的区别。另有3篇文献单独做腹部治疗，2篇文献单独做腰骶部治疗，其他的治疗部位还包括四肢部、胁部、颈肩部等，目前研究认为多点、立体式施术部位的选择，其疗效优于局部病位的选择。

3. 推拿治疗的穴位　一项纳入30项临床研究的系统评价结果中，共计用穴44个，应用频次最多的穴位依次是八髎（22）、关元（20）、三阴交（18）、气海（17）、肾俞（16）、血海（12）、肝俞（9）、足三里（8）、天枢（7）。这些穴位多位于足太阳膀胱经、任脉、督脉、足太阴脾经、足阳明胃经、足厥阴肝经等，这和痛经与肝脾肾三脏功能失常、任督冲三经失调有关的理论相吻合。部分文献根据痛经的辨证分型，在选用主穴治疗的基础上针对病因病机配合其他穴位治疗，在提高疗效的同时体现了推拿治疗痛经的灵活性和整体性。

4. 推拿手法的选择　在一项纳入30项临床研究的系统评价结果显示，推拿治疗痛经的手法以摩法、揉法、按法、擦法、㨰法、推法最为常见，腹部多选用摩（腹）法、揉法、按法、推法等，腰背部多选用擦法、㨰法、揉法、按法等。其他手法还包括振法、拿法、扳法等。

5. 推拿手法的操作

（1）腹部推拿：患者取仰卧位，呼吸均匀，全身放松。医者立于患者体侧，用掌揉法顺时针施术于腹部2分钟，继以一指禅推法作用于气海、关元、中极各2分钟，再点按上述穴位各1分钟。医者右手手掌掌心置于神阙穴之上，靠腕关节带动掌指关节，产生柔和的振颤作用于腹部，操作时医者不可憋气，压力不宜过大，振动频率约500次/min。月经前7天开始治疗，每次治疗30分钟，每日1次，治疗7天，连续治疗3个月经周期。

（2）腰骶部推拿：患者取俯卧位，医者立于患者体侧。用掌根按揉腰椎两旁及腰骶部5~10分钟，使腰骶部肌肉充分放松；双手拇指点按腰骶部脊椎两旁的敏感痛点，以得气为度；按揉肾俞、大肠俞、气海俞、腰阳关、命门、八髎穴各2分钟；暴露腰骶部，用冬青膏作介质，小鱼际直擦督脉、八髎，手掌横擦腰骶部，以透热为度；患者取侧卧位，医者采用腰部斜扳法调整腰椎，左右各1次。月经前7天开始治疗，每次治疗30分钟，每日1次，治疗7天，连续治疗3个月经周期。

（三）注意事项

1. 饭后1小时内接受推拿手法操作，会引起胃脘部不适。

2. 推拿操作前宜排一次小便，若留有小便甚至膀胱充盈则推拿操作时会感到不适。

3. 推拿疗法对原发性痛经疗效很好，但对继发性痛经只能减轻症状，难以彻底治愈。

4. 月经期间一般不做手法治疗，八髎亦不做热敷，以防经血过多。临床上有很多患者在剧烈痛经时可在腰骶部找到明显的压痛点，对压痛点加以重按揉或弹拨，往往可收到立竿见影的效果。

5. 如果在推拿进行一个疗程后无明显改善，应尽快进行妇科检查，判断是否存在器质性病变，以免延误病情。

（四）意外情况及处理方案

1. 可出现皮肤刺激性疼痛，尤其是首次推拿后容易发生。初次推拿后若不刺激皮肤一般就没有皮肤疼痛感。若皮肤疼痛感明显，可用温热水冲洗而缓解，也可不用任何处理，1~2 天后该皮肤刺激性疼痛就自行消失。

2. 正值经行腹痛而经血及血块滞而不下时，手法治疗后可使瘀滞难下的经血过快而下，少数患者可出现冷汗、面色苍白等轻度虚脱现象，应及时停止推拿操作，并使患者保持仰卧位，注意保暖，询问情况以及观察心率血压等，对症处理。

八、康复护理

1. 症状护理　经期下腹部可用热水袋进行局部热敷，注意热水袋不宜过热，以防烫伤皮肤。

2. 生活管理　经期注意保暖，避免受寒及经期感冒。改变不良的生活习惯，避免游泳、盆浴、冷水浴，可根据自身情况选择适宜的有氧运动。

3. 饮食护理　饮食规律，多吃蔬菜、水果，以温热为宜，禁食冷饮及寒凉食物。

4. 心理护理　调畅情志，保持精神舒畅，消除恐惧心理。

九、预防与预后

对于原发性痛经，尤其是青春期少女患者，通过解除紧张的心理，加上积极治疗，其症状会明显减轻，预后一般良好。保持阴道清洁，注意经期卫生，避免不洁性生活。定期行妇科检查，做到早发现、早治疗，以祛除引起痛经的隐患。

（张　平）

第二节　急性乳腺炎

一、概述

急性乳腺炎是乳房组织的一种炎症，常由乳汁淤积和细菌感染等引起乳房疼痛、肿胀、发热和发红，可伴有全身体温升高，常见于哺乳期妇女。其发病过程主要分为乳汁淤积期、急性炎症期和脓肿破溃期。在乳汁淤积期，由于乳汁淤积在乳房局部，可造成乳房肿胀疼痛、乳房炎症、乳汁不易排出、乳管堵塞、乳头皲裂等症状，但不一定伴随细菌感染。随着乳汁淤积时间延长，没有及时排空乳汁，可进一步加重病情，导致细菌感染而进入急性炎症期，甚至在局部形成脓肿而进入脓肿破溃期。推拿治疗主要作用于乳汁淤积期，以促进淤积乳汁的排出，保持乳管通畅，及时消退病症，并防止发生乳房脓肿等并发症。

二、定义

急性乳腺炎是乳腺的急性化脓性感染，是乳腺管内和周围结缔组织炎症，多发生于产后哺乳期的妇女，尤其是初产妇更为多见。属于中医“乳痈”等范畴。

急性乳腺炎属于中医病名乳痈、妒乳、乳毒、乳风、吹乳范畴，该病与乳汁郁积、肝郁胃热、感受外邪等密切相关，临床病情多以局部皮肤红、肿、热、痛，硬结明显，触痛加重。患者有寒战、高热、头痛、无力、脉快等全身中毒症状，同侧腋窝淋巴结肿大、疼痛等为主要表现。

三、流行病学

急性乳腺炎发病率为2%~33%，好发于哺乳期妇女，初产妇患病占50%，初产妇与经产妇之比为2.4:1，不同地区发病率存在一定差异。我国学者对四川省江油市670名产妇调查发现，产后6个月内发生一次乳腺炎占6.3%，累计发生率高达10.3%。在发生急性乳腺炎的患者中，35%~85%伴有乳管堵塞，11%~96%伴有乳头皲裂。若疾病初期治疗不当，10%的急性乳腺炎患者又可发展为乳腺脓肿，乳腺脓肿可造成约10%的患者丧失哺乳能力，无法再次哺乳。急性乳腺炎治愈后，若错误哺乳方式、饮食习惯、不良哺乳习惯等持续存在，可造成疾病复发，而本病的复发率为8.5%。此外，急性乳腺炎极易导致停止哺乳发生，而停止哺乳后婴儿喂养成本增加，又可加重患者的经济负担，给患者身心均造成一定影响。

四、病因病理

滞留在乳房中的乳汁是引起急性乳腺炎的主要原因，急性乳腺炎的发病原因与不良的生活习惯、饮食习惯和不当的情志管理、哺乳技巧等密切相关，曾患急性乳腺炎、伴有乳管堵塞和乳头皲裂、使用乳头膏等是急性乳腺炎发生的危险因素。细菌由乳头皮肤破裂处或乳晕皲裂处进入，沿淋巴管蔓延至乳腺小叶间及腺小叶的脂肪和纤维组织中，引起乳房急性化脓性蜂窝织炎。而乳头皲裂或乳腺导管阻塞，会使乳汁淤积，为入侵细菌创造了繁殖条件。

中医学认为本病总以本虚标实，或虚实夹杂为主，本虚多为肝肾亏虚、气血不足，标实多为风寒湿邪侵袭或气滞血瘀，并随着病程发展分别表现出偏虚或偏实或虚实错杂的证候。①肝郁气滞：乳头属足厥阴肝经，肝主疏泄，能调节乳汁的分泌。若情志内伤，肝气不舒，厥阴之气失于疏泄，使乳汁发生壅滞而结块；郁久化热，热胜肉腐则成脓。②胃热壅滞：乳房属足阳明胃经，乳汁为气血所生化，产后恣食肥甘厚味而致阳明积热，胃热壅盛，导致气血凝滞，乳络阻塞而发生痈肿。③乳汁瘀滞：乳头破损或凹陷，影响哺乳，致乳汁排出不畅，或乳汁多而婴儿不能吸空，造成余乳积存，致使乳络闭阻，乳汁瘀滞，日久败乳蓄积，化热而成痈肿。

五、诊断

（一）西医诊断

可根据患者病史、症状、体征及实验室检查结果，参考《临床诊疗指南·外科学分册》《黄家驷外科学》进行西医诊断，将乳腺炎分为瘀滞期、成脓期、溃后期。

1. 病史 多发生在初产妇的哺乳期，尤其是产后第3周或第4周。

2. 临床表现 初期乳房肿胀、疼痛、结块，皮肤不红或微红，乳汁分泌不畅，或伴有高热、寒战。中期肿块变硬，有压痛，皮肤发红，常在短期内软化，形成脓肿。

3. 查体 患侧乳房肿大，局部红、肿、热、痛，有搏动性疼痛，在哺乳时更剧，患侧腋下淋巴结肿大。

4. 实验室检查 白细胞及中性粒细胞计数增多，多为金黄色葡萄球菌感染，链球菌少见。

5. 病程往往延时甚久，严重时可并发全身化脓性感染。

（二）中医诊断

可参考国家中医药管理局制定的《中医病证诊断疗效标准》（ZY/T 001.1-94），结合专家共识进行中医诊断，可为气滞热壅证、热毒炽盛证和正虚毒恋证。

六、康复评定

（一）疼痛评定

常用VAS、NRS等对患者疼痛程度进行量化评定。

（二）相关区域功能评定

急性乳腺炎的发生往往会伴随胸廓、肩胛带、上肢部的功能障碍，临床上常用上肢运动功能Fugl-Meyer量表和ODI量表来评估急性乳腺炎患者躯体运动功能。

（三）社会心理及健康状况评定

急性乳腺炎患者的生活质量低于一般正常人群，病程越长的患者更易伴发焦虑或抑郁等心理症状，致使其生活质量严重下降。HAMA和HAMD是临床上评定急性乳腺炎患者焦虑和抑郁状态时应用最为普遍的量表。此外，SCL-90具有容量大、反映症状丰富、能准确划分患者的自觉症状特性等优点，可以用来衡量门诊患者自觉症状的严重程度。

（四）实验室检查

血常规及C反应蛋白用于判断是否伴有细菌感染。伴有高热（体温≥38.5℃）者行血培养、药敏试验及血生化检查，取乳汁、穿刺液或脓液行细菌培养及药敏试验，以指导临床合理使用抗生素。

（五）乳腺超声检查

乳腺超声检查是乳腺病变的主要筛选手段，适用于任何年龄和女性任何生理时期，包括妊娠期和哺乳期。其有助于判断有无肿块和确定肿块的物理性质（囊性、实性或囊实混合性），并根据声像图表现和结合血流特性，进一步推断肿块的良恶性。此外，乳腺超声检查也可作为一种康复评定手段，通过对比治疗前后的超声图像以评估治疗方法的有效性。

七、推拿治疗

（一）治疗原则

本病推拿治疗以局部治疗为主，及时排出淤积乳汁，保持乳管通畅。一般在乳痈初起尚未成脓时施以推拿治疗，溃脓期禁止在局部行手法治疗。

（二）手法操作

乳房局部推拿是通过特定手法排出淤积的乳汁，保持乳管通畅，并能促进淋巴回流，以快速缓解乳汁淤积、乳房胀痛、乳房炎症等症状。目前一项纳入 10 个随机对照试验，共涉及 1 167 例患者的 Meta 分析显示，手法排乳结合中药治疗乳痈的有效率、治愈率优于对照组，在肿块消失率、乳孔通畅率、肿块消退时间、体温恢复正常时间、治愈时间、起效时间等方面的疗效均优于西药抗菌药物。操作方法：患者取坐位或仰卧位，医者先在患部周围作轻摩、揉法 5 分钟，再用两手的四指托住乳房，两手的拇指在肿块上交替抹推数次，方向从肿块上方开始，向下到乳头，最后用左手托住乳房，右手拇指和示指捏拿肿块，由上向下到乳头，反复操作 10 分钟。根据患者忍受程度，渐渐增强捏拿的力量，尽可能疏通为主，同时可辅以按揉膻中、乳根、灵墟、屋翳、期门等穴，然后拿捏肩井、少泽、合谷等穴约 5~10 分钟。每次治疗时间约 30 分钟，每日 1 次，2 周为一疗程。

（三）炎症区域（红、肿、痛部位）的药物治疗

1. 湿敷　25% 硫酸镁湿敷，每次 20 分钟，每日 3 次；或 3% 高渗盐水湿敷，每次 20 分钟，每日 3 次。此法适用于局部皮肤红肿的患者，禁用于皮肤破损处。

2. 中药外敷　如意金黄散用蜂蜜调糊，均匀涂抹在大纱布上，再以一张纱布将其覆盖成片，将制成的金黄散敷贴放在患处，每日 1 次。此法适用于急性炎症型及脓肿型患者，禁用于对金黄散过敏或局部已有皮疹者。

八、康复护理

对患者进行科普宣传和健康指导，普及急性乳腺炎的症状、预防及治疗知识，让患者对本病有个全面的认识。叮嘱患者养成良好的哺乳习惯，按时完成哺乳或开展乳房挤压，喂哺时间应控制在 20 分钟 / 次以上，并使患者充分掌握乳房挤压的正确方法，将剩余乳汁挤净以利于患者乳腺管尽可能的通畅，防止乳汁的再次淤积。若出现乳头破损或皲裂情况，需及时医治，待伤口愈合后再行哺乳。注意合理饮食，保持心情舒畅，保证睡眠，避免疲劳。

九、预防及预后

哺乳期妇女应积极进行乳腺炎的预防，保证乳头清洁，哺乳时避免露乳当风，养成良好的哺乳习惯，防止乳汁淤积。急性乳腺炎患者早期病情较轻，多可达到治愈的效果。若不及时治疗，部分患者需通过手术治疗，术后辅以日常生活管理，一般预后尚可。极少数患者可发生反复发作的乳腺瘘管、瘘道或者溃疡，经久不愈。

（李禹燕）

第三节　产后腰痛

一、概述

产后腰痛（postpartum low back pain，PLBP）是分娩后常见的疾病之一，妊娠期腰背痛发生在高达一半以上的产妇中，半年内仍存在腰痛的比例为 5%~40%，甚至部分患者腰背疼痛可持续终身。产后腰痛不仅使患者的日常活动能力受限，还会使产后妇女出现失眠、焦虑、抑郁等不良情绪，更给她们的自身生活和工作带来诸多消极影响。

二、定义

产后腰痛，归属于中医“产后痹证”范畴，俗称“产后风”，又称“产后遍身疼痛”“产后关节痛”等，在现代医学中尚没有独立的病名。是产后以腰痛为主症的一种病症，可表现为腰背部、腰骶和骶髂部的疼痛，有时还伴有腿部的疼痛、麻木等不适。

三、流行病学

目前国内针对产后腰痛的调查研究较少，其发生率在 24%~90% 不等，一项针对海口地区的小规模调查显示，产后腰痛的患病率为 43.7%。产后腰痛的患病率在产后的一年中呈上升趋势，大约从 3 个月后的 28% 增加到 5 个月后的 50% 以上。有研究认为产后腰痛是正常的生理现象，可能与孕期激素变化、分娩用力、产后姿势不当等因素有关。大多数产妇的腰痛在分娩后 3 个月至半年左右可逐渐恢复。但是，产后随访研究表明，妊娠期患有腰痛的孕妇仍有 65.3% 的人群在产后 12 个月内疼痛反复发作，分娩后 2~3 年内仍有大约 8%~20% 的妇女存在持续的非特异性下腰痛。

四、病因病理

女性在怀孕时体重增长过多而增大腰部的负担，会使孕妇的腰部支撑力逐渐增加，导致腰肌和韧带的损伤，腹直肌分离、腹横肌损伤、盆底肌松弛等都会进一步造成脊柱和骨盆的生物力学失衡，从而容易出现腰腹部核心不足、肌肉无力，腰骶、骶髂关节错位及耻骨联合错位或者分离等引发腰痛。同时怀孕时激素水平发生改变，为了分娩时能使胎儿顺利娩出，连接骨盆的韧带也变得松弛。分娩后发生变化的激素不会很快恢复到孕前状态，骨盆韧带在一段时间内尚还处于松弛状态中，腹部肌肉也变得较软弱无力，子宫未能很快完全复位，引起腰痛。此外，产后妇女的骨组织常处于生理性缺钙状态，加之劳累过度和哺乳姿势不当等使腰部肌肉处于紧张状态，也可能造成腰肌劳损而导致腰痛。

中医学认为本病多因产后气血亏虚，肾气不足，调护不当，外感风寒湿邪所致。总体不外“虚邪瘀”三个方面，多为虚实夹杂之证，属本虚标实之候，本虚为气血、肾气不足，标实为外邪、瘀血、气滞等。本病病位在肢体关节、肌肉、筋骨，与肝、脾、肾等脏腑气血关系密切。正虚感邪，邪阻经络，气血不通，肢体失养为其病机特点。

五、诊断

可根据病史、临床表现、体征和辅助检查结果，参考全国中医药行业高等教育“十四五”规划教材《中医妇科学》中产后身痛的诊断标准进行诊断。本病辨证主要以疼痛的部位、性质为主要依据，结合兼证与舌脉，将产后腰痛分为肾虚证、血虚证、血瘀证和外感证。

1. 病史　产前无腰痛史，有劳累或受凉史。

2. 临床表现　产后出现急性或慢性腰痛，或腰骶部酸痛乏力，腰部活动受限，椎旁及骶髂关节处压痛。

3. 影像学检查　腰部 X 线或 CT 检查提示无明显异常。

4. 辨证分型　若产后出现腰痛绵绵，或酸痛，隐痛喜揉按，属于肾虚；若产后腰部酸痛乏力，面色萎黄，肌肤不泽，头晕心悸，气短懒言，属于血虚；若出现腰部胀痛如刺，痛有定处者，多属于血瘀；若出现产后腰痛转侧不利，冷痛重着，喜暖喜按，遇寒加剧，多属外感寒湿之证。

六、康复评定

（一）身体的结构和功能

1. 腰部疼痛评定　常用 VAS、NRS、SF-MPQ 等量表对患者腰部疼痛程度进行评定。

2. 腰部功能评定　常用 RMDQ、ODI 和 JOA 等量表对患者腰部功能进行评定。

（二）活动水平的评定

目前应用比较广泛的量表是 Barthel 指数评定量表（BI）和功能独立性评定量表（FIM）。

（三）社会心理及健康状况评定

社会支持有利于慢性腰痛患者的心理健康，其中患者能体验感受到的主观支持比客观支持对心理健康的影响更大。目前最常用的社会心理及健康状况评定量表有 SF-36、HAMA、HAMD、SCL-90、社区参与量表（community participation index，CPI）等。

（四）特征性检查

1. 直腿抬高试验及足背屈试验（直腿抬高加强试验）　检查时患者仰卧，检查者一手握住患者踝部，另一手置于膝关节上方，使膝关节保持伸直位，抬高到一定角度，患者感到下肢出现放射性疼痛或麻木或原有的疼痛或麻木加重时为阳性。记录其抬高的角度，必须注明左侧和右侧。正常人在仰卧位时下肢伸直，被动抬高的角度为 60°~120°，在抬高下肢至 30°~70° 时，神经根可在椎间孔里拉长 2~5mm，并无疼痛感，故以抬高 70° 以上为正常。足背屈试验阳性是单纯的坐骨神经受到牵拉的紧张表现。

2. “4” 字试验　患者仰卧，一侧下肢伸直，另侧下肢以 “4” 字形状放在伸直下肢近膝关节处，并一手按住膝关节，另一手按压对侧髂嵴上，两手同时下压。下压时，骶髂关节出现痛者，并且或者屈曲侧膝关节不能触及床面为阳性。

3. 髂骨分离试验　又称骨盆分离试验，患者仰卧，检查者双手掌放于患者两侧的髂骨的髂前上棘处，向下外用力，检查者的上肢交叉，以增加向外对骶髂韧带的牵拉，检查时应避免骨盆的运动，以保证腰椎运动最小。检查时若患者主诉臀部疼痛则为阳性。

4. Gaenslen 试验　患者仰卧，患侧臀部置于床边，健侧屈膝屈髋，检查者用手按住膝部以固定骨盆，另一手把患侧腿移至床边外并使之过度后伸，这时骨盆产生较强的旋转力，若臀部疼痛则为阳性。

（五）影像学检查

1. X 线检查　是产后腰痛患者最基本、最常用的检查技术，也是辅助诊断产后腰痛病的重要手段，可为判断病情的严重程度、治疗方法选择、治疗评价等提供影像学基础。常拍摄腰椎正侧位 X 线片来观察腰椎的生理曲度、椎间隙等的状态。必要时动力摄片可见失稳椎体的前后左右的移位情况。

2. CT 检查　可以显示椎间盘突出的部位、大小、形态，椎管的有效矢状径，关节突增生的程度，神经根和硬膜囊压迫的情况，以及后纵韧带、黄韧带肥厚或骨化对椎管的侵占程度。

3. MRI 检查　可以清楚地显示出椎管内、脊髓内部的改变及脊髓受压部位及形态改变，在腰椎疾病的诊断中具有重要价值，不仅能显示椎间盘突出压迫硬脊膜囊的范围和程度，而且能反映脊髓损伤后的病理变化和相关韧带的损伤情况。

（六）其他康复评定

1. 腰部活动度评定　产后腰痛的患者往往伴有腰部僵直或活动受限，因此在对腰痛症状进行评定时，有必要对腰椎关节活动度进行评定，以明确腰痛严重程度。同时，了解腰椎的活动范围对不同治疗方法的选择也很关键。腰椎的运动范围较大，运动形式多样，其中以腰椎的前屈活动度的测量最为重要。常用测量方法有：①量角器法：屈伸、侧屈测量法，腰椎旋转测量法；②腰椎前屈活动度的其他评定方法：简易评分法、改良的 Schober 法、距离测定法等。

2. 腰部肌力、耐力及疲劳度评定　包括躯干肌（屈肌和伸肌）肌肉肌力的评定和肌肉耐力的评定。目前常用腰部肌肉表面肌电（surface electromyography，sEMG）信号分析来评价腰部肌肉耐力及疲劳度，认为肌肉耐力及疲劳问题远比患者自我感觉疲劳重要，应将腰部肌肉耐力作为腰痛病康复的一个重要因素。

七、推拿治疗

（一）治疗原则

总的治疗原则是基于康复评估，以恢复腰椎及骨盆生物力学平衡为原则。针对其病理改变部位施以松解类和整复类等推拿技术手法，松解软组织，调整腰椎骨盆关节，达到缓解疼痛、改善腰部功能的目的。争取做到：①早发现、早诊断、早治疗；②全面评估，个体化治疗；③以轻柔手法为主，补虚益损；④手法治疗、功法锻炼和姿势调整相结合。

（二）手法操作

目前对于产后腰痛推拿操作的研究较少，就现有临床证据而言，在腰部软组织施以轻柔松解手法是产后腰痛推拿治疗的基础操作，由轻到重，直接作用于肌肉、韧带等软组织，从而使腰部肌肉松弛，解除肌痉挛和促进局部血液循环。临床上可选用按揉法、滚法、擦法、点按、叩击、拍打等手法，以腰骶区域为主要施术部位。操作方法：医者由上而下沿患者两侧足太阳膀胱经用掌根按揉 5 分钟，在痛点或紧张的肌索周围重点施以按揉法、弹拨法 5 分钟；然后用双手拇指点按患者两侧三焦俞、肾俞、气海俞、大肠俞、关元俞等穴位，以酸胀为度；之后患者取侧卧位做腰椎斜扳左右各 1 次；最后直擦两侧膀胱经、横擦腰骶部，以透热为度，结束治疗。每次治疗时间约 30 分钟，隔日 1 次，症状严重者可以每日 1 次，2 周为一疗程。

（三）常见功能障碍的推拿治疗

1. 感觉功能障碍　腰部疼痛是产后女性常见的感觉功能障碍，穴位刺激手法是缓解患者腰痛的有效方法。推拿主要是通过机械性刺激作用于病变部位压痛点及相应穴位，从而起到疏通经络、活血化瘀的作用。采用点按手法刺激这些腧穴，可以兴奋神经系统，刺激机体细胞因子，消除局部肿胀及炎症，改善肌肉痉挛。操作方法：患者取俯卧位，医者站立于患者身旁一侧，先采用掌揉法㨰法施术于患者腰骶部及臀部肌肉，尽量放松腰部两侧的肌肉，手法先轻后重，先健侧后患侧，时间为 5 分钟；然后点按肾俞、大肠俞、膀胱俞、秩边、环跳、风市、阳陵泉、委中、悬钟等穴，节律三虚两实，用力先轻后重，点压时力度以患者耐受为度。

2. 腰椎活动受限　腰椎活动受限是产后腰痛最常见的运动功能障碍，除软组织松解手法外，整复类技术手法是改善产后腰痛患者腰椎活动受限的有效方法。整复类技术手法主要以理筋弹拨、调曲为原则，操作方法：①放松手法：先用左手拇指按住腰椎第一节上部左侧，右手中指、示指、无名指手指沿腰椎旁从上至下行揉捏法，整理棘突上韧带 1 次；再用左手拇指按住腰椎第一节上部右侧，按左侧方法整理棘上韧带 1 次。②整复手法：患者取端坐位，两腿自然分开，屈膝成 90°，助手站在患者左前方，两腿夹住患者的左膝，双手按住患者左大腿根部，用力不可过大。医者坐在患者身后偏右侧，左手触及偏歪或者脊旁有硬结的点进行调整或松解。通过一项纳入 307 项临床研究的系统评价得知，整复类技术手法不仅对急慢性非特异性腰痛患者有减轻疼痛和改善功能状态的作用，对产后腰痛患者也有相关临床作用。然而，还需要更大的样本量和高质量的随机对照试验提供临床支持。

3. 腰部肌群性能　产后导致腰骶和骶髂关节错位和不稳，腰腹部核心肌群力量减弱。在推拿手法放松紧张的腰部肌群基础上，由上至下纠正腰椎、骨盆关节紊乱，恢复脊柱、骨盆正常解剖结构。同时还须配合腹横肌、盆底肌、臀肌等功能训练，以强化腰腹核心，提高脊柱及骨盆的稳定性，对巩固疗效、避免产后腰痛反复发作有重要意义。操作方法：①腰椎旋转定位扳法：医者以一手拇指顶住患椎偏歪的棘突，用力向对侧推按，以拨正偏歪棘突，另一手扶持患者躯体，使脊柱逐渐屈曲，并在向棘突偏歪一侧侧弯的情况下，作顺时针或逆时针方向旋转。两手协同动作，推按一手先顶住患椎棘突，在旋转的最后几度用力推按，偏歪棘突复位时指下可扪及弹跳感。②侧卧斜扳法：患者取患侧卧位，患肢伸直，健肢屈曲，医者立于其前面，一手前臂置于健侧肩前部，以固定患者上身，另一手肘部压于髋后方，嘱患者上身向后转，待转到最大限度时，医者两手协同作对抗用力，此时多可听到“咔嚓”声，即可复位。③核心肌群训练：身体保持四点跪位，手臂和大腿垂直于地面，背部放平，腹部收缩，首先抬起左臂并用力伸直，然后抬起右腿并用力向后伸展，维持 3 分钟左右，缓慢放松回到原位，再换对侧继续练习循序渐进，视情况逐渐增加难度。但目前关于推拿结合功能训练的研究还鲜有报道，需要更多临床证据的支持。

4. 腰部运动控制　腰椎稳定性的维持除了需要骨骼、韧带、筋膜等提供的被动支撑和维持脊柱与骨盆动作和稳定度的核心肌群收缩外，还需要神经控制系统主导具体动作，如肌肉收缩的时间、顺序、强度等。临床上施以推拿、按揉、弹拨为主的软组织松解手法，重点治疗腰背部肌群，可以缓解痉挛的腰背部肌肉，增强肌肉和韧带的活动能力，解除肌肉疲劳。同时，选用以按揉法为主的补益手法，施于深层腰部肌肉可达到修复腰部周围韧带等软组织损伤的治疗效果。此外，配合整复类手法以调整失衡的腰椎与骨盆的异常位置，激活本体感受，效果会更显著。一项纳入 26 项随机对照试验的高质量证据表明，与其他干预措施相比，脊柱推拿手法在缓解疼痛和功能状态方面具有较小的、统计学上显著但无临床相关性的短期效果。有不同质量的证据表明，当与其他疗法相配合时，脊柱推拿手法对缓解疼痛和恢复功能状态有统计上显著的短期效果。对于产后腰痛患者进行推拿手法的干预治疗，其临床效果显著，但仍比较缺乏相关循证医学证据的支持，有待进一步研究。

（四）运动疗法

对于慢性疼痛，多数学者主张以主动运动、耐力运动、渐进抗阻力运动和短暂最大收缩练习为主，在选择活动类型时应考虑到患者的年龄、功能和健康状态以及其他合并疾病等因素。而对于产后腰痛的患者来说，通过主动运动以提高核心肌群力量及稳定性，可以有效减轻疼痛和改善功能。一项 Meta 分析中包括来自 32 项研究（52 297 名孕妇）的数据表明，与不锻炼相比，产前锻炼降低了妊娠期和妊娠后下腰痛的严重程度。另一项 Meta 分析提供了中等质量的证据，其中纳入 1 176 位参与者的 4 项研究显示，8~12 周的运动疗法减少了腰背疼痛和骨盆疼痛的女性人数；纳入 1 062 位参与者的 2 项研究显示，各种形式的运动疗法显著减少了与腰背部和骨盆疼痛相关的病假。其他中等质量的 Meta 分析也有研究运动疗法治疗产后妊娠相关腰背痛和骨盆带痛的疗效，但仍没有定论，还需更多高质量的随机临床试验。

八、康复护理

对产后腰痛的产妇，如果未能采取有效措施及时治疗，可影响产后康复和母乳喂养，甚至引发产后抑郁，降低产妇产后的生活质量，所以采取有效的康复护理措施对于产后腰痛妇女的恢复非常关键。

1. 围手术期心理和情绪干预　根据产后腰痛产妇的不同表现，医务人员必须先与产后腰痛产妇及时沟通，建立良好的护患关系，给予产妇鼓励和支持，促使产后腰痛产妇树立治疗信心。

2. 减痛护理　术前向产后腰痛产妇普及有关产后腰痛的相关知识，重点讲述有关疼痛的知识，包括疼痛原因、程度和处理方法，避免产妇产生不必要的精神负担。了解产后腰痛产妇疼痛发生情况，了解其疼痛阈值，与产后腰痛产妇建立有效的沟通，明确产妇心理特点，并给予有针对性的心理安抚，减轻疼痛。指导产妇通过情志转移、自我暗示、自我鼓励、看书、看电视节目等方式减轻疼痛。并指导家属给予产后腰痛产妇按摩患肢、热敷和冷敷缓解疼痛，必要时遵医嘱给予止痛药。

3. 功能锻炼护理　为产后腰痛产妇早期功能锻炼提供科学指导，协助和鼓励产后腰痛产妇以正确的方式实施功能锻炼计划和内容。产后 3 天患者开始进行低强度的康复训练，能够有效地避免患者出现腰部和腿部肌肉僵硬的情况，随后逐渐加强患者的康复运动训练强度，提升患者手术后的背部柔韧性以及腰椎体之间的受力平衡，帮助患者后期更快地恢复肌肉力量，提高生活质量。

九、预防及预后

产后腰痛的预防需从备孕开始，合理饮食，多进食含钙高的食物，避免体重增加过快而增大腰部负担，造成腰肌和韧带的损伤。产后注意合理的休息和运动，注意腰部保暖，选择正确的哺乳姿势，减少弯腰次数，避免久站久蹲。本病预后与体质差异、病情轻重、治疗调摄是否得当有关，若能及时介入康复治疗，大多可以治愈，预后亦佳。

（陈水全）

参考文献

[1] 王晓宇，王虎城，刘蕾蕾，等．推拿治疗原发性痛经疗效的 Meta 分析．中国循证医学杂志，2019，19(3)：348-352.

[2] Burnett Margaret，Lemyre Madeleine. No. 345-Primary Dysmenorrhea Consensus Guideline. J Obstet Gynaecol Can，2017，39：585-595.

[3] 张佳佳，王军，白鹏，等．《循证针灸临床实践指南：原发性痛经》的研制及其特点．中国针灸，2019，39(12)：1343-1346.

[4]《中成药治疗优势病种临床应用指南》标准化项目组．中成药治疗痛经临床应用指南(2021 年)．中国中西医结合杂志，2021，41(12)：1413-1425.

[5] 王得志，包银兰，丁全茂，等．推拿治疗原发性痛经临床疗效的 Meta 分析．吉林中医药，2018，38(10)：1213-1216.

[6] 梁潇，段彦苍，宋亚静，等．基于文献研究与专家共识法的原发性痛经中医证候研究．中国中医药信息杂志，2020，27(2)：73-78.

[7] 谢幸，孔北华，段涛．妇产科学．第 9 版．北京：人民卫生出版社，2018.

[8] 冯晓玲，张婷婷．中医妇科学．北京：中国中医药出版社，2021.

[9] 万冰艳，金龙，罗建．基于数据挖掘技术的推拿手法治疗原发性痛经的规律分析．按摩与康复医学，2019，10(20)：38-41.

[10] 中华医学会疼痛分会．中国疼痛病诊疗规范．北京：人民卫生出版社，2020.

[11] 王颀，宁平，马祥君．中国哺乳期乳腺炎诊治指南．中华乳腺病杂志(电子版)，2020，14(1)：10-14.

[12] Zhou F, Shang XC, Tian XS, et al. Clinical practice guidelines for diagnosis and treatment of patients with non-puerperal mastitis：Chinese Society of Breast Surgery(CSBrS) practice guideline 2021. Chin Med J (Engl), 2021, 134(15)：1765-1767.

[13] 周开立，李敏，秦茂，等．推拿结合中药治疗乳腺增生病的 Meta 分析．按摩与康复医学，2020，11(16)：1-4，10.

[14] 邵渝，史红健，汤伟．中医推拿治疗急性乳腺炎临床疗效的 Meta 分析．时珍国医国药，2020，31(8)：2046-2048.

[15] 琚慧，郭红，马雪玲，等．乳痈(急性乳腺炎)中西医结合健康管理方案的构建．中华现代护理杂志，2020，26(36)：5052-5061.

[16] 李振，张喜林，侯奕杰．妊娠相关腰痛的发病机制分析．按摩与康复医学，2020，11(5)：47-49，51.

[17] Franke Helge, Franke Jan-David, Belz Sebastian, et al. Osteopathic manipulative treatment for low back and pelvic girdle pain during and after pregnancy：A systematic review and meta-analysis. J Bodyw Mov Ther, 2017, 21(4)：752-762.

[18] Gutke A, Betten C, Degerskär K, et al. Treatments for pregnancy-related lumbopelvic pain：a systematic review of physiotherapy modalities. Acta Obstet Gynecol Scand, 2015, 94(11)：1156-1167.

[19] Franke H, Franke JD, Belz S, et al. Osteopathic manipulative treatment for low back and pelvic girdle pain during and after pregnancy：A systematic review and meta-analysis. J Bodyw Mov Ther, 2017, 21(4)：752-762.

[20] Saleh MSM, Botla AMM, Elbehary NAM. Effect of core stability exercises on postpartum lumbopelvic pain：A randomized controlled trial. J Back MusculoskeletRehabil, 2019, 32(2)：205-213.

[21] Haakstad LA, Bø K. Effect of a regular exercise programme on pelvic girdle and low back pain in previously inactive pregnant women：a randomized controlled trial. J Rehabil Med, 2015, 47：229-234.

[22] Ledford C. Spine conditions：mechanical and inflammatory low back pain. FP Essent, 2017, 461：15-20.

[23] Wang XQ, Zheng JJ, Yu ZW, et al. A meta-analysis of core stability exercise versus general exercise for chronic low back pain. PLoS One, 2012, 7(12)：e52082.

[24] 谢瑞，朱立国，于杰，等．整骨疗法治疗非特异性下腰痛：解读 2016 年美国骨科协会的指南．中国组织工程研究，2020，24(21)：3401-3408.

[25] 陈海燕，章继刚，王德伟，等．核心肌群力量训练联合中药熏蒸治疗产后腰痛疗效观察．浙江临床医学，2019，21(12)：1683-1684.

[26] Liddle Sarah D, Pennick Victoria. Interventions for preventing and treating low-back and pelvic pain during

pregnancy. Cochrane Database Syst Rev, 2015, 2015(9): CD001139.

[27] 舒彬. 骨科康复医师核心技能. 北京: 人民卫生出版社, 2019.

[28] 张磊. 妇产科临床诊疗护理与产后康复. 长春: 吉林科学技术出版社, 2018.

[29] 贺丰杰, 吴克明. 中西医临床妇产科学. 北京: 中国医药科技出版社, 2012.

[30] 冯晓玲, 张婷婷. 中医妇科学. 北京: 中国中医药出版社, 2021.

第七章 常见功能障碍

第一节 运动功能障碍

一、肌痉挛

（一）概述

正常的肌张力是维持身体各种姿势和正常活动的基础，也是维持肢体位置和支撑体重，保证肢体运动控制能力、空间位置、进行各种复杂运动所必需的条件。肌痉挛是神经系统疾病常见的一种症状和状态，痉挛状态则会引起患肢疼痛，导致患肢肌肉萎缩以及关节挛缩和变形，使关节活动受限，甚至加重病情。肌痉挛作为上运动神经元损伤综合征的阳性表现，多见于脑卒中、脑外伤、脊髓损伤、多发性硬化、脑性瘫痪等神经源性疾病。分为中枢性肌痉挛和非中枢性肌痉挛，本节主要指中枢性肌痉挛。

（二）定义

痉挛是一种由牵张反射高兴奋性所致的、以速度依赖的紧张性牵张反射增强伴腱反射亢进为特征的运动功能障碍，表现为间歇性或持续性肌肉组织的自发性异常兴奋，属于中医学“痉病”范畴。

（三）流行病学

目前虽然还没有关于肌痉挛患病率的准确数字，但大约有 1/3 的脑卒中患者、60% 的重度多发性硬化患者以及 75% 的重度创伤性脑损伤后身体残疾的患者会发生需要治疗的肌痉挛。

（四）病因病理

痉挛是肌肉张力异常表现之一，常见于脑卒中、脊髓损伤、脑瘫、多发性硬化等多种中枢神经系统疾病。其病理机制包括肌梭运动活动过度、运动神经元兴奋过度、脊神经节段的异常兴奋、失去脊髓影响节段中间神经元的异常兴奋以及肌肉本身的改变等，大多数的观点是由于各种脊髓上抑制神经通路兴奋性的改变和运动神经元兴奋性的增强。中枢性肌痉挛是由于上运动神经元损害后，中枢性运动抑制失衡，肌梭 Ⅰa 类纤维敏感度和支配肌梭的 γ 运动纤维活力增加引起牵张反射亢进，神经元所支配的肌群或肌肉难以实现互相协调、互相制约，从而导致肌群协调紊乱，肌力降低，肌张力明显升高而呈痉挛状态。

（五）诊断

临床上以判断患者是否存在异常姿势、表情或肌张力增高，作为诊断的关键步骤。肌痉挛主要表现在肌张力增高，牵张反射活跃，肌痉挛的诊断可分为 3 步：即首先明确是否为痉挛状态，其次肌痉挛是原发性还是继发性，最后明确肌痉挛的病因。

肌痉挛临床表现主要为肌张力增高、腱反射活跃（亢进）、被动运动阻力增加等。长期痉挛可能会导致疼痛、关节僵硬、挛缩、肌肉萎缩无力等。肌张力增高则以一种具有特殊表现形式的不自主运动，多以异常的表情姿势和不自主的变换动作而引人注目。肌痉挛所累及肌肉的范围和肌肉收缩强度变化很大，因而临床表现各异。但某些特征性表现有助于肌痉挛与其他形式的运动障碍的鉴别，主要有以下几点：①肌痉挛状态下肌张力异常时不自主运动的速度可快可慢，可以不规则或有节律，但在收缩的顶峰状态有短时持续，呈现为一种奇异动作或特殊姿势；②不自主动作易累及头颈部肌肉（如眼轮匝肌、口轮匝肌、胸锁乳突肌、头颈夹肌等），躯干肌，肢体的旋前肌、指腕屈肌、趾伸肌和跖屈肌等；③发作间歇时间不定，但异常运动的方向及模式几乎不变，受累的肌群较为恒定，肌力不受影响；④不自主动作在随意运动时加重，在休息睡眠时减轻或消失，可呈现进行性加重，晚期症状持续，受累肌群广泛，可呈固定扭曲痉挛畸形；⑤病程早期可因某种感觉刺激而使症状意外改善被称为“感觉诡计（sensory trick）”；⑥症状常因精神紧张、生气、疲劳而加重。

（六）康复评定

1. 手法评定　手法评定可选用被动运动检查以评定肌肉对牵张刺激的反应，发现是否存在肌张力过强、是否伴有阵挛，并与挛缩进行比较和鉴别。常用的分级评价标准有神经科分级方法、反射检查评定、改良 Ashworth 评分法和临床痉挛指数（clinical spasticity index，CSI）等。此外，还可选用摆动检查、肌肉僵硬检查、肌肉伸展性检查等。

2. 功能评定　功能评定可以对肌痉挛是否干扰坐、站立及移行等功能以及日常生活活动能力进行评定，具体包括是否有床上活动、转移、行走和生活自理能力的损害及其程度等。功能评定时必须结合病史和神经肌肉的功能检查，以确定造成失能的原因，并分析与肌张力相关的失能情况。Brunnstrom 评定法、Fugl-Meyer 评定量表、功能独立性评定量表（FIM）等量化评定系统是间接提供肌痉挛的评定方法。Barthel 指数等日常生活活动能力的评定方法可能对评定与痉挛状态相关的功能状态改变有价值。

3. 生物力学评定　肌痉挛的生物力学评定试图量化痉挛患者肢体的位相性牵张反射和紧张性牵张反射，主要包括钟摆试验、屈曲维持试验、便携式测力计方法和等速装置评定方法等。钟摆试验常用于下肢痉挛评定，其重测信度较高，与 Ashworth 分级法相关性较好，可区分偏瘫痉挛和帕金森痉挛，但需要进行多次检查；屈曲维持试验用于上肢痉挛评定；便携式测力计方法测试信度较高，可对肌肉在被动牵张时所表现的阻力增高现象进行相对精确的评定，尤其适用于长期痉挛患者；等速装置评定方法具有较好的重测信度、内容效度和实证效度，但费用、温度、体位等因素限制了其使用的广泛性。

4. 电生理评定　电生理评定方法也可用于评定肌痉挛，常用的有表面电极肌电图、H 反射、F 波反应、紧张性振动反射、屈肌反射、腰骶激发电位和中枢传导等，这类量化方法与生物力学评定方法一样，可作为痉挛临床评定的补充方法和科研手段。

（七）推拿治疗

目前对于肌痉挛的症状尚无特效方法，主要是对症治疗。在完善相关康复评估的基础上，根据各肌群肌张力的高低为依据，施以不同的推拿手法，缓解肌肉紧张，松解关节粘连，促进组织修复，以恢复肌张力和运动功能。

治疗肌痉挛的推拿手法多以按揉法、拿捏法、㨰法为主，并配合关节的被动屈伸活动，临床上缓解肌痉挛的手法还有点穴法、推法、搓法、叩击法、分筋理筋手法等。一项纳入 99 项随机对照研究的系统评价结果表明，推拿治疗肌痉挛主要以阳经为主，其中阳明经使用频次最高，其次为太阳经、少阳经、督脉等。具体选穴遍布全身，最常用的是四肢的穴位，下肢穴位使用频率高于上肢，其次是头颈部和躯干部的穴位。根据肌痉挛的病理特点，推拿手法的施术部位亦有不同的选择，常以局部痉挛肌肉为主要操作部位。例如脑卒中偏瘫痉挛状态在各组织的表现不一，以上肢屈肌张力高于伸肌、下肢伸肌张力高于屈肌为特点，推拿手法的操作部位亦根据上下肢痉挛的优劣侧而有所区别。WHO 推荐康复训练开始时间为生命体征稳定、神经系统症状不再进展后 48 小时，而推拿手法的使用范围广泛，只要患者病情稳定、生命体征平稳、无严重并发症就可尽早介入。此外，推拿手法的早期介入不仅可以有效防止失用综合征，还可以早期抑制肌痉挛的出现，有利于保障患者康复训练的正常进行。在施治过程中要因人而异，适当调整手法，使轻重得当，刚柔相济，以达到调和气血、舒筋活络的目的。具体手法操作如下：

1. 头枕部　患者取仰卧位，医者坐于患者头部方向，以双手拇指指腹交替沿督脉由印堂推抹至神庭，再点揉神庭至百会，进而点按四神聪，然后沿阳白点揉至四神聪，时间约 3 分钟。再以双手拇指指腹沿眼眶上缘左右分推，点揉睛明、鱼腰、丝竹空，双手用四指揉法沿少阳经按揉侧头部，拇指点按四神聪，余四指与拇指对称用力，时间约 5 分钟。双手拇指沿眶上缘左右分推至太阳，拇指点揉太阳，余四指伸入枕部托起头部，点揉风池、安眠，四指与拇指交替对称用力，时间 2 分钟。

2. 躯干部　患者取俯卧位，医者用㨰法自上而下施术于督脉和两侧足太阳膀胱经，用㨰法、按揉法刺激腰部肌肉，再点按至阳、命门、腰阳关、脾俞、肾俞、膀胱俞等穴位，时间约 5 分钟。应用摇法、扳法、拔伸法等运动关节手法，对异常的姿势进行矫正。

3. 四肢部　患者取仰卧位，医者用按揉手法施术于患者四肢，时间约 3~5 分钟。选取患者上下肢手足少阳经、手足少阴经段施以揉法、㨰法，重点施术于痉挛肌肉起止点及疼痛明显处，时间约 10 分钟。循经点按少阳经的外关、支沟、肩髎、环跳、风市、膝阳关、阳陵泉、外丘、悬钟、足临泣等穴位，点按少阴经的少海、通里、神门、阴谷、筑宾、交信、大钟、然谷等穴位，时间约 5 分钟。最后在痉挛肌肉处施以推法或擦法，以透热为度。

（八）康复护理

大力开展科普宣教，普及肌张力异常的症状、预防及治疗知识。在健康教育时，从全方位入手，让患者对本病有全面正确的认识，树立战胜疾病的信心。指导患者采取抗痉挛的正确体位，避免不当刺激，做好皮肤护理以预防卧床患者压疮的发生，使用床栏、拐杖等以减少四肢活动不灵患者跌倒的风险，加强日常生活动作训练以提高患者生活自理能力。同时鼓励患者维持和培养兴趣爱好，坚持适当的运动，保持关节活动的最大范围。

（九）预防及预后

有遗传背景的疾病，预防尤为重要。不同类型预后不尽相同，一般为良性过程，病程可持续数十年。早期诊断、早期治疗、加强临床护理，对改善患者的生活质量有重要意义。

二、关节僵硬

（一）概述

关节僵硬是骨伤康复的临床常见症状，多种创伤和非创伤性因素均可导致各关节僵硬，使其运动受限、活动范围缩小，影响患者的工作学习和日常生活，因此要及早预防与治疗，以促进患者的康复。关节僵硬并非关节强直，僵硬关节尚存在着一定的活动度，常伴有其他诸如疼痛、肿胀、无力、周围软组织的炎症反应等症状，关节僵硬严重者影响患者的运动功能及未来的生活质量。因此，改善关节僵硬、增加关节活动度是提高关节僵硬患者生活质量的第一要素，通过积极的康复治疗可恢复关节活动功能甚至接近正常状态。

（二）定义

关节僵硬是指由于外伤或退行性改变等原因导致的以关节活动受限、影响患者正常步行等为主要表现的一组临床症状，是一种常见的与不良预后（如跌倒和残疾）相关的运动功能障碍。

（三）流行病学

据报道，社区老年人关节僵硬的患病率较高，约 54.0%，关节僵硬数量、持续时间及部位均与其健康相关生活质量有关，关节僵硬数量多、持续时间 >30 分钟及肘关节、膝关节、踝关节僵硬的社区老年人健康相关生活质量较低。

（四）病因病理

关节僵硬的原因分为内源性、外源性和混合性三种，内源性是指关节解剖形态出现损伤如关节内骨折、关节软骨损伤等，外源性是指关节周围的软组织病变所致，如肢体水肿、关节肌腱或韧带损伤、皮肤软组织损伤、异位骨化、长期制动等。混合性则包括了以上两种情况，如关节内骨折长期固定。

（五）诊断

1. 临床表现　关节屈伸、外展、外旋和内旋等主被动活动均受限，常伴有关节部位疼痛，但此种疼痛主要与活动受限有关。肌力减低不明显，但常由于活动受限而影响评估。

2. 体征　视诊关节有无手术切口瘢痕、周围肌肉有无失用性萎缩，触诊僵硬关节是否有压痛。与健侧对比，仔细检查关节主动活动和被动活动受限程度。既往手术病史对确定病变位置有一定帮助。

3. 实验室及影像学检查　关节僵硬的患者无需实验室检查来指导诊断或治疗。血常规、红细胞沉降率、C 反应蛋白可以鉴别有无感染。常规拍摄关节正侧位 X 线片判断有无骨折、畸形愈合、关节炎、骨坏死、慢性脱位和撞击综合征。不提倡常规使用 MRI，只有考虑软组织是否完整以及有无骨或软组织肿瘤时，才将 MRI 作为必要检查。MRI 造影检查能帮助确定关节囊是否挛缩，或者关节松解术或修复术后有无再撕裂、肌肉萎缩和脂肪变性的情况。

（六）康复评定

1. 关节活动度　采用量角器对关节屈伸角度进行测量，与健侧关节相比，记录患侧关节活动度是否受限。

2. 疼痛　关节僵硬患者常伴有疼痛，可采用 VAS 进行评估。

3. 弹性　僵硬关节具有一定的关节弹性，关节弹性反映在力的作用下改变关节活动角度的难易程度。关节僵硬是一种病理描述，对其严重程度不能测量，不同的弹性表示不同关节屈伸活动的难易程度。在关节康复的实践过程中，关节僵硬需要一个定量的描述，以利于关节僵硬的康复评定。关节的动态弹性决定了关节的位置与扭矩的关系，在姿态和运动的控制中起着至关重要的作用。动态关节弹性可以在准静态条件下通过扰动实验来量化，其中对关节施加小位置扰动，并记录扭矩响应。

（七）推拿治疗

1. 治疗原则　消炎镇痛、松解粘连，尽快恢复患者关节功能。

2. 手法操作　推拿主以温养筋脉、滑利关节以扶正，辅以行气活血、舒筋活络以祛邪。手法以摇法为关键，以㨰、拿、揉、拨、点为准备手法，重点治疗粘连僵硬部位，以改善关节血供，恢复关节功能。手法应以柔和为主，不可刚强，以免造成新的损伤。操作方法：①医者在患处施以摩、按、推、揉等相关手法推拿约 10 分钟；②点按患处相关穴位，如上肢点按肩贞、肩髎、少海、尺泽、曲池、合谷等穴，下肢点按申脉、金门、昆仑、承山、跗阳、委中、承筋、膝眼、血海、阳陵泉等穴；③根据患者实际情况适当选用患处相关穴位，并以疏通经络、活血化瘀为目的，对患处予以摇、拨伸、牵拉等相关手法，以患者能忍受为适宜，幅度则需由小到大，时间约为 10 分钟；④对患者患处予以按、揉、摩、推 5 分钟，最后再用轻手法对患者患处进行 5 分钟左右的操作。全程共约 30 分钟左右，症状较轻者，1 次 /d，症状较重者，2 次 /d，10 次为 1 疗程。

3. 常见关节僵硬的推拿治疗

（1）肩关节僵硬：患者取坐位，医者一手托患肘，使患肩外展、内收、外旋，另一手以掌指关节着力，分别置于患肩周围及三角肌处做㨰法 5 分钟，以舒筋活络、温养筋脉。然后施以三指揉法或掌根揉法于患肩中府、天宗、肩井、臂臑等穴 5 分钟，接着施以拿法于患肩及上肢 3~5 遍，然后在局部痛点或筋结处做拨法，点按曲池、合谷、肩中俞、秉风、天宗、腕骨、后溪等穴。医者一手扶住患侧肩关节，另一手握持患侧肘部，以肩关节为轴心，分别做向前、向后的回环旋转运动，以松解粘连、滑利关节。如肩关节粘连严重，关节功能活动受限明显，则扶持肩部的手须将肩胛骨按压固定，以避免肩胛胸壁关节随之活动。

（2）肘关节僵硬：患者取仰卧位，肘部下垫小枕，医者坐于患侧，一手握住患肢前臂，另一手用按揉法从上至下放松患肢三角肌、肱二头肌、肱三头肌、肱桡肌、肱肌等使之放松，以按揉肌腹为主。按揉肘部内外侧以松解软组织，接着一手握住上臂中部，另一手握住患肢腕部，在患者无痛范围内双手对抗牵拉、摆动屈伸肘部。双手在牵拉下缓慢屈曲患肘至疼痛极限点位，维持 1 分钟后缓慢放松，同时对抗牵拉肘部 1 次，用鱼际揉法放松肱三头肌，如此反复 3 次；继之将患肢缓慢伸直，双手对抗牵拉同时缓慢下压患肢致疼痛极限点位，维持 1 分钟后缓慢放松，同时对抗牵拉肘部 1 次，用鱼际揉法放松肱二头肌。如此反复 3 次。最后，按揉患侧上肢，沿途点按肩髃、臂臑、曲池、少海、天井、手三里、外关、内关、合谷等穴。每次操作 20 分钟，1 次 /d，2 周为 1 个疗程。

（3）膝关节僵硬：患者取仰卧位，医者双手置于股四头肌处，由膝往上拿捏并按揉，再用两手掌夹住膝关节做上下摩擦至发热。在膝关节周围韧带及肌腱附着点附近进行弹拨，着重弹拨痛点部位，用手抓住髌骨四周，并向上提起，做上下左右推动，用力由小到大。助手扶按患侧大腿远端近膝关节处，医者双手握住小腿远端，一边牵拉一边缓慢屈曲膝关节，或左右摆动，至患者能耐受的最大限度后稍退 3°~5°，在牵拉的同时做小幅度抖动，幅度由小到大，2~3 次 /s，持续 1 分钟后将膝关节缓慢伸直。

（4）踝关节僵硬：患者取仰卧位，医者双手环抱患者踝部，点按昆仑、太溪、丘墟、足临泣、足三里等穴位，使其产生明显酸胀感后，用环揉法捋顺膝外侧至足跟的肌肉，在踝关节跖屈位用拇、示、中三指反复提捏跟腱。医者一手握住患者踝部，另一手紧握足背部做与小腿纵轴方向的拔伸牵引 1 分钟，然后将踝关节进行左右摇摆、内外旋转、上下屈伸等运动，接着指导患者自主进行上述运动。最后医者嘱患者放松踝部，一手握患者小腿下端，另一手掌放置足底，做缓慢有力的踝关节被动背伸 3~5 次，轻拍小腿至踝关节的肌肉。

（八）康复护理

1. 关节功能　帮助患者进行僵硬关节的被动屈伸运动，活动程度以患者能耐受为准。指导患者适当进行功能锻炼，上肢可做用力握拳、伸指等运动，下肢可做舒张伸缩股四头肌等运动，根据患者情况进行负重行走。患者在功能锻炼过程中出现疲劳、肿痛加剧等情况，可适当减轻或暂停功能锻炼。

2. 心理护理　对于病情较为严重的患者，应当积极进行言语沟通及心理指导方式鼓励患者，并加强心理干预以减轻患者内心所产生的顾虑及焦虑情绪，提高患者对康复知识的认知度，重视功能锻炼。

（九）预防及预后

关节僵硬的预防中，除早期的正确整复和有效的局部固定，康复治疗及功能锻炼是其中至关重要的一环。及早进行康复治疗可以有效避免膝关节僵硬的严重化，当关节僵硬已经顽固化之后才着手进行康复治疗将会极大地延长治疗周期，临床上对于关节僵硬初期的患者应建议其尽快接受康复治疗。

三、骨折后关节功能障碍

（一）概述

关节功能障碍是骨折疾病临床常见的一种功能障碍，骨折施以内固定或外固定后经常出现关节功能障碍，影响患者生活和工作，有的甚至影响终生。临床上存在很多术后复位满意但功能恢复不理想的现象，尤其是近关节部位骨折、关节内骨折、骨折移位明显者和肌腱损伤者，极易出现关节肿胀、僵硬、粘连等关节功能障碍表现。随着康复医学的发展，骨科康复纳入骨折疾病的治疗体系，康复治疗明显提高了患者功能恢复程度。

（二）定义

骨折后关节功能障碍是以关节活动受限，伴有疼痛、肿胀为主要临床表现的一种功能障碍，是骨折手术内外固定后常见的并发症。

（三）流行病学

手术和创伤导致关节功能障碍的发生，好发于膝关节、肘关节、踝关节、骨盆、脊柱等部位。统计分析显示，胫骨平台及膝关节周围骨折导致膝关节僵硬发病率高达 21.1%，肘关节周围骨折导致肘关节功能障碍发病率高达 10%~15%，髋关节脱位术后导致髋关节僵硬的发生率高达 20.7%。近年来随着康复医学的发展和术后康复理念的普及，骨折后关节功能障碍的发病率明显减低，关节功能恢复程度明显提高。

（四）病因病理

骨折后关节功能障碍是由骨折的病理状态引起的，具体的病理因素包括以下几方面因素：

1. 关节周围组织和肌肉的挛缩　由于创伤、制动、卧床等因素的影响，直接导致关节囊周围组织挛缩，关节主动活动和被动活动度下降，形成关节功能障碍，而关节周围肌肉的反射性挛缩、痉挛性挛缩和失神经性挛缩直接影响关节的运动，造成关节功能障碍。同时肢体制动及持续卧床，肌肉的肌力及耐力减弱，肌纤维面积缩小，氧化酶活性降低引起肌肉失用性萎缩也会影响关节活动。

2. 粘连组织的形成　关节创伤以后，大量浆液纤维组织渗出，局部出现胶原纤维，导致粘连的形成，同时因疼痛、制动等因素导致关节活动不充分，使韧带、肌腱等被胶原粘连。关节周围损伤、手术切口等形成的瘢痕组织也与皮下组织粘连，这些粘连的产生，导致了关节的功能障碍。

3. 关节长时间制动　关节周围的结缔组织由网硬蛋白和胶原组成，这是一种疏松的网状组织，关节制动后形成网硬蛋白和胶原纤维沉积，形成致密的网状结构，使关节周围组织挛缩和纤维化，导致关节功能障碍。

（五）诊断

1. 有近关节部位骨折、关节内骨折、肌腱损伤等病史或手术史。

2. 具有关节活动受限，伴有疼痛、肿胀等临床表现，可见关节周围肌肉萎缩和瘢痕组织形成。

3. 影像学检查可见关节间隙变窄，骨痂生长良好及内固定物。

（六）康复评定

1. 肢体长度及周径测量　关节损伤后，肢体的长度和周径可能发生变化，测量肢体长度和周径是必要的。

2. 肌力评定　骨折后，由于肢体运动减少，常发生肌肉萎缩，肌力下降。肌力检查是判定肌肉功能状态的重要指标，常用徒手肌力评定（MMT）以检查关节周围肌肉肌力，也可采用等速肌力测试。

3. 关节活动度评定　检查患者关节活动范围是康复评定主要内容之一，检查方法常用量角器法，测量肘、腕、髋、膝、踝等关节各方向的主被动关节活动度。

4. 步态分析　关节损伤后，极易影响下肢步行功能，应对患者施行步态分析检查。步态分析的方法有临床分析和实验室分析。临床分析多用观察法、测量法等，实验室分析包括运动学分析和动力学分析。

5. 肢体功能评定　重点是评估抬举、抓握、步行、负重等功能。可用 Hoffer 步行能力分级、Holden 功能步行分类。

6. 神经功能评定　常检查的项目有感觉功能检查、反射检查、肌张力评定。

7. 疼痛评定　通常用 VAS 法评定疼痛的程度。

8. 平衡功能评定　常用的量表主要有 Berg 平衡量表、Tinetti 量表。

9. 日常生活活动能力评定　常用改良 Barthel 指数和功能独立性评定。

10. 骨折愈合情况　包括骨折对位对线、骨痂生长情况，有无愈合延迟或不愈合或畸形愈合。主要通过 X 线检查完成，必要时 CT 检查。

11. 关节特殊检查　包括肘三角检查、腕伸肌紧张试验、前臂试验、关节积液检查、髌骨摩擦试验、半月板挤压试验、关节研磨试验、抽屉试验等。

（七）推拿治疗

1. 治疗原则　①始终贯彻康复治疗：关节损伤，无论手术治疗还是非手术治疗，康复治疗贯穿治疗的始终，规范的康复治疗能够改善关节伤病的疗效。②早期介入：要从患者伤病发生的那一刻起康复开始介入，只有康复早期介入，才能尽早尽快地发挥康复的作用。③围伤病期康复：围伤病期康复所强调的不仅是康复的早期介入，而且还强调康复介入后要在关节伤病治疗的全过程发挥积极促进伤病痊愈、缩短病程的作用，指导患者重新回归社会和家庭。④循序渐进：康复锻炼要求关节活动范围由小到大，运动量由少到多，各种动作由简到繁，由被动运动到助力运动最后到主动运动，不可操之过急及超量锻炼。

2. 手法操作（以膝关节为例）　①舒筋活血：患者取仰卧位，医者利用点法、揉法等施术于膝关节周围穴位，再用㨰法、揉法、拿法等按揉膝关节周围肌肉。②拔伸牵引（被动徒手肌肉牵引）：患者取俯卧位，在牵伸侧大腿下垫一毛巾卷，防止牵伸时挤压股骨，非牵伸侧下肢伸直。医者立于患侧，一手放置臀部固定骨盆，另一手握住小腿远端踝关节处，被动屈曲膝关节以牵伸大腿前方伸肌群，被动伸直膝关节以牵伸大腿后方屈肌群。③松解粘连：患者屈膝坐于治疗床上，医者利用拔伸法沿纵轴方向进行数次持续牵引，每次持续 30 秒。然后医者一手放置小腿近端固定，另一手握住小腿远端上抬，沿胫骨平台平面做前后持续牵引滑动数次，每次持续 30 秒。接着以按揉法与弹拨法交替作用于膝关节周围软组织，提拿、推动髌骨数次。④滑利关节：患者屈膝坐于治疗床上，医者利用屈伸法被动屈伸膝关节至最大角度，然后双手握住患侧小腿，向下拔伸牵引，同时向内、向外转动小腿，达到增加膝关节活动度的目的。

（八）康复护理

从患者入院开始，护理和康复治疗就紧紧地结合在一起。护理人员应向患者介绍骨折手术前后的肢体护理、康复程序以及拐杖或支具的使用方法等，特别是在手术后 24 小时内指导患者配合医护人员进行促进末梢循环的简单康复训练，以防止静脉血栓的形成。鼓励患者在术后第一时间多进行主动参与关节康复练习，逐渐扩大活动幅度，护理人员在此期间及时纠正患者错误姿势和方法，告知康复运动的益处，以调动患者积极性。同时关注患者的负性心理反应，进行耐心细致的疏导，让患者了解术后康复训练对恢复肢体功能的必要性，帮助患者认识骨折的康复过程，消除其恐惧心。

（九）预防与预后

骨折后及时、有效、正确的康复治疗能够预防关节功能障碍的发生，要根据患者年龄、骨折的类型、骨折内外固定的类型、骨折愈合所处的阶段进行不同的康复治疗。骨折早期康复训练能够最大限度地防止肌肉萎缩、关节粘连，缩短疗程，促进关节功能的恢复。骨折后康复治疗可以协调关节的稳定性和灵活性，预防和减少并发症的发生，使其朝向有利于关节功能恢复的方向发展，以满足日常生活、工作和学习的需要。

（赵 焰 刘俊昌 田万林）

第二节 认知功能障碍

一、概述

认知功能障碍多见于老年人和中枢神经系统疾病的患者，随着我国人口老龄化进程的加快，脑血管病和痴呆病的患病率均呈上升趋势，由此导致患有认知功能障碍的群体人数也显著增加。脑血管病和血管危险因素所致的认知功能障碍占所有认知功能障碍的 42%，约有 1/3 的脑卒中患者会出现不同程度的认知功能障碍，本节主要指轻度认知功能障碍（mild cognitive impairment，MCI）。

二、定义

认知功能是指人类在觉醒状态下始终存在的各种有意识的精神活动，包括从简单的对自己和环境的确定、感知、理解、判断到完成复杂的数学计算等。认知功能障碍又称为认知功能衰退、认知功能缺损或认知残疾，泛指各种原因导致大脑内相应部位受到不同程度的损害，影响神经系统正常的生理功能，导致患者生活能力、学习能力、工作能力和社交能力明显减退的一种功能障碍，根据病情严重程度可分为轻度认知功能损害和重度认知功能障碍。

三、流行病学

目前我国尚无关于认知功能障碍发病率的全国性大规模的流行病学调查报告，年龄是影响认知功能障碍发病率的最主要因素，65 岁以上老年人 MCI 总体患病率为 20.8%，约有 10%~30% 的 MCI 患者在 1 年内，20%~66% 在 2~4 年内进展为痴呆。一项北京和上海社区人群的研究报道，依据 MoCA 量表、MMSE 量表和 Hachinski 缺血指数量表等对脑卒中患者的认知功能进行评估，结果显示卒中后认知功能障碍的总体患病率高达 80.97%，其中非痴呆患者占 48.91%。伴随人类寿命的延长及卒中后生存率的提高，卒中后认知功能障碍患病人数将继续增加，不仅严重影响患者的日常生活能力和社会功能，还将增加患者病死率。有研究报道，卒中后认知功能障碍的病死率较认知功能正常的卒中患者显著增高，5 年生存率仅为 39%，而同龄未出现认知功能障碍的卒中患者 5 年生存率为 75%。此外，农村地区 MCI 的患病率高于城市，低教育程度、有吸烟、饮酒等不良生活习惯人群的患病率也较高。

四、诊断

可参考《2018 中国痴呆与认知障碍指南诊治指南(五)：轻度认知障碍的诊断与治疗》对 MCI 进行诊断。

1. 以记忆障碍为主诉，且有知情者证实或有经验的临床医师发现认知的损害。
2. 存在一个或多个认知功能域损害的客观证据，其他认知功能相对完好或轻度受损。
3. 复杂的工具性日常能力可以有轻微损害，但保持独立的日常生活能力。
4. 尚未达到痴呆的诊断标准。
5. 排除其他可引起脑功能衰退的系统疾病。

五、康复评定

(一) 意识状态评定

采用 Glasgow 昏迷量表(Glasgow coma scale，GCS)判断意识障碍的程度，患者意识清楚是认知功能评定的前提条件。

(二) 认知功能障碍的筛查

1. 整体认知功能评定　简易精神状态量表(mini-mental state examination，MMSE)是目前国际最具影响、最普及的认知障碍筛查工具之一，国内版本常用的有北京版、上海版，其敏感性与特异性分别达 95.90% 和 96.40%，具有良好的信度和效度。但在鉴别 MCI 与痴呆或正常人时并不敏感，其得分易受受试者年龄和教育水平因素的影响，年龄较大、教育水平较低的受试者 MMSE 得分相对较低。蒙特利尔认知评估量表(Montreal cognitive assessment，MoCA)涵盖的认知领域较 MMSE 广，包括视结构技能、执行能力、记忆、注意、语言、计算、延迟回忆与定向力 8 个认知领域，MoCA 量表的 Cronbach's α 系数为 0.852，敏感性为 98.11%，对于 MCI 的不同认知损害领域比 MMSE 更具敏感性，可用于早期筛查 MCI。

2. 记忆功能评定　记忆障碍是 MCI 的核心症状，词语学习测验对识别正常人和 MCI 的敏感度和特异度为 73% 和 71%，目前国内常用的记忆检查量表有 Wechsler 成人记忆量表、中国医学科学院心理所成人记忆量表、Rey 听觉词语学习测验、California 词语学习测验等。在进行记忆功能评定时，应该注意对 MCI 患者记忆力的纵向比较，观察患者记忆力较以前是否有明显下降。

3. 执行功能评定　常用的执行功能测验包括威斯康星卡片分类测验、伦敦塔测验、数字-符号转换测验、连线测验、Stroop 测验、语音流畅性测验等。执行功能损害与否可以作为 MCI 转化为痴呆的危险因素，应选用 1~2 种评定方法对 MCI 患者的执行功能进行评定。

4. 语言功能评定　MCI 患者可出现表达、命名和理解能力减退，常用 Boston 命名测验、词语流畅性测验（verbal fluency test）、Wechsler 成人智力量表词汇亚测验等，国内常采用汉语失语成套测验对语言功能进行系统评价。

5. 视空间结构功能评定　视空间结构功能损害与顶枕叶病变相关，MCI 患者该脑区常受累，因此有必要对 MCI 患者的视空间结构功能进行评定。常用的康复评定有图形临摹（交叉五边形、立方体、Rey-Osterreith 复杂图形）、画钟测验、韦氏成人智力量表（WAIS）积木测验等。

6. 计算机认知功能评定　随着信息技术的发展，认知功能的评估在传统心理学评定的基础上逐步发展，出现了大量的计算机辅助认知功能评定工具。与传统神经心理学测量相比，计算机认知功能评定在一定程度上克服了传统神经心理学检测的不足，减少了人为的误差，提高了工作效率，并可实现远程评定与管理。Meta 分析表明计算机辅助认知功能评定具有与传统评定方式相同的评定效能，在临床工作中可选用信效度较好的计算机辅助认知功能评定工具进行认知功能的评定。

（三）日常和社会能力的评定

日常能力包括基本日常能力（basic activities of daily living，BADL）和工具性日常能力（instrumental activities of daily living，IADL），MCI 患者 BADL 正常，但 IADL 可有轻度损害。常用社会功能问卷（functional activities questionnaire，FAQ）区分认知水平正常人群及 MCI 人群，对于 MCI 向痴呆转化具有一定的预测价值。

（四）精神行为症状的评定

最常见的精神行为症状为淡漠、抑郁、焦虑和夜间行为紊乱，是 MCI 向痴呆转化的危险因素，精神行为症状数目越多，程度越重，MCI 转化为痴呆的风险越高，恶化的速度越快。因此，临床应对精神行为症状进行关注和评定。

（五）功能神经影像学评定

MCI 患者往往存在脑代谢及血流灌注情况的改变，功能神经影像学可以根据脑代谢及脑血流灌注情况的不同而呈现不同图像。目前最常用的功能神经影像学技术是正电子发射断层扫描技术（positron emission tomography，PET）、单光子发射计算机断层扫描（single-photon emission computed tomography，SPECT）及功能性磁共振成像（fMRI）等。但其在识别诊断中的特异性不高，目前仍然不能对认知功能障碍患者进行早期的诊断。

六、推拿治疗

（一）手法操作

认知功能障碍的推拿治疗以头枕部和背部督脉穴位为主，重点在头枕部施术。运用规范的推拿手法对 MCI 进行干预，可以调和气血、醒脑开窍、改善脑动脉的血液供应和局部血液循环，从而改善下降的认知状况或延缓轻度认知功能障碍的进程。一项纳入 8 个随机对照试验共包含 657 名认知功能障碍患者的 Meta 分析表明，穴位按摩是维持老年人认知功能的有效干预手段，可作为一种非药理策略以改善认知功能障碍患者的行为和心理症状。一项 RCT 对 60 例 MCI 患者的百会、印堂和双侧风池、翳风、四白等穴位进行推拿 3 个月，结果显示 MCI 患者治疗后的 MMSE 评分及 MOCA 评分得到明显改善，且治疗前后脑血流图有显著差异，表明推拿可以通过改善慢性脑供血不足，阻止或延缓 MCI 的发生发展。

1. 头枕部 患者取坐位或仰卧位，医者行“∞”字一指禅推眼眶，反复操作 3~5 分钟。指按揉印堂、神庭、攒竹、鱼腰、四白、太阳、百会、四神聪等穴位，每穴操作约 30 秒。分推前额，拇指按揉头部督脉、胆经、膀胱经，从前额发际处至风池穴做五指拿法，从风池穴沿着项部两侧肌群拿至肩井穴，时间约 5 分钟。在头颞部行扫散法，时间约 1 分钟。掌振百会、指振印堂，时间约 1 分钟。指击前额部及头部，时间约 30 秒。

2. 躯干部 患者取俯卧位，医者用掌揉法和㨰法自上而下施术于督脉和两侧足太阳膀胱经，时间约 5 分钟。再点按大椎、至阳、命门、腰阳关、心俞、肝俞、脾俞、肾俞、膏肓等穴位，每穴操作约 30 秒。再用掌推法从上至下推 3~5 次，捏脊 3~5 次，最后用拍法沿督脉和两侧足太阳膀胱经操作约 1 分钟。

3. 辨证施治 若属肾精亏虚、髓海不足者，可加按揉肾俞、命门、悬钟、太溪，以酸胀为度，横擦背部督脉肾俞部位，以透热为度；若属脾胃虚弱者，可加摩腹，以透热为度，拇指按揉脾俞、胃俞、血海、足三里，每穴操作约 30 秒，掌擦背腰部督脉走行路线，横擦背部脾俞、胃俞部位，以透热为度；若属痰阻清窍者，可加一指禅推中脘、天枢，以腹部有温热感为佳，拇指按揉足三里、丰隆、脾俞、胃俞、大肠俞，按至一定深度使患者产生酸胀等得气感时，保持此状态 3~5 秒，以健脾祛痰、醒脑开窍；若属瘀血痹阻、脑络不通者，加用直推法从上向下推背腰部督脉及膀胱经循行路线，以透热为度，拇指按揉肝俞、膈俞、血海、太冲，每穴操作约 30 秒，以温通经络、活血祛瘀。

（二）功法锻炼

1. 太极拳 一项包含 7 个 RCT，共纳入 1 068 例 MCI 研究对象的 Meta 分析结果显示，与普通运动或常规护理措施相比，太极拳可以改善 MCI 老年人记忆力、视空间功能，但对整体认知功能、执行能力、语言流畅性及抑郁情绪等指标无明显改善，并指出长期练习太极拳有利于 MCI 患者 MMSE 水平的提高，通过提高练习者的有氧适能、改善灵活性与姿势控制能力、缓解焦虑与抑郁、增加社会参与机会等途径影响脑源性神经营养因子及脑可塑性，改善老年人的认知功能。持续 3 个月，每次 40 分钟，每周 4 次以上的太极拳训练可显著提高 MCI 患者 MoCA 评分及视空间执行功能、延迟回忆分测试评分，改善 MCI 患者整体认知功能、记忆力及执行功能。太极拳运动改善 MCI 患者的认知功能是一个缓慢过程，需要长期坚持一定的练习时间和频率。目前报道的太极拳每次练习时间多在 40 分钟以上，干预频率多为每周 2~5 次，干预周期以 8~24 周较为多见。为确保干预效果，建议干预周期 3 个月以上，每次 40~60 分钟，每周 3 次的运动频率为宜。

2. 八段锦 目前有 8 项 RCT，共纳入 581 名参与者的 Mcta 分析结果显示，八段锦运动 2 个月、3 个月、6 个月的 MCI 患者整体认知功能评分优于对照组，还可提高 MCI 患者的日常生活能力，且安全性较高，但短期效果不稳定。建议八段锦十预周期 3 个月以上，每次 40~60 分钟，每周 3 次的运动频率为宜。

七、康复护理

认知功能障碍多由心脑血管疾病引起，引导患者及家属重视该病，加强健康宣教，积极预防和治疗高血压、高脂血症、糖尿病等基础疾病至关重要，同时指导患者及家属进行饮食调护，观察患者的行为、情绪、语言等方面的变化，鼓励患者进行益智游戏训练，主动参加力所能及的家庭、社会活动，保持良好的人际交往。叮嘱患者家属给予患者足够的关心和陪伴，倾听患者诉求，改善其不良心理，提高患者的生活热情。

八、预防与预后

定期对老年人及伴有高血压、糖尿病、心脑血管疾病等认知功能障碍高危人群患者进行认知筛查工作，可以早期发现、早期诊断，并尽早介入康复治疗。对已病个体采取积极措施，防止 MCI 继续发展成为老年痴呆。认知功能障碍具有一定的可逆性，特别是轻度认知功能障碍，在积极介入康复措施后有很大好转的可能，可以有效延缓甚至阻断发展成为重度认知功能障碍或痴呆的进展。

（苏　莉）

第三节 吞咽功能障碍

一、概述

进食是人类生存所必需的，然而现实生活中因脑卒中、脑外伤、头咽部肿瘤、帕金森病等多种疾病引起的吞咽障碍问题突出，导致患者无法正常进食，引起营养不良、吸入性肺炎、误吸等后果，严重影响患者生活质量，给患者本人和家庭以及社会带来巨大困难和负担。

二、定义

吞咽障碍（deglutition disorder）是由于下颌、双唇、舌、软腭、咽喉、食管等器官结构和/或功能受损，口腔颜面及咽喉部肌肉控制或不协调等原因，不能安全有效地把食物由口送到胃内的一种临床表现，故由口到胃的过程中任何一个部位的受损都有可能引起吞咽障碍。广义的吞咽障碍还包含认知、精神及心理等方面问题引起的行为或者行动异常导致的吞咽和进食障碍，也就是摄食吞咽障碍。

三、流行病学

吞咽障碍严重影响患者的身体、精神及心理健康，患者生活质量明显下降，容易引起反复吸入性肺炎，甚者可能会因误吸大食团窒息致死。国内文献研究显示，脑卒中、神经退行性疾病及头颈部肿瘤的老年人群中吞咽障碍的患病率为 38.7%，脑卒中急性期吞咽障碍患病率为 46.3%，恢复期更是高达 56.9%，这与国外研究中脑卒中急性期、恢复期吞咽障碍的发病率相近似。脑外伤后引起的吞咽障碍也很常见，Logemann 通过对脑外伤患者进行吞咽造影检查发现，将近 50% 有口咽期吞咽障碍。

四、临床表现

饮水或者进食呛咳，食物长时间含在嘴里无或有很少的咀嚼和吞咽动作，唾液或食物漏出唇外，食物残留在口腔或咽部清除不了，食物或水从鼻腔反流出来；进食习惯改变，如只能进食某些特定的食物，进食过程中需要水或者其他液体帮助吞咽；声音暗哑变嘶、频繁清理口腔；咀嚼困难或疼痛；进食时间明显变长；反复发作的肺炎、不明原因的发热、体重下降等。

吞咽障碍患者常合并有以下并发症：①误吸及肺炎：吞咽障碍患者常因经口进食导致食物误吸入气管和肺部，或误吸带有病菌的唾液，使细菌进入肺内繁殖形成肺炎，有胃食管反流的患者还有可能误吸胃内容物而引起肺部化学性损伤，最终形成混合性感染，严重者可出现窒息致死。②营养不良：吞咽障碍患者的身体由于能量、蛋白质等营养物质或水分摄取不足导致机体功能受损，出现脱水、电解质紊乱、消瘦、免疫力下降等，严重者可引发多器官衰竭，婴幼儿则可能会影响生长发育，甚至危及生命。③心理障碍和语言障碍：不能经口进食的患者常需佩戴鼻饲管或有胃造瘘，容易产生抑郁、社交障碍等心理精神问题，儿童则可能出现语言、交流障碍等。

五、康复评定

（一）筛查试验

1. 洼田饮水试验与改良洼田饮水试验　洼田饮水试验筛查急性脑卒中后吞咽障碍患者误吸结果可能不可靠，但诊断吞咽障碍结果较可靠。洼田饮水试验诊断吞咽障碍的灵敏度为97.50%，特异度为20.00%，阳性预测值为90.70%，阴性预测值为50.00%，两者之间的Kappa值为0.237，不存在一致性（P=0.073）；洼田饮水试验筛查误吸的阳性检出率（40.00%）低于诊断吞咽障碍的阳性检出率（95.56%）。可采用改良饮水试验降低因筛查带来的误吸风险。

2. 染色试验　针对气切患者，可采用果绿等食品染色剂将食物染色进行测试，观察是否从气切套管中咳出有绿色染料的食物，从而判断有无误吸。此方法能够较准确评估气管切开患者吞咽功能，但还需在临床中进一步验证。

3. 进食评估问卷调查（eating assessment tool，EAT-10）　国内已有中文版，分界值1为最理想分界值，灵敏度及阴性预测值最高，判断吞咽障碍的灵敏度为77.9%，特异度为66.1%，阳性预测值71.6%，阴性预测值73.2%，常与洼田饮水合用，提高了筛查试验的敏感性和特异性，有助于识别误吸征兆以及异常吞咽的体征。EAT-10对不同原因造成的吞咽障碍，其筛检价值可能不同。同时，对于疾病的不同时期，其筛检价值也可能会有所差异。

（二）临床功能评估及仪器检查

1. 临床吞咽评估　也叫非仪器评估或床旁检查，该法是确诊或疑似吞咽障碍患者干预的必要组成部分，主要包括全面病史的了解、口颜面功能评估、喉部功能评估、床旁进食评估等。

（1）全面病史了解：吞咽相关病史，包括主诉、病史、既往相关病史、是否服用影响吞咽功能的药物等。围绕患者的吞咽问题详细询问，包括是否经口进食、进食的种类、频次、进食量、进食所用时间、是否满足身体的营养需求等，进食后是否有呛咳、痰多、反复发热、反流、憋气等现象，另外还要简单了解患者的认知功能、沟通能力、精神状态等，这些都有助于了解患者的整体情况，对于选择进一步的评估和正确有效的治疗决策有事半功倍的效果。

（2）口颜面功能评估：包括面部整体观察、口腔内部情况检查，唇、舌、软腭、下颌等跟吞咽相关的组织结构的完整性、对称性、运动灵活性、敏感性，咀嚼肌群的力量等。任何一个结构的受损都会影响吞咽的质量和效率。

（3）喉部功能评估：包括音质/音量的变化、发音的控制和范围；主动咳嗽和自主清嗓是否及时，力量强弱，从而了解患者自我保护和喉部清理能力，这与下一步的评估和治疗性进食密切相关。吞咽相关反射包括咽反射、呕吐反射、咳嗽反射等。

（4）进食评估：即容积-黏度试验（volume-viscosity test，V-VST），该测试简单、安全，敏感性94%，特异性88%，可在医院床旁或门诊使用，用于评估吞咽障碍患者进食安全性和有效性的风险评估，测试过程中将听诊器放在颈部听诊，通过吞咽声音特征判断有无误吸，同时使用指脉氧对血氧饱和度进行检测，可以得到更多显性和隐性误吸的信息。一般情况下，黏稠度低的食物如稀流质虽不易残留，但误吸风险高，黏稠度高的食物如糊状食物不易误吸但易残留。通过该试验，可以帮助患者选择最适合的食物黏度和容积，从而为患者下一步治疗方案的建立提供宝贵资料。

2. 仪器评估

（1）吞咽造影检查（videofluoroscopic swallowing study，VFSS）：VFSS是吞咽障碍检查的"金标准""理想方法"，指在X线透视下，针对口、咽、喉、食管的吞咽运动所进行的一种特殊检查，能够对整个吞咽过程进行详细评估和分析。检查之前需要调配多种不同性状、质地、黏稠度的食物，食团的黏度、容积等影响患者的口腔和咽腔运送时间、口咽期的残留、环咽肌的开放时间和幅度、误吸的发生和严重程度等，从而判断进食过程中患者存在的安全性和有效性问题。另外还能通过实时的指导或者辅助患者使用代偿姿势，找到帮助患者完成吞咽的方法，如改变患者的姿势，可以观察何种姿势下更有利于吞咽，以及食物放入口中哪个位置能够顺利的咽下，通过反复吞咽、左右转头吞咽、点头吞咽等姿势代偿方法后能否将口咽部的残留清除等，这就为治疗策略和进食方案的确立提供了依据。

（2）软式喉内镜吞咽功能检查（flexible endoscopic examination of swallowing，FESS）：FESS也是吞咽障碍检查的"金标准"，已成为吞咽功能检查的常规方法，该方法能够直接观察鼻、鼻咽、口咽、喉咽黏膜的完整性、解剖结构的异常、咽喉部结构的运动、分泌物的聚集情况等，但是相对于VFSS，FEES大多数仅为定性和半定量评估，未能对吞咽障碍的时间学、运动学参数进行量化分析，不能观察吞咽的整个过程，如口腔期和舌的功能情况，也只能通过咽部的食物情况间接判断环咽肌开放程度，对吞咽器官之间的协调性不能做出直观评估。

六、推拿治疗

参考2018年由Laura Allen主编的《基础临床按摩疗法》、2017年窦祖林主编的《吞咽障碍评估与治疗技术》以及2016年赵毅等主编的《推拿手法学》教材针对头面部推拿手法治疗，总结出针对吞咽障碍患者常见问题涉及的部位及相应部位常用的推拿治疗方法。

（一）口腔期吞咽障碍相关肌群的推拿治疗

中医上中风病是引起口腔期吞咽障碍的主要原因，常见有口角歪斜、言语不利、流涎、舌强等，常因肝肾阴虚、肝风妄动，肝阳上亢、气血相冲，气机失调、气血瘀滞等原因导致脑络阻滞、神失其用。局部常选取足阳明胃经的地仓、颊车、下关，足少阳胆经的上关，手太阳小肠经的颧髎，手少阳的翳风等穴定点按揉，持续5分钟，在此基础上也可选取水沟、百会定点按揉，以醒神开窍、通脑络。

西医学上脑血管疾病、脑外伤等神经系统疾病损伤三叉神经、面神经、舌下神经等常会引起吞咽障碍患者口腔期功能障碍，口腔期分为口腔准备期和口腔推送期，所谓口腔准备期是指摄入食物到完成咀嚼的阶段，包括纳入食物和对食物进行加工 2 个过程；口腔推送期是指咀嚼形成食团后运送至咽的阶段，包括食团形成和运送到咽 2 个过程，口腔期均受主观意识支配。以下为口腔期吞咽障碍患者常见的典型症状及相应的推拿手法。

1. 张颌困难　中医上称之为"口噤""牙关紧闭"，正常情况下参与提下颌功能的肌肉有颞肌、咬肌、翼外肌上部和翼内肌；降下颌功能的肌肉有翼外肌下部、二腹肌、肩胛舌骨肌、下颌舌骨肌。因此治疗张颌困难主要是放松提下颌功能的肌肉群，激活降下颌功能的肌肉群。

（1）颞肌：很多脑卒中患者由于肌张力较高、疼痛或其他原因，会出现不同程度头前位的强迫体位，长期的头前位会使颞肌紧张而出现张嘴困难，这时治疗方法为纠正患者不良姿势加上颞肌的按摩。按摩放松颞肌时，患者仰卧，医者将指尖放在颞肌前部的上方，向内侧压紧，滑动指尖至颧弓，之后指尖向上放到肌肉上方近头部方向，按压，重复向颧弓处运动，直至操作覆盖整块肌肉，直到手下感觉肌肉放松；斜方肌、胸锁乳突肌及颈喉部肌群的推拿去活化，也有利于颞肌的放松。

（2）咬肌：患者仰卧，医者将拇指放在其上方，向内侧压紧，滑动拇指沿其肌纤维走行向下，如果此过程中发现紧绷的条索或痛性的结节，则可横跨肌纤维进行滑动或按压，直到手下感觉放松。

（3）翼内肌和翼外肌：患者仰卧，医者在下颌关节前方的位置，向上、下和前方寻找激痛点，轻轻按压，直到疼痛点消失；或将手指指尖放在下颌角下方，向上按压，在下颌骨内侧缘轻柔的滑动按摩。

2. 流涎、食物漏出唇外　出现流涎、食物等漏出唇外主要原因为口轮匝肌括约功能下降，口腔感觉功能下降不能及时有效地处理唾液，颊肌和舌肌感觉运动障碍推送唾液的能力下降等原因，因此针对该症状主要处理口轮匝肌、加强口腔内部感觉。

口轮匝肌：患者或坐或仰卧，医者戴好手套将拇指放在唇外侧，示指放在唇内侧，捏紧口轮匝肌，沿着肌纤维的走向进行环形按摩，方向一致，重复上述动作 5~10 分钟。

3. 食物残留在舌面中部或者颊沟、唇沟　正常情况下颊肌的收缩能够避免食物滞留于齿龈和面颊之间，起到保持食团在舌面上和牙齿之间以便咀嚼的作用，舌的功能就是将食物分到两侧，舌与颊肌完美配合成功搅拌食物使得食物在口中移动并形成食团。另外口腔内负压的形成也依赖于颊肌，因此针对该症状主要是对颊肌和舌肌进行推拿。

（1）颊肌：患者或坐或仰卧，医者戴好手套将拇指和示指分别放在口腔内外，口腔内手指对抗口腔外手指，夹紧颊肌，沿着颊肌纤维的走向进行按摩，如果此过程中发现紧绷的条索或痛性的结节，则可横跨肌纤维进行滑动并按压，直到手下感觉放松。

（2）舌肌：医者戴上手套，按照从前向后的顺序轻按揉舌体，直至覆盖整个舌体，持续进行 5~10 分钟。

4. 在吞咽前咳嗽、梗呛　如果伴有食物黏附在口腔，则可能是舌协调能力不足，无法含住食物所引起。另外，腭舌肌收缩可将软腭下拉与舌根接触，使口腔后部关闭，防止食物在咀嚼过程中掉入咽腔引起误吸，因此出现该问题也可能是腭舌肌的问题。因此我们主要处理腭舌肌和舌肌。

（1）腭舌肌：患者仰卧位，在患者舒适的情况下尽量张大口，医者将戴手套的指尖抵在舌根外侧缘腭舌弓处，轻柔地压紧腭舌弓，慢慢向上滑动，重复上述动作 5~10 分钟。

（2）舌肌：除了常规舌肌的训练外，医者戴上手套，按照从前向后轻按揉舌体，直至覆盖整个舌体，持续进行 5~10 分钟。

5. 食物滞留舌上，进食缓慢　食物移动和放置通过舌的活动控制，大部分食团的位置和运动由舌肌来完成，口腔过渡期延长可能与舌的前移、后移动作幅度不够或不协调，舌上抬幅度不够等有关，因此该症状主要与舌相关。

舌肌：训练舌上抬、舌前移、舌后缩等功能，除此之外，医者戴上手套，按照从前向后的顺序轻按揉舌体，直至覆盖整个舌体，持续进行 5~10 分钟。

（二）咽期吞咽障碍相关肌群的推拿治疗

中医上中风病也是引起咽期吞咽障碍的主要原因，从经络循行来说任脉"至咽喉"，足太阴脾经"上膈，挟咽"，足阳明胃经"从大迎前下人迎，循喉咙"，足少阴肾经"循喉咙，挟舌本"，正所谓"经脉所过，主治所及"，"腧穴所在、主治所在"，故一般循经推拿按摩能起到疏通经络、扶正祛邪的作用，除此之外也可局部选取廉泉等穴按揉 5 分钟。

西医脑血管意外引起的咽期吞咽障碍较常见，咽期是指吞咽反射启动，食团开始进入咽，结束于环咽肌松弛，食团进入食管，不受随意控制，一旦启动不可逆。以下为咽期吞咽障碍患者常见的典型症状及相应的推拿手法。

1. 腭咽封闭不全，食物进入鼻腔　正常情况下软腭上抬与后缩是封闭腭咽防止食物进入鼻腔的关键，主要参与该功能的肌肉为腭帆提肌。

腭帆提肌：该肌肉较难触及，一般处理腭腱膜，患者仰卧，在舒适的前提下尽量张大口，医者将戴手套的指尖抵在上腭正对上臼齿的内侧处，轻柔的压紧其上方，活动指尖到后咽，之后保持按压，沿软腭向中心滑动，重复上述动作 5~10 分钟。

2. 饮食呛咳、吞咽困难、吞咽之后将食物吐出　一般情况下，吞咽启动时，舌骨和喉部上抬及前移大约 2cm，正是由于其上抬才能保证呼吸道入口的关闭，防止误吸；由于其前移才能使食管上括约肌开放，食物得以顺利进入食管而不残留在咽部；另外喉部的上抬还可能与会厌的翻转有关，会厌成功翻转才能减少残留，且会厌翻转在喉部闭合中有重要作用。而参与该过程的肌肉主要为舌骨上下肌群。

（1）舌骨上肌群：患者仰卧，医者用拇指和示指定位舌骨，将拇指置于舌骨角内侧，轻压，向上慢慢滑动至下颌骨内表面中央，之后再次回到原来位置的旁边，慢慢滑动与第一次平行，重复上述过程，到耳下方结束，按摩 5~10 分钟。

（2）舌骨下肌群：患者仰卧，医者用拇指按压甲状软骨，用另一个手的指尖置于紧挨气管的胸骨柄上方和胸骨切迹处，轻压并缓缓滑动至舌骨处。重复该过程，直至覆盖锁骨并附着于胸锁乳突肌的扇形区域，按摩 5~10 分钟。

（3）门德尔松手法（Mendelsohn maneuver）：能有增加喉部上抬的幅度和时间，患者端坐位，医者将拇指和示指置于患者甲状软骨下方，嘱患者吞咽唾液，喉部开始抬高时，医者即推喉部并固定 3 秒，如此反复。

七、康复护理

（一）对管饲或气切患者进行充分护理

1. 口腔护理　吞咽障碍患者由于吞咽功能下降、咳嗽反射减弱或消失、唾液处理能力下降等原因，很容易引起误吸，是发生反复肺部感染的重要原因。护士根据患者的病情、自理能力等情况，给予不同的护理方法，无认知障碍及轻度吞咽障碍患者，一般采用含漱法、刷牙法；对于严重吞咽障碍、昏迷或气管套管等患者推荐使用负压冲洗式刷牙法，在冲洗口腔后及时将水吸走，既可有效清洁口腔，又可以避免误吸。

2. 人工管道的护理　护理人员对患者家属及陪护讲解人工管道的护理知识，对于气切套管患者还需对切口进行护理，保持气道湿滑，有需要的患者进行吸氧护理。

3. 吸痰和排痰护理　对于危重症、老年、昏迷、严重吞咽障碍、咳嗽无力、气切、误吸等患者常需进行吸痰护理。

4. 窒息处理　患者发生误吸后，现场及时急救至关重要，要迅速有效地清除异物，及时解除梗阻，之后送相关部门进行下一步处理。

（二）对经口进食患者严密观察和指导

在医生和言语治疗师的指导下，指导患者进食，如进食的姿势、食物的调配，确保患者安全有效的进食，保证患者营养。

（三）对吞咽障碍患者进行心理护理

多与患者沟通，关心体贴患者，与患者建立良好的关系，给患者解释不良的认知带来的结果，矫正他们的认识，更加理性地认识自身问题，也可以和患者家属联系，请其多给予患者亲情和陪伴，鼓励患者勇敢积极地配合治疗。

八、预防及预后

研究表明神经功能缺损程度越重，吞咽障碍患者进行康复训练和配合程度越差、难度越大，而对于神经功能损伤较轻、认知功能好且配合完成度高的患者，预后良好。年龄越大，卒中后发生吞咽障碍的概率越大，老年人由于身体处于退化状态，吞咽反射功能失调，吞咽肌群力量减弱，咽缩肌无力，食管功能减退等，影响了吞咽的启动和协调，故对于高龄的脑卒中患者应及时给予进食指导和吞咽相关康复训练，可以有效改善预后。高血压、高血脂、糖尿病等也是引起脑卒中后吞咽障碍的重要危险因素，因此控制好基础疾病，能在一定程度上降低卒中的风险。养成良好的生活习惯，不吸烟、酗酒，生活规律，饮食搭配合理，适当锻炼身体，均能够有效预防吞咽障碍。

（魏向阳）

第四节　言语功能障碍

一、概述

言语是指说话及表达的能力，是人类交流最基本的部分，其形成主要是由肺部喷出气体，经气管进入声道，通过呼吸、发声、共振、构音及韵律产生声音，实现交流的运动活动和实际过程，其中声道对声音的产生起着重要的作用，包括唇、舌、硬腭、软腭、咽、喉和声带。正常言语形成有三个环节：言语感受阶段（输入）、脑内言语阶段（综合）、言语表达阶段（输出），以上三个环节中任何一环受损均可发生言语功能障碍。患者由于言语障碍，导致与人沟通困难。言语障碍的发生将增加患者与外界交流的困难程度，产生多种不良情绪，影响患者语言功能恢复，严重影响患者的日常交流及生命质量。本节主要介绍失语症及构音障碍。

二、定义

言语功能障碍是指言语发音困难，嗓音产生困难，气流中断，或者言语韵律出现困难。常见的言语功能障碍有失语症、构音障碍、语言发育迟缓、听力障碍所致的言语障碍、脑瘫引起的言语障碍、口吃等。其中构音障碍又分为运动性构音障碍、器质性构音障碍及功能性构音障碍。

（一）失语症

失语症（aphasia）是言语获得后的障碍，指意识清楚的情况下，由于优势半球的语言中枢病变导致的语言表达或理解障碍，常表现为发音和构音正常但不能言语，肢体运动功能正常但不能书写，视力正常但不能阅读，听力正常但不能理解言语，即听、说、读、写、计算等方面的障碍。临床常见于脑梗死、脑出血、颅脑损伤等疾病，尤其是左侧大脑半球的损伤。常见的失语症有运动性失语（Broca 失语）、感觉性失语（Wernicke 失语）、命名性失语、完全性失语、传导性失语、分水岭区失语综合征。

（二）构音障碍

构音障碍（dysarthria）是指由于神经系统损害导致与言语有关肌肉的麻痹或运动不协调而引起的言语障碍，主要表现可能为完全不能说话、发声异常、构音异常、音调和音量异常和吐字不清。

1. 运动性构音障碍　是指由于神经病变、与构音有关肌肉的麻痹、收缩力减弱或运动不协调所致的言语障碍。

2. 器质性构音障碍　是指由于先天和后天原因的结构异常所致的构音障碍。临床上最常见的是由于唇腭裂所致的构音障碍，其次为舌系带的短缩。

3. 功能性构音障碍　是指发音错误表现为固定状态，但找不到明显原因的构音障碍。构音器官无形态结构异常和运动功能异常，听力在正常水平，构音器官发育已达正常水平，但构音存在错误与固定化。临床多见于儿童，特别是学龄前的儿童。

三、流行病学

有关调查数据显示，在脑卒中患者中约有 58%~71% 伴有程度不同的言语障碍，对患者的身心健康产生了严重影响。我国统计资料显示至少 1/3 的脑卒中患者可出现各种言语功能障碍。构音障碍可以单独发生，也可以与其他言语功能障碍同时存在，如失语症合并运动障碍性构音障碍。

四、诊断

目前言语障碍的诊断主要是利用病史所收集的资料，结合临床观察辨别和言语行为的评定，对患者的病情、目前状况，以及与病情有关的内容进行详细的分析，判定是否有言语障碍。其中失语症的诊断可根据失语症的测验得分及表现特征，参考患者的头颅 CT 检查进行诊断。首先确定有无失语，根据失语症测验得分结果，计算失语商（aphasia quotient，AQ）；再确定失语症的类型，根据语言的流畅度、理解能力、复述及命名评分特点，将失语归属相应的类型。

五、康复评定

言语障碍可表现在发音、语音连续、言语流畅及言语速度以及词义表达、口语和非口语的交流等方面，其筛查多采用量表法进行。

（一）失语症评定

1. 汉语标准失语症检查　汉语标准失语症检查（China Rehabilitation Research Center aphasia examination，CRRCAE）是中国康复研究中心听力语言科以日本的标准失语症检查为基础，同时借鉴国外有影响的失语评价量表的优点，按照汉语的语言特点和中国人的文化习惯所编制，亦称中国康复研究中心失语症检查法。本检查的总评分同西部失语成套测验（western aphasia battery，WAB）的失语症指数有较高的相关性（r=0.948），其敏感效应尺度为0.94，具有良好的信度和敏感度，总分在反映失语症严重程度方面具有良好的有效性，可以作为失语症患者的临床和语言康复中量化的指标。

2. 汉语失语成套测验　汉语失语成套测验（aphasia battery of Chinese，ABC）是由北医大神经心理研究室参考西方失语成套测验结合国情编制，ABC 由会话、理解、复述、命名、阅读、书写、结构与视空间、运用和计算、失语症总结十大项目组成。该检查可区别语言正常和失语症，对脑血管病语言正常者，也可检测出某些语言功能的轻度缺陷，通过测试可作出失语症分类诊断，且受文化差异影响较小。

3. 失语症严重程度评定　目前，国际上多采用波士顿诊断性失语症检查法（Boston diagnostic aphasia examination，BDAE）中的失语症严重程度分级。

（二）构音障碍评定

构音障碍评定主要包括客观评估和主观评估两个方面。构音障碍常用言语主观的评定方法有 Frenchay 构音障碍评定法和中国康复研究中心构音障碍评定法。

1. 主观评估

（1）Frenchay 构音障碍评定法：是从反射、呼吸、唇、颌、软腭、喉、舌、言语 8 大项和 28 细项来评价构音器官运动障碍的严重程度，能为临床动态观察病情变化、疗效判定等提供客观依据，并对治疗预后有较为肯定的指导作用。每细项按严重程度分 a~e 5 个等级，评定指标为 a 项数 / 总项数，评定级别为正常（27~28）/28、轻度障碍（18~26）/28、中度障碍（14~17）/28、重度及以上障碍（0~13）/28。

（2）中国康复研究中心评定法：该评定法主要评定有无构音障碍、构音障碍的种类和程度，推断原发疾病及其损伤程度，包括构音器官及构音检查两部分。

（3）GRBAS 分级评定法：分为 0 到 3 级，分别为正常、轻度障碍、中度障碍、重度障碍。现已广泛用于评估构音障碍，被许多研究者选择作为检验客观测试结果有效性的参考和基准。

2. 客观评估　客观评估是精密的仪器设备对构音器官和构音功能进行评估和检查，可以更精确地分析出构音器官的生理和病理状态，如喉肌电图、电声门图、电子腭位图、气体动力学和声学评估、语音分析图等。

六、推拿治疗

目前对于言语障碍的治疗尚无特效方法，也无相关系统评价或荟萃分析，也没有高证据强度的循证医学研究。本指南建议在完善相关康复评估的基础上，根据患者的语言能力为依据，施以不同的推拿手法，缓解肌肉紧张，促进组织修复，以恢复肌张力和运动功能，根据现有证据强度大小和循证医学证据原则，推荐以下三种方法。

（一）口周局部按摩

一项纳入 80 例言语交流障碍受试者的随机对照研究发现，操作时用手指轻柔的顺时针按摩口周穴位，每个穴位大约按摩 100 次，同时用示指和中指按摩甲状舌骨肌及其周围肌群，使上下唇部被动相碰，从而模仿发出声音；然后用手按摩口腔内肌肉，按照相应的手法按摩脸颊部位及牙床部位。每周 1~2 次，30 次为 1 个疗程，连续治疗 2 个疗程。此研究结果显示其推拿康复技术可改善口颜面功能，改善口肌协调能力和运动能力，让其能够灵活地控制自己的嘴唇和舌头，可显著提高发音功能和语言表达能力。

（二）喉部按摩

一项纳入 60 例嗓音障碍受试者的随机对照研究发现，推拿康复治疗可以用来减轻喉部肌肉的过度紧张，提高对肌肉状态的认识，可以帮助语音训练，降低声音基频 F0 和声压级 SPL。包括操作呼吸、喉部和关节肌，使用经典的抓握，抚摸、揉捏、摩擦和肋间拉扯，同时治疗激动肌和拮抗肌。每次 1 小时，疗程 5 次，前 3 次每隔一周进行，后 2 次每隔 1 个月进行。结束治疗后患者身体更加放松、声音耐力和声音质量都得到改善，同时通过对患者推拿康复治疗前后的录音进行声学分析也可以佐证这一点。

（三）穴位按摩

一项纳入 120 例痉挛性构音障碍受试者的随机对照研究发现由于发音功能与器官震动的关系及操作部位空间的局限性，推拿手法以振法及点按法为主，振法可对反射功能产生恢复甚至增强的作用，同时能通过增强肌肉的收缩力产生再生效用。选取廉泉、吞咽、发音、提咽穴，每个穴位指振法操作 1~3 分钟；再对人迎、扶突、天突采用拇指点穴，每个穴位 3 分钟；患者仰卧位，操作者一手扶下颌部，一手扶其头后枕部，双手协调用力，向后下方牵拉发音器官周围的肌肉 10 次。每日 1 次，1 个疗程 7 天，可治疗 3 个疗程。

七、康复护理

由于患者存在语言表达及理解等障碍，导致语言的恢复较为复杂且缓慢，容易出现焦虑、抑郁等情绪，进而对患者康复训练的主动性造成影响，延长疾病痊愈时间。因此，寻找一种有效方式使患者早日建立正确的交流途径，早期给予患者康复护理干预，同时对患者饮食进行指导，改善机体营养。强化心理疏导，鼓励安慰，并向其介绍成功病例，帮助患者树立战胜疾病的信心。

八、预防与预后

言语障碍常见于脑外伤、脑出血、脑梗死、各种代谢性脑病、神经系统变性病等各种脑血管病，预防的关键在于针对病因，改变不良的生活习惯、控制血压、血脂、血糖等，在预防脑血管疾病的同时预防语言障碍的发生。言语障碍的预后与原发病、病灶部位和大小、病情轻重程度、并发症的有无等因素相关，病灶范围越大，语言中枢损伤越大，言语障碍越严重，预后也越差。单一原发病灶的预后一般优于复发、多发病灶者。

（王念宏）

第五节　心肺功能障碍

一、概述

心肺功能指的是人的摄氧和转化氧气成为能量的能力。整个过程包括心脏泵血功能、肺部摄氧及交换气体能力、血液循环系统携带氧气至全身各部位的效率，以及肌肉使用这些氧气的功能，因此心肺功能评定包含心功能评定及肺功能评定。心血管和呼吸系统虽然分属于两个生理系统，但功能上密切相关，其功能障碍的临床表现接近，康复治疗互相关联。

二、定义

心肺功能障碍是各种原因导致的心血管和呼吸系统的功能障碍从而引起的心脏制血及泵血功能、肺部摄氧及交换气体能力、血液循环系统携带氧气至全身各部位的效率，以及肌肉使用这些氧气的功能出现衰退异常的疾病现象。心功能一般指心脏收缩功能和舒张功能，承担维持全身血液循环的任务。多种病因可造成心脏功能受损，如心肌细胞减少（心肌梗死、心肌炎）、应力负荷过重（机械和容量负荷）、心室重塑（心肌增厚和心室扩大）等。肺功能障碍一般有两方面原因：一为限制性肺部疾病，如肺纤维化等；二为阻塞性肺部疾病，如哮喘、慢性阻塞性肺疾病等。

三、流行病学

目前尚没有专门针对心肺功能障碍的流行病学调查，主要通过心肺疾病的患病率和治疗率来间接显示心肺功能障碍的流行病学情况。如 35~74 岁中国人群横断面调查显示，近 10 年来心肌梗死患病率有明显增加，男性为 0.7%，女性为 0.5%，估算心肌梗死后幸存患者中男性为 174.1 万，女性为 122.6 万。中国高血压调查最新数据显示，2012—2015 年我国 18 岁及以上居民高血压患病粗率为 27.9%，与之前 5 次全国范围内的高血压抽样调查相比，患病率总体呈增高的趋势。《中国居民营养与慢性病状况报告（2015 年）》指出，我国 40 岁及以上人群中慢性阻塞性肺疾病患病率为 9.9%，随着年龄增长而升高，男性患病率明显高于女性。

四、诊断

目前没有关于心肺功能障碍的具体诊断。其诊断主要根据引起心功能障碍和肺功能障碍的疾病而定，主要涉及冠心病、高血压、心律失常、心绞痛、心肌梗死、慢性阻塞性肺疾病、慢性支气管炎、哮喘等疾病的诊断。

五、康复评定

（一）基本病情评定

包括患者病因、诊断、病程、疾病相关的治疗过程、心肺疾病的相关药物和非药物治疗。伴发疾病评估包括有无合并哮喘、慢性支气管炎、糖尿病、高血压、心力衰竭，是否做过支架植入术、起搏器植入术等，心肌梗死患者需评估有无心力衰竭、室壁瘤等并发症；特殊评估检查包括心脏超声、冠脉CT、肺功能等指标。心肺疾病相关危险因素评估如血糖、血压、血脂、尿酸等，以及个人生活方式，如吸烟、饮酒、性格、运动习惯、职业等。家族史评估患者家庭中有无糖尿病、高血压、冠心病、免疫性疾病、过敏性疾病等家族史。

（二）心功能评定

1. 明尼苏达州心力衰竭患者生活质量问卷（Minnesota living with heart failure questionnaire，MLHFQ） MLHFQ是一项针对特定疾病的健康相关生活质量测量，评估患者心力衰竭对生理和情感生活方面影响的感知，是国际心力衰竭研究和临床实践中最常用的条件特异性评定量表。

2. 心肌梗死后生命质量量表（quality of life after myocardial infarction，QLMI） QLMI的原始版内部信度较低，没有进行因子分析，后来经过改进，形成了现在的MacNew心脏量表，有较高的效度、信度和反应度。主要用于心肌梗死的远期预后评估，是预测急性心肌梗死后病死率和致残率的独立指标，在世界范围内得到广泛应用，已经有多个国家的译本量表经过了信度和效度的验证。

3. 心电图运动试验（electrocardiogram exercise test，EET） EET是指采用定量运动负荷，逐步增加患者心血管系统应激能力，进行心血管功能评定和诊断的试验方法。这是目前筛查和诊断心血管病最常用的、最有价值的无创性诊断试验，尤其是冠心病。

4. 心功能分级评定 心功能分级是一种评估心功能受损程度的临床方法，心脏疾病患者按心功能状况分级可以大体上反映病情严重程度，对治疗措施的选择、劳动能力的评定、预后的判断等有实用价值。目前常用的评定方法是纽约心脏病协会提出的NYHA心功能分级，此外还有Killip心功能分级、Forrest心功能分级、6分钟步行心功能分级、Weber心功能分级等。

（三）肺功能评定

1. 圣乔治呼吸问卷（StGeorge's respiratory questionnaire，SGRQ） SGRQ由50个项目组成，分为症状、活动能力和疾病影响三个部分，可以敏感地反映治疗前后生活质量的变化，预测死亡风险。SGRQ最初设计用于哮喘和慢性阻塞性肺疾病，目前主要应用于慢性阻塞性肺疾病患者，很少在哮喘患者中使用。

2. MRC及mMRC MRC是一种5级尺度的自评量表，用于测量呼吸困难程度，mMRC已广泛应用于慢性呼吸疾病的流行病学调查及临床研究。我国慢性阻塞性肺疾病诊治指南（2007修订版）也推荐将其作为功能性呼吸困难的测评工具。对于慢性阻塞性肺疾病，当使用mMRC评估患者的症状时，它不会受到主观因素的影响，但对于心功能不全的患者，mMRC评估分级将受到一定程度的影响。然而，mMRC评估仍然在评估COPD分级中起重要作用，并且与COPD患者的分级严重程度密切相关。

3. Borg呼吸困难量表 Borg呼吸困难量表是对患者呼吸困难程度进行评分的量表，每一级尺度都标有提示呼吸困难的用语，患者可根据各自呼吸困难严重程度选择适合自己的那一级描述用语。如果患者呼吸困难严重程度超过最大限度10级，也可选择大于10的数字。该量表目前广泛用于在运动试验中测量患者呼吸困难的程度。

4. 慢性呼吸系统疾病问卷（chronic respiratory questionnaire，CRQ） CRQ为国际上常用的呼吸疾病问卷，是通过询问者管理，患者自我完成的问卷。CRQ较一般健康问卷能对慢性呼吸系统疾病治疗后的改变更敏感。

（四）生活质量评定

1. SF-36　SF-36是被国内使用最为广泛的生命质量调查量表，主要包括行为能力、舒适度和整体健康状况三大方面。

2. 疾病影响程度量表（sickness impact profile，SIP）　SIP也广泛应用于慢性病患者，对使用人群进行自理能力的评估以及患者的情绪状态和社会角色完成情况。SIP的信度和效度已被广泛验证，该量表的特点在于更加关注疾病相关的功能缺失，而非疾病本身，其适用人群和疾病范围较为广泛。

六、推拿治疗

（一）心功能障碍

推拿手法通过对经络进行传导，使其气血得以顺应，从而改善患者的心脏功能，针对冠心病、高血压等心功能障碍患者的治疗以及康复具有积极意义。一项纳入74篇文献的网状Meta分析，评价中医疗法对冠心病胸痹的疗效，结果显示膏摩或推拿结合贴敷可能是治疗冠心病胸痹的较好选择。另有5项随机对照试验，共纳入453名受试者，研究结果表明对于心功能障碍的推拿治疗，多采用按揉法操作于内关、风府、膻中及背部膀胱经的心俞、厥阴俞等穴位，采用掌摩法操作于心前区等，也可采用点法、揉法、扫散法操作于头面部的百会、四神聪等，同时结合按揉两侧膀胱经等肢体躯干部，以起到辅助配合作用。

操作方法：患者取俯卧位，医者采用㨰法、按法、一指禅推法、揉法在患者督脉及背部两侧膀胱经治疗5分钟，在心俞、神堂、厥阴俞以及背部压痛点采用按揉法治疗1分钟，在膀胱经及督脉采用擦法治疗，同时横擦腰骶部，以透热为度。接着患者取仰卧位，在膻中采用颤法治疗，分推胸肋部，按揉内关、合谷、足三里、三阴交，弹拨两侧极泉各1分钟。若患者存在颈椎棘突偏歪，则采用颈椎旋转定位扳法进行治疗；若患者存在胸椎关节紊乱或胸椎小关节紊乱，则采用胸椎对抗复位扳法治疗。

（二）肺功能障碍

推拿通过对局部及相关穴位刺激，可以缓解肺功能障碍患者的肌肉紧张度，纠正脊柱小关节紊乱，增加内、外呼吸肌的肌力，改善肺部和膈肌的通气状况，从而促进肺功能的恢复。其基础操作手法有按捏、摩擦、振动、活动肢体关节等，目前在成人肺康复中应用范围较窄，主要局限在叩背排痰技术以及患者运动能力恢复中的应用，而在小儿呼吸系统疾病的防治中推拿技术的地位极为重要。一项纳入18篇随机对照试验，共1 656例哮喘慢性持续期患儿的系统评价及Meta分析结果显示小儿推拿对于哮喘慢性持续期疗效显著，不仅可以改善患儿肺功能，还能有效预防哮喘发作和上呼吸道感染。另有5项随机对照试验，共纳入453名受试者，研究结果表明对于肺功能障碍的推拿治疗，多采用按揉法操作于中府、云门、天突、膻中等穴位，采用擦法操作于两胁肋部及背部，也可采用按揉法、㨰法操作于背部督脉、膀胱经的大椎、肺俞、心俞、膈俞、肾俞等穴位㨰法操作，同时结合按揉列缺、内关、丰隆、太溪等四肢部穴位，以起到辅助配合作用。

操作方法：患者取坐位，医者自上而下推桥弓穴，两侧各20~30次。自额至下颌分推至左右两侧，往返2~3遍。然后从前上方向后下方抹一侧头部胆经循行区域10余次，再换一侧。从头顶部到枕部用五指拿法，从枕部到颈部用三指拿法，重复3~5遍。自肩部拿至腕部，擦上肢内外两侧，以透热为度。患者取仰卧位，医者从天突以一指禅推至神阙，沿锁骨下缘至12肋横擦前胸部，往返2~3遍。两手掌分别于两肋间隙，沿肋骨向前下方斜擦两肋，往返2~3遍。患者取俯卧位，医者以一指禅推或按揉定喘、大椎、肺俞、脾俞、肾俞等穴，横擦肩背部至腰骶部，往返2~3遍，直擦大椎至腰骶部督脉部位。

（三）功法锻炼

功法锻炼是目前心肺康复中研究最多且被认可和接受范围最广的一项中医康复技术。一项系统评价和Meta分析结果表明，太极拳对于延长COPD患者6分钟步行距离、提高肺功能FEV1、FEV1%、FVC、FEV1/FVC指标，降低SGRQ评分、提高CRQ评分有益，能够有效改善COPD患者的运动能力和生活质量。另有多项研究表明传统功法锻炼对COPD、冠心病、哮喘等心肺疾病患者有所裨益。建议采用太极拳、八段锦、易筋经、五禽戏、六字诀等传统功法，干预周期3个月以上，每次20~30分钟，每周3次的运动频率为宜。

七、康复护理

心肺功能障碍的康复护理要求护理人员定期评估患者心肺功能相关指标，并制订针对性康复护理计划，根据需求动态调整护理计划。指导患者配合用力呼气技术进行有效咳嗽，保持和改善呼吸道的通畅，避免持续性反射性咳嗽，同时开展积极的呼吸和运动训练，改善胸廓活动。针对性选择可以提高全身耐力和肌肉耐力的作业活动，改善心肺功能，提高机体能量储备，恢复活动能力。加强营养支持，改善代谢功能，增强机体抵抗力，促进疾病的康复。此外，护理人员应细致观察患者的一言一行，对于不同的心理反应给予不同的心理康复，改善心理状态，建立“控制呼吸能力”的自信心。

八、预防及预后

循证医学表明心肺功能障碍的预防很重要，做好预防工作可延长患者寿命，提高患者生活质量。常见的预防通常包括保持良好的生活环境、合理的膳食结构、规律的生活方式等日常预防手段和加强呼吸功能训练、改善营养状况等康复预防手段。大多数患者进行积极的康复治疗，可以改善心肺功能，保障整体预后，部分患者随着心肺功能的损害，病情可逐渐加重，预后不良。

（吴云川）

第六节　盆底功能障碍

盆底功能障碍（pelvic floor dysfunction，PFD）又称为盆底缺陷，是指因盆底支持结构松弛而引起盆腔器官的位置和功能出现异常，如尿失禁、盆腔器官下垂、排尿困难、排便困难、大便失禁、会阴下降、盆底疝、性功能障碍以及慢性盆底痛等。盆底功能障碍在不同程度上影响患者日常工作、生活和交际，对性生活产生的影响往往导致夫妻关系冷漠，甚至使患者产生孤僻、自卑的不健康情绪，严重影响患者的生活质量。在PFD中，排尿障碍主要表现为尿失禁（urinary incontinence，UI）和尿潴留，尤其压力性尿失禁（stress urinary incontinence，SUI）更为常见；排便障碍主要表现为排便困难或大便失禁，临床上以排便困难更为常见。本节主要论述排尿障碍中的压力性尿失禁和排便障碍中的排便困难。

一、排尿障碍

（一）定义

UI是由于不自主的尿道和膀胱压力梯度改变使膀胱内压高于尿道内压而致的溢尿。SUI是指在没有逼尿肌收缩的情况下，由于腹内压的增加（如咳嗽、喷嚏、大笑、运动时）导致尿液不自主的溢出，其特点是在正常状态下无遗尿而腹压突然增高时尿液自动流出。

（二）流行病学

国际尿失禁顾问委员会（International Consultation on Incontinence，ICI）对世界范围内已有流行病学资料进行分析，发现妇女SUI的患病率为10%~40%。我国六大区（西北、西南、华北、华东、东北、中南）的流行病学研究结果是30.9%，也就是说约有1/3的中国女性遭遇尿失禁之苦，且随年龄增长而增加，在45~49岁年龄段的妇女达到高峰（65%）。男性较少发生SUI，只有少数有盆腔或前列腺手术史者会发生。值得注意的是，尿失禁与盆腔器官脱垂密切相关，80%的SUI患者合并盆底器官脱垂，而50%的盆底器官脱垂患者伴有SUI。

（三）病因病理

SUI分为两型，90%以上为解剖型SUI，是由盆底组织松弛引起；不到10%的患者为尿道内括约肌障碍型，为先天发育异常所致。盆底松弛导致解剖型压力性尿失禁的原因有以下几种：①妊娠与阴道分娩损伤；②绝经后雌激素减低或先天发育不良所致的支持薄弱；③尿道阴道手术；④盆腔巨大肿物；⑤肥胖、嗜烟和慢性阻塞性肺疾病。

SUI的发生与盆底组织张力下降关系密切。妊娠时由于重力、激素水平等方面的变化致使支持盆内器官的盆底肌张力减弱，松弛下陷，由水平位变为倾斜位，扩大了提肌裂孔，极大地削弱了盆底抗脱垂能力。分娩时则进一步造成盆底神经、肌肉的损伤。腹压增加已被公认为盆底功能障碍的重要病因之一，引起慢性腹内压增加的因素很多，如长期便秘（用力排便）、慢性呼吸道疾病、肥胖以及反复负重等，慢性便秘和咳嗽是导致盆底器官支持组织松弛（尤其是器官脱垂）的基本发病因素。

（四）诊断

SUI患者最明显的症状是患者在用力时（泛指腹压增大的各种运动）发生经常的、不自主的漏尿，或兼有尿频、尿急、尿不尽感或有下腹坠胀感。

1. 症状诊断　以患者的症状为主要依据，体征是指腹压增大时立即可看见尿道内有尿液溢出。另外，膀胱内压超过最大尿道压时发生不自主漏尿，且逼尿肌无收缩。

2. 分度诊断

（1）主观分度：通过询问病史即可区分。发生在咳嗽和打喷嚏时，每周至少发作2次，为轻度；发生在快步行走等日常活动时，为中度；发生在站立位时即发生尿失禁，为重度。这是临床最为常用的，也是最为实用的分度诊断方法。

（2）客观分度：最常用的为1小时尿垫试验，根据尿垫试验结果进行分度：≤2g为基本干燥，2~10g为轻度漏尿，10~50g为中度漏尿，>50g为重度漏尿。

3. 分型诊断　SUI分为解剖型SUI和尿道内括约肌障碍型SUI，90%以上为解剖型SUI。

（五）康复评定

1. 一般情况评定　通常先对有盆底肌功能障碍的患者进行全面的评估，主要是盆底功能障碍有关症状及严重程度、本次分娩情况、既往史、产科病史、用药情况、社会和精神压力情况。以上可以通过问卷的方式评估患者生活质量和功能障碍的严重程度。

2. 排尿功能评定 一般记录3~7天的排尿日记，是客观测量平均排尿量、白天和夜晚排尿次数以及尿失禁发作频率的可靠工具，3天排尿日记在临床较为常用。目前使用最广泛的尿失禁程度评定量表是国际尿失禁咨询委员会尿失禁问卷简表（International Urinary Incontinence Advisory Committee urinary incontinence questionnaire-short form，ICIQ-SF），主要用于评估女性尿失禁的发生频率、导致尿失禁的原因以及对生活质量的影响，评分越高代表症状越严重，其稳定性超过95%，Cronbach's α=0.72~0.88，Kappa值为0.71~0.92。但目前大量研究证实ICIQ-SF量表在评估中老年人群尿失禁症状较为常用，其他人群的适用情况仍需进一步研究。

3. 会阴部检查 主要检查会阴部有无伤口，伤口愈合情况，会阴体弹性、长度，阴道口能否闭合，是否有盆腔脏器脱垂。经产妇需评估子宫位置及复旧情况。检查会阴骶神经分布区的痛温觉，了解有无神经损伤。

4. 辅助检查

（1）影像学评定：影像学评定主要有超声、X线排便造影或膀胱造影、盆底MRI等。超声视野对于盆腔来说较小，分辨力对于盆腔深部软组织而言不足。盆底MRI检查有效克服了上述不足，对盆底解剖及功能状态可以通过它进行全面评价，在脱垂的类型及程度、缺损部位确定上，明显优于其他检查方法。

（2）尿动力学检查：此为临床上简单易行的检查方法。临床上通过尿动力学检查可以对压力性尿失禁做出客观分析判断，判断逼尿肌的排尿功能，通过膀胱内压力测定可以鉴别压力性尿失禁和急迫性尿失禁。

（六）推拿治疗

推拿治疗可以通过手法充分刺激腰骶神经，以此来增强患者逼尿肌的稳定性，抑制尿道括约肌张力，从而减少漏尿情况的发生。手法操作以腰骶部、腹部及下肢为重点施治部位，多采用按、揉、点、擦、震颤等手法。

1. 腰骶部手法 患者取俯卧位，医者立于其一侧。先按揉腰骶部，使患者感受到微热，再用拇指点按三焦俞、肾俞、气海俞、关元俞、膀胱俞、八髎、长强等穴，每个穴位各点按30秒，重点施术于八髎穴阳性反应点。最后用小鱼际横擦腰骶部，以透热为度。

2. 腹部手法 患者取仰卧位，医者立于其一侧。先进行摩腹，继而用一指禅推下腹部任脉、胃经、脾经、肝经，再用拇指点按中极、关元、气海、归来、天枢等穴，每个穴位各点按30秒，以得气为度，最后双手掌重叠施振颤法于关元穴达到热感，并向外阴或大腿放射。

3. 下肢部手法 患者取俯卧位，医者按揉双下肢后侧，并点按殷门、承山、承筋、委中、筑宾、阴谷等穴，每个穴位各点按30秒，以得气为度。患者取仰卧位，医者按揉双下肢前侧，并点按三阴交、阴陵泉、箕门等穴，每个穴位各点按30秒，以得气为度。

（七）康复护理

1. 心理护理 尿失禁给患者带来很大的心理压力，康复护理人员应热情对待患者，消除其不良心理因素，使患者树立恢复健康的信心，积极配合治疗与护理。

2. 皮肤护理 尿失禁会对患者皮肤造成刺激和损伤，必须加强皮肤护理，保持皮肤的清洁干燥。

3. 外部引流 女性患者可用女式尿壶紧贴外阴接取尿液；男性患者可置尿壶于外阴部

位接取尿液，或利用阴茎套外接尿管，但不宜长时间使用，每天须更换1次，清洗会阴部和阴茎，评估局部有无发红、水肿或破损，并使局部适当暴露干燥。

（八）预防及预后

SUI通常和盆底肌肉松弛有一定的关系，女性在生育以后容易出现盆底肌的松弛，需要适当进行提肛运动等康复训练，避免尿失禁的发生。日常生活中注意控制体重、避免体内雌激素低下和做好便秘的预防工作等，都能够降低尿失禁的发生概率。对已发生SUI的患者，应及早进行诊断及评定，选择正确合理的治疗方案以促进盆底功能的恢复，提高生活质量。其预后因人而异，轻中度SUI患者经推拿治疗后症状得以改善，同时配合盆底肌康复训练可以达到更好的效果，而重度或部分年龄较大的人群预后较差。

二、排便障碍

（一）定义

排便困难是指由于盆地肌协调障碍致使大便排出困难引起的排便障碍，常由于盆底肌、肛门括约肌在排便时的活动不能协调或感觉异常所致。

（二）流行病学

目前，在我国的慢性排便困难发病率并无准确数据，我国北方地区的流行病学调查显示，慢性排便困难的发病率在6.07%~9.18%，女性高于男性，随着年龄增加发病率明显增加，且农村发病率高于城市。北京地区流行病学调查显示，非患者人群排便困难的发病率为6.07%，而且排便困难与结肠癌、心脑血管及老年性痴呆等发生有关。

（三）病因病理

由于肛门直肠的感觉或动力异常，引起肛门外括约肌和耻骨直肠肌不能松弛，在排便时呈反向性增强，致使肛门痉挛。腹肌无力致使排便时直肠内压力不能升高，降低直肠压力和肛门压力的梯度，也导致排便困难。感觉异常的患者常表现为排便阈值提高，因而少有便意感，而长期用力排便也可损伤会阴神经，引起排便的刺激阈值升高，造成排便困难。

（四）诊断

在符合第四章第四节功能性便秘的诊断上，至少满足以下2条：①球囊逼出试验或影像学检查存在排出障碍的证据；②测压法、影像学检查或肌电图显示盆底肌肉不协调收缩（如肛门括约肌或耻骨直肠肌），或基础静息状态下括约肌压力松弛小于20%；③测压法或影像学检查发现推进力不足。

（五）康复评定

排便困难的康复评定可参考第四章第四节功能性便秘的相关康复方法和量表。

（六）推拿治疗

1. 成人推拿治疗　成人排便困难的推拿治疗可参考第四章第四节功能性便秘的手法操作。

2. 小儿推拿治疗　小儿排便困难的推拿治疗可参考第五章第五节小儿功能性便秘的手法操作。

（七）康复护理

1. 心理护理　针对患者焦虑和紧张的情绪给予安慰、解释和指导，使患者认识到建立稳定的排便习惯需要耐心和努力，并要树立信心。

2. 饮食调护　向患者讲解饮食种类、数量与排便的关系，指导患者饮食应注意以下几点：①宜多进食含膳食纤维丰富的食物，如各种新鲜蔬菜、水果、粗粮、薯类、笋类等，以促进排便；②多饮水，病情允许时每日液体摄入量不少于 2 000ml，有助于大便的软化；③适当食用有润肠通便作用的食物，如蜂蜜、芝麻、核桃、牛奶等；④忌饮烈酒、浓茶、咖啡，忌进食韭菜、蒜、辣椒等有刺激性的食物，少吃荤腥厚味之品。

3. 提供适宜的排便环境　为患者提供单独隐蔽的环境并保证有充裕的时间排便，排便时间一般不少于 20 分钟，患者有足够的排便时间并充分放松，无精神负担，才能使大便得以排空。

4. 采取舒适的姿势和体位　病情允许可协助患者取坐姿或蹲姿排便，利用重力作用增加腹内压，促进排便。对于手术患者，应在术前有计划地训练其在床上使用便器。

5. 重建正常的排便习惯　根据患者个人需要及每日治疗、活动安排，选择适宜的排便时间，养成定时排便的习惯。

（八）预防与预后

排便困难的预防重在生活方式的改变，通过合理的饮食和运动、多饮水以及建立良好的排便习惯等措施，可以缓解或预防便秘。其预后与患者生活习惯是否改善、是否存在病理生理的改变等密切相关。通常来说，单纯性排便困难患者经过积极治疗容易治愈，而顽固性排便困难患者多病程迁延，需长期治疗与调摄。

（李成林）

第七节　消化功能障碍

一、消化吸收不良

（一）概述

消化吸收不良是胃肠消化功能障碍的一种，系由多种疾病影响食物的营养物质不能被胃肠道正常消化吸收，进而造成腹泻，体重减轻，或腹痛腹胀、倦怠乏力、消瘦等综合征，常见于小儿脾胃功能不足、老年人消化功能下降、胃肠手术等。消化吸收不良从病因上可分为器质性消化吸收不良和功能性消化吸收不良，本节主要论述功能性消化吸收不良。

（二）定义

消化吸收不良是指各种原因引起的小肠消化、吸收功能减损，以致营养物质不能正常吸收，从粪便中排泄，引起营养缺乏的一种消化功能障碍，常表现为上腹部疼痛或烧灼感、餐后上腹饱胀和早饱感，可伴食欲不振、嗳气、恶心或呕吐等。

（三）流行病学

亚洲一项以罗马Ⅱ诊断标准的多中心研究显示，1 115 例消化吸收不良患者经胃镜检查后，其中 43% 诊断为功能性消化不良，其发病率为 8%~23%。国内 2 项研究亦提示有 69% 和 51% 消化吸收不良患者经检查后被诊断为功能性消化不良。我国广东城镇居民的问卷调查显示，消化吸收不良的患病率为 18.9%，高于亚洲发达国家的患病率，但低于亚洲其他发展中国家的患病率。患病率随年龄增长而升高，女性患病率高于男性。虽然人群中消化吸收不良的患病率很高，但总的就诊率不到 50%，以腹部症状明显、胃肠外症状较多者就诊率较高。

（四）病因病理

胃肠运动功能障碍是消化吸收不良的主要发病基础，约 40% 的消化吸收不良患者存在胃排空延缓，可能与胃电节律紊乱有关。内脏高敏感性、胃酸分泌增加、幽门螺杆菌感染均可引起上腹饱胀或疼痛等症状。此外，约半数以上消化吸收不良患者存在精神心理障碍，其症状的严重程度与抑郁、焦虑和恐惧有关。

（五）诊断

参考罗马Ⅲ诊断标准进行消化吸收不良的症状诊断：①餐后饱胀；②早饱感；③上腹痛；④上腹烧灼感。以胃镜检查作为消化吸收不良诊断的主要手段，以生化检查、腹部超声检查、消化系统肿瘤标志物检测为辅助检查，必要时行腹部 CT 扫描，对症状严重或常规治疗效果不明显的患者，可行胃电图、胃排空、胃容纳和感知功能检查以评估其动力和感知功能。

（六）康复评定

1. 疼痛评定　常用 VAS 对患者腹部疼痛程度进行量化评定。

2. 胃功能评定　主要采用胃电图进行评定，应用腹部体表电极记录的胃肌电活动，反映胃肠道不同区域肌电活动的整体变化。我国《胃电图检查及其评判标准（试行）》推荐，正常胃电频率为 3 次 /min，其变动范围为 2.4~3.73 次 /min。正常胃电波慢波百分比指胃电频率在 2.4~3.73 次 /min 范围内的百分比。健康人一般不低于 65%。

3. 胃肠动力学综合评定　可以评价患者胃肠动力恢复时间、单次排便时间、腹围、膀胱压等指标的变化情况。也可采用仪器法对患者胃肠动力检测，比如对直肠、肛管等胃肠道各部分压力进行检测，了解胃肠活动情况。

4. 胃容纳功能和感知功能评定　评价近端胃功能的“金标准”是电子恒压器检测技术，但检测费时费力，患者耐受性差，因而限制了该技术的普及。近年来，有人提出使用水负荷试验（water load test，WLT）进行近端胃功能评价，发现其结果与恒压器检查结果存在很好的相关性，而且较恒压器更接近生理状态，但目前对该试验的具体操作方法和量化标准尚无定论。

5. 心理功能评定　胃肠动力障碍患者症状的严重程度往往与抑郁、焦虑和恐惧等有关，可采用 HAMA 及 HAMD 对患者的精神心理状态进行评定。

（七）推拿治疗

根据消化吸收不良临床表现的不同，推拿手法的选择也有所不同。《中国功能性消化不良专家共识意见》（2015 年，上海）中认为穴位刺激对消化不良具有一定的疗效。一项评价针灸对比胃肠促动力药物治疗吸收消化不良疗效的 Meta 分析结果表明，穴位刺激治疗总有效率明显优于促动力剂，但该项分析纳入的研究文献质量偏低，结果可能存在偏倚。一项随机对照试验比较了经典穴位刺激及非穴位刺激治疗消化吸收不良患者的疗效，结果显示两者均能缓解症状，提示穴位刺激治疗虽然能改善症状，但是也不能除外安慰效应所起的作用。

1. 以脘腹胀痛为主要临床表现　患者取仰卧位，医者用一指禅推法、摩法在胃脘部治疗 5~8 分钟，使热量渗透入胃腑，接着按揉中脘、气海、天枢、足三里等穴，每穴各 30 秒，以酸胀为度。患者取俯卧位，医者沿脊柱两侧膀胱经自上而下推 5~10 次，按揉肝俞、脾俞、胃俞、三焦俞等穴，每穴各 30 秒。然后搓摩两侧胁肋，拍击背部膀胱经约 2 分钟。

2. 以便溏和食欲不振为主要临床表现　患者取仰卧位，医者用一指禅推法由中脘沿任脉推至气海、关元，往返治疗 5~6 遍。然后摩腹约 5 分钟，以腹腔内有温热感为佳。患者取俯卧位，医者用㨰法从脾俞至大肠俞，左右两侧各往返治疗 5 遍，重点在脾俞、胃俞、大肠俞、肾俞，再按揉长强穴 30 秒。然后直擦背腰部、横擦腰骶部，以透热为度。

3. 小儿推拿　小儿消化吸收不良的推拿治疗可参考第五章第三节小儿功能性消化不良的手法操作。

（八）康复护理

在健康教育时，护理人员需要讲解消化吸收不良的常见原因，帮助患者养成良好的饮食习惯，规律进食，饭前、便后要洗手，餐具要卫生。食品应新鲜、清洁，不吃变质食品，不暴食暴饮。同时，保持心情舒畅，减轻消化不良引起的精神压力，提高战胜疾病的信心。

（九）预防及预后

功能性消化吸收不良经适当治疗可得到有效控制，其预后良好。小儿患者通过推拿治疗可提高自身免疫，完善各脏腑器官生理功能，调动自身消化酶的生成以及吸收功能，从而改善消化吸收状态。其预防在于建立合理的饮食结构和习惯，注重规律的日常生活方式，防治胃肠道各种疾病和营养障碍性疾病。

二、胃肠动力障碍

（一）概述

胃肠动力障碍与功能性胃肠病密不可分，主要表现为各种消化道症状，胃肠动力紊乱是大多数功能性胃肠病发病的主要病理生理机制。一类是高级神经活动障碍导致自主神经系统功能失常，主要为胃肠运动与分泌功能失调，无组织学器质性病理改变，不包括其他系统疾病引起的胃肠道功能紊乱。另一类常继发于腹部手术，以食欲不振、腹痛、腹胀、恶心、早饱、呕吐、腹泻及排便困难等胃肠道症状为主要临床表现，可伴有其他功能性症状。

（二）定义

胃肠动力障碍指由于胃肠道平滑肌收缩蠕动力不足引起的一种消化功能障碍。广义上是指所有胃肠动力紊乱引起的，以各种消化道症状为临床表现的消化功能障碍；而狭义上主要指由胃肠运动节律、频率和腔内压力等改变所致的，无明显结构性病因存在的消化功能障碍。

（三）流行病学

一项根据罗马Ⅱ标准对广州健康常住居民 1 519 人进行随机整体抽样调查显示，功能性消化不良患病率为 19.8%，肠易激综合征患病率为 8.3%，功能性腹胀患病率为 11.0%，功能性腹泻患病率为 4.1%，功能性便秘患病率为 10.1%，调查人群中约 2/3 的人曾经出现过至少一种症状。虽然已有不少关于功能性胃肠病的流行病学调查报道，但缺乏全国范围的流行病学调查，这些疾病所产生的相关消化功能障碍的总体患病情况尚不清楚。

（四）病因病理

胃肠动力紊乱是胃肠动力障碍性疾病发病共同的、主要的病理生理机制。随着 2016 年罗马Ⅳ标准的发布，胃肠动力障碍性疾病的发病机制由单一的胃肠动力异常转变为包括神经胃肠病学和脑 - 肠互动等多方面的异常。该标准强调疾病症状的产生与动力紊乱、内脏高敏感、黏膜和免疫功能的改变、肠道菌群的改变，以及中枢神经系统处理功能异常均密切相关，上述各因素在疾病调控中可能并非独立存在，而是相互作用、相互影响、共同参与了疾病的发生。

（五）诊断

胃肠动力障碍性疾病种类繁多，缺乏统一的诊断标准，可累及胃肠道各个部位，包括胃肠动力性疾病和功能性胃肠病两大类，主要表现为吞咽困难、腹痛、腹胀、恶心、食欲减退、泄泻、便秘等一系列胃肠消化功能失常症状，涉及胃食管反流病、功能性消化不良、肠易激综合征、功能性腹胀、功能性腹泻和功能性便秘等消化系统疾病。根据胃肠动力传输的快慢可分为胃肠动力亢进和胃肠动力迟缓。

（六）康复评定

可参考第七章第七节消化功能障碍中“消化吸收不良”的康复评定部分。

（七）推拿治疗

我国《功能性消化不良中西医结合诊疗共识意见（2017）》中认为推拿对胃肠动力障碍有一定疗效，可以促进胃肠功能的恢复。一项纳入 16 个 RCT 的系统评价结果表明，推拿治疗功能性便秘在总有效率及中医病证诊断疗效标准有效率方面具有一定的优势，且不良反应少，可以改善功能性便秘的粪便性状、排便时间、排便频率等相关症状，但尚需要更多高质量、大样本的随机对照试验进一步验证其疗效。推拿施术部位主要以腰背部的督脉和足太阳膀胱经以及腹部为主，其次为胃经和肝经循行区域，推拿手法以按揉法、搓法、擦法、一指禅推法、摩腹等为主。另一项纳入 1 742 名受试者、16 个 RCT 的 Meta 分析结果显示在小儿腹泻的疗效方面推拿优于蒙脱石散，多数选择摩腹、揉脐、揉龟尾、推上七节骨、推脾经、推大肠、清小肠、揉板门、按揉足三里、捏脊等小儿特定穴作为目前临床治疗小儿腹泻的推拿基本方。

1. 胃肠动力亢进　患者取仰卧位，医者采用一指禅推法由中脘沿任脉推至气海、关元，往返治疗 5~6 遍。再逆时针施以摩腹约 5 分钟，以腹腔内有温热感为佳。患者取俯卧位，医者采用㨰法施术于腰背部督脉及膀胱经，左右两侧各往返治疗 5 遍，点按脾俞、胃俞、大肠俞、肾俞等穴各 30 秒，再按揉长强穴 30 秒。直擦腰背部，以透热为度。

2. 胃肠动力迟缓　患者取仰卧位，医者采用一指禅推法由中脘沿任脉推至气海、关元，往返治疗 5~6 遍，按揉双侧天枢穴 2 分钟。再顺时针施以摩腹约 5 分钟，以腹腔内有温热感为佳。患者取俯卧位，医者采用㨰法施术于腰背部督脉及膀胱经，左右两侧各往返治疗 5 遍，点按脾俞、胃俞、大肠俞、肾俞等穴各 30 秒，再按揉长强穴 30 秒以有酸胀感或有便意为佳，按揉支沟、足三里穴，每穴 1 分钟。

3. 小儿推拿　小儿胃肠动力障碍的推拿治疗可参考第五章第四节小儿腹泻和第五章第五节小儿功能性便秘的手法操作。

（八）康复护理

在健康教育时，普及胃肠动力障碍的症状、预防及治疗知识，帮助患者正确认识疾病，及时祛除发病因素。提醒患者养成良好的生活习惯和饮食卫生，建立一个合理搭配、进食规律的饮食习惯，少食多餐、吃容易消化的软食，避免吃辛辣刺激性强、生冷油腻、含纤维过多的食物，切忌暴饮暴食。同时，注意调节情志，保持良好的心态，树立战胜疾病的信心。

（九）预防及预后

胃肠动力障碍一般无器质性病变，预后良好。预防时除了要建立良好的生活习惯，及时排解工作压力，加强体育锻炼外，平时还可以进行摩腹操作，对天枢、中脘、足三里等常用穴位进行按压操作，以增强抗病能力，减少或避免胃肠动力障碍的发生。

（苏清伦）

参考文献

[1] 中华医学会神经病学分会帕金森病及运动障碍学组,中华医学会神经外科学分会功能神经外科学组,中国神经科学学会神经毒素分会,等.肌张力障碍治疗中国专家共识.中华神经科杂志,2020,53(11):868-874.

[2] 中华医学会神经病学分会帕金森病及运动障碍学组.肌张力障碍诊断中国专家共识.中华神经科杂志,2020,53(1):8-12.

[3] Albanese A, Bhatia K, Bressman SB, et al. Phenomenology and classification of dystonia: a consensus update. Mov Disord, 2013, 28(7): 863-873.

[4] 中国康复医学会.肉毒毒素治疗成人肢体痉挛状态中国指南(2015).中国康复医学杂志,2015,30(1):81-110.

[5] 胡兴越,王莉,蔡华英.肌张力障碍的诊断与治疗策略.浙江医学,2019,41(14):1457-1460.

[6] Kim Yushin, Hong Youngki, Park Hyung-Soon. A soft massage tool is advantageous for compressing deep soft tissue with low muscle tension: Therapeutic evidence for self-myofascial release. Complement Ther Med, 2019, 43: 312-318.

[7] 刘维红,刘涛.脑卒中后痉挛性瘫痪康复治疗进展.神经病学与神经康复学杂志,2019,15(1):67-72.

[8] 马鑫,励建安,朱毅,等.推拿治疗脑卒中后痉挛性瘫痪的经穴特点.中国康复理论与实践,2015,21(3):358-361.

[9] 严连凤,励建安,朱毅,等.推拿治疗脑卒中后痉挛的 Meta 分析.中国中医基础医学杂志,2015,21(12):1566-1568.

[10] 中华医学会骨科学分会关节外科学组,中国医师协会骨科医师分会骨关节炎学组,国家老年疾病临床医学研究中心(湘雅医院),等.中国骨关节炎诊疗指南(2021 年版).中华骨科杂志,2021,41(18):1291-1314.

[11] 中国医师协会骨科医师分会上肢创伤专业委员会,中国研究型医院学会关节外科专业委员会肘关节外科研究学组.肘关节僵硬诊断及治疗的专家共识.中华创伤骨科杂志,2019(9):737-742.

[12] 中国健康促进基金会骨病专项基金骨科康复专家委员会.骨科康复中国专家共识.中华医学杂志,2018,98(3):164-170.

[13] 王再生,韩坤元,李秋敏,等.社区老年人关节僵硬与健康相关生活质量的关系研究.中国全科医学,2020,23(1):75-79.

[14] Chen W, Yao J, Yang Y, et al. Relationship between subtalar joint stiffness and relaxed calcaneal stance position in cerebral palsy children with Valgus deformities. Biomed Res Int, 2018, 2018: 6576108.

[15] 罗详飞,陈兰,肖清清,等.基于疼痛和关节僵硬探讨肩周炎推拿策略.中国中医药信息杂志,2019,9:117-119.

[16] 中国健康促进基金会骨病专项基金骨科康复专家委员会.骨科康复中国专家共识.中华医学杂志,2018,98(3):164-170.

[17] 中华医学会骨科学分会创伤骨科学组,中华医学会骨科学分会外固定与肢体重建学组,中国医师协会创伤外科医师分会创伤感染专业委员会,等.中国开放性骨折诊断与治疗指南(2019 版).中华创伤骨科杂志,2019(11):921-928.

[18] 余翔,顾小华,王拥军.四肢骨折术后康复治疗进展.中国康复,2018,33(3):249-252.

[19] 于长隆 . 骨科康复学 . 北京：人民卫生出版社，2010.

[20] 苏继承 . 骨伤科康复技术 . 北京：人民卫生出版社，2008.

[21] 陶书英 . 早期介入康复治疗对骨折手术患者预后影响分析 . 按摩与康复医学，2020，11(8)：33-35.

[22] 徐云钦，李强 . 复杂性胫骨平台骨折术后膝关节僵硬的危险因素分析 . 中华损伤修复杂志（电子版），2015，10(4)：19-21.

[23] 王俊 . 中国卒中后认知障碍防治研究专家共识 . 中国卒中杂志，2020，15(2)：158-166.

[24] 汪亚男，顾艳荭，谢传桃，等 . 老年轻度认知功能障碍早期识别最佳循证证据总结 . 解放军护理杂志，2021，38(8)：55-59.

[25] 杨珊莉，蔡素芳，吴静怡，等 . 中西医结合康复临床实践指南·认知障碍 . 康复学报，2020，30(5)：343-348.

[26] 彭丹涛 . 国际新近认知障碍领域指南及共识 . 阿尔茨海默病及相关病杂志，2020，3(3)：174-176.

[27] 中华医学会老年医学分会老年神经病学组，脑小血管病认知功能障碍诊疗指南中国撰写专家组 . 脑小血管病相关认知功能障碍中国诊疗指南（2019）. 中华老年医学杂志，2019，38(4)：345-354.

[28] 何昊，关青，张浩波，等 . 新版轻度认知障碍临床指南概要 . 中华诊断学电子杂志，2018，6(3)：145-150.

[29] 中国痴呆与认知障碍诊治指南写作组，中国医师协会神经内科医师分会认知障碍疾病专业委员会 . 2018 中国痴呆与认知障碍诊治指南（五）：轻度认知障碍的诊断与治疗 . 中华医学杂志，2018，98(17)：1294-1301.

[30] 中国痴呆与认知障碍诊治指南写作组，中国医师协会神经内科医师分会认知障碍疾病专业委员会 . 2018 中国痴呆与认知障碍诊治指南（三）：痴呆的认知和功能评估 . 中华医学杂志，2018，98(15)：1125-1129.

[31] 张惠玲，钟冬灵，李涓，等 . 中国老年轻度认知障碍患病率的系统评价 . 中国循证医学杂志，2020，20(1)：17-25.

[32] 孙莉，项颗，李秀玲 . 推拿治疗轻度认知功能障碍的临床研究 . 中国现代医生，2010，48(23)：50-51.

[33] 李文龙，向秋平，范铜钢 . 太极拳对轻度认知功能障碍患者认知功能影响的 Meta 分析 . 中医临床研究，2021，13(10)：129-136.

[34] 朱自强，赵梦娟，赵春善 . 传统有氧康复运动对轻度认知障碍老年人认知功能影响的 Meta 分析 . 中医药导报，2020，26(10)：154-158，170.

[35] Margenfeld Felix, Klocke Carina, Joos Stefanie. Manual massage for persons living with dementia: A systematic review and meta-analysis. International Journal of Nursing Studies, 2019, 96: 132-142.

[36] Liu Fang, Shen Cuiling, Yao Liqun, et al. Acupoint Massage for Managing Cognitive Alterations in Older Adults: A Systematic Review and Meta-Analysis. J Altern Complement Med, 2018, 24: 532-540.

[37] Yu Liqiang, Liu Fang, Nie Pingying, et al. Systematic review and meta-analysis of randomized controlled trials assessing the impact of Baduanjin exercise on cognition and memory in patients with mild cognitive impairment. Clin Rehabil, 2021, 35(4): 492-505.

[38] 王玉龙 . 康复功能评定学 . 第 3 版 . 北京：人民卫生出版社，2018.

[39] 窦祖林 . 吞咽障碍评估与治疗技术 . 第 2 版 . 北京：人民卫生出版社，2017.

[40] 窦祖林 . 吞咽障碍康复指南 . 北京：人民卫生出版社，2020.

[41] Laura Allen, David M. Pounds. 基础临床按摩疗法：解剖学与治疗学的结合 . 第 3 版 . 赵文莉，吕中茜，译 . 北京：北京科学技术出版社，2018.

[42] 李超，张梦清，窦祖林，等 . 中国特定人群吞咽功能障碍的流行病学调查报告 . 中华物理医学与康复杂

志, 2017, 39(12): 937-943.

[43] 中国吞咽障碍康复评估与治疗专家共识组 . 中国吞咽障碍评估与治疗专家共识(2017 年版). 中华物理医学与康复杂志, 2018, 40(1): 1-10.

[44] 郝文杰, 冯学功, 武晓磊 . 缺血性脑卒中后吞咽障碍的危险因素分析 . 医学综述, 2018, 24(22): 4551-4554.

[45] 王如蜜, 熊雪红, 张长杰, 等 . EAT-10 中文版在急性期脑卒中后吞咽障碍评估中的信度效度评价 . 中南大学学报(医学版), 2015, 40(12): 1391-1399.

[46] 杨文爽, 黄厚强, 郑思琳 . 进食评估问卷调查工具 -10 对吞咽障碍筛检价值的 Meta 分析 . 现代临床护理, 2017, 16(8): 25-30.

[47] Giraldo-Cadavid L F, Alejandra María Gutiérrez-Achury, KaremRuales-Suárez, et al. Validation of the Spanish Version of the Eating Assessment Tool-10(EAT-10spa) in Colombia. A Blinded Prospective Cohort Study. Dysphagia, 2016, 31: 398-406.

[48] 武文娟, 毕霞, 宋磊, 等 . 洼田饮水试验在急性脑卒中后吞咽障碍患者中的应用价值 . 上海交通大学学报(医学版), 2016, 36(7): 1049-1053.

[49] 高岩, 高敏行, 姜李, 等 . 液体稠度定量联合果绿染色在气管切开吞咽障碍患者的应用 . 护理学杂志, 2018, 33(24): 57-60.

[50] 王莉, 纪美芳, 朱毅, 等 . 纤维内窥镜吞咽功能检查在吞咽障碍诊疗中的临床应用进展 . 中国康复理论与实践, 2019, 25(11): 1309-1314.

[51] 方萍萍, 郑茶凤 . 基于指南构建的脑卒中吞咽功能早期评估与分级管理方案的应用 . 中国老年学杂志, 2019, 39(17): 4143-4146.

[52] 况莉, 许燕玲, 章惠英, 等 . 脑卒中患者吞咽障碍相关临床实践指南内容分析 . 中国实用护理杂志, 2019, 35(6): 469-474.

[53] 周绍娟 . 脑梗死后吞咽障碍患者康复护理的文献分析 . 护理实践与研究, 2021, 18(12): 1802-1805.

[54] 董小方, 郭园丽, 吕培华, 等 . 脑卒中后吞咽障碍患者管理的最佳证据总结 . 中华现代护理杂志, 2019, 25(31): 4037-4046.

[55] 张秀英, 蒋红 . 2016 版成人脑卒中康复指南解读: 吞咽困难的护理 . 上海护理, 2018, 18(8): 5-8.

[56] 郑萍, 杨琳, 刘宁 . 脑卒中后言语功能障碍病人护理与管理的最佳证据总结 . 循证护理, 2022, 8(1): 19-22.

[57] 王润, 周春兰, 玉美, 等 . 卒中后失语患者言语康复管理的证据总结 . 护理学报, 2021, 28(11): 16-20.

[58] 李胜利 . 语言治疗学 . 北京: 人民卫生出版社, 2013.

[59] 慕俊杰, 李彩霞 . 口部肌肉运动训练对孤独症患儿言语功能及注意力的影响 . 湖北民族学院学报(医学版), 2019, 36(2): 88-89, 92.

[60] 李同军, 于志国, 刘旭东, 等 . 推拿结合针刺治疗痉挛性构音障碍的临床疗效观察 . 针灸临床杂志, 2017, 33(9): 27-30.

[61] 黄金容, 张峰, 陈福建, 等 . 推拿结合言语训练对不随意运动型脑瘫患儿音韵障碍的影响 . 康复学报, 2017, 27(2): 9-16, 21.

[62] 祝路, 吴春凤, 叶卉 . 综合康复护理在脑卒中后言语障碍患者中的应用效果观察 . 中国医学创新, 2019, 16(12): 80-83.

[63] 陈叶萍 . 康复护理干预在脑卒中后言语障碍患者中的应用效果评价 . 当代护士(下旬刊), 2019, 26(2): 128-131.

[64]《中国高血压防治指南》修订委员会. 中国高血压防治指南 2018 年修订版. 心脑血管病防治, 2019, 19(1): 1-44.

[65] Wang Z, Chen Z, Zhang L, et al. Status of Hypertension in China: Results from the China Hypertension Survey, 2012-2015. Circulation, 2018, 137(22): 2344-2356.

[66] 查慧贤, 刘扣英, 王晨, 等. 稳定期慢性阻塞性肺疾病病人运动康复的最佳证据总结. 护理研究, 2021, 35(22): 3985-3990.

[67] 李建生. 慢性阻塞性肺疾病中医康复指南. 世界中医药, 2020, 15(23): 3710-3718.

[68] 刘西花, 李晓旭, 毕鸿雁, 等. 中医康复临床实践指南·心肺康复. 康复学报, 2020, 30(4): 259-265, 269.

[69] 李际强, 白晓辉, 蔡倩, 等. 肺康复运动处方指南解读(ATS/ERS、BTS、ACSM 及 AACVPR). 临床肺科杂志, 2020, 25(1): 151-154.

[70] 袁月华, 解立新, 葛慧青, 等. 肺康复: 成功指南. 第 4 版. 北京: 人民卫生出版社, 2019.

[71] 胡大一. 心血管疾病康复指南. 北京: 人民卫生出版社, 2020.

[72] 王辰, 赵红梅. 呼吸疾病康复指南. 北京: 人民卫生出版社, 2021.

[73] 刘学君. 心肺康复训练对冠心病患者心肺功能和生活质量的影响研究. 中国疗养医学, 2020, 29(3): 284-285.

[74] 武亮, 董继革, 郭琪, 等. 中国社区心肺康复治疗技术专家共识. 中国老年保健医学, 2018, 16(3): 41-51, 56.

[75] 楼亚波, 汪群智, 盛美玲, 等. 心肺康复训练对 COPD 稳定期患者肺功能及生活质量的影响. 中国慢性病预防与控制, 2018, 26(5): 361-363.

[76] 刘西花, 毕鸿雁, 林远. 心肺康复治疗对冠心病患者心肺功能及生活质量的影响. 中国康复, 2014, 29(2): 93-95.

[77] 张顺华, 王伟中. 中医推拿治疗原发性高血压的临床效果和安全性观察. 心血管病防治知识, 2019, 9(27): 12-14.

[78] 王朝宏, 冉明山. 中医推拿治疗原发性高血压临床观察. 中华中医药学刊, 2010, 28(7): 1546-1549.

[79] 冯海艳, 薛晴, 冯丽丽. 循经推拿辅助护理路径干预对冠心病心绞痛患者的影响. 齐鲁护理杂志, 2017, 23(23): 36-38.

[80] 成磊, 周楠, 盛锋, 等. 内功推拿手法结合穴位贴敷治疗慢性支气管炎迁延期疗效观察. 现代中西医结合杂志, 2018, 27(5): 538-540.

[81] 张伟. 慢性阻塞性肺疾病应用推拿治疗的效果研究. 中国医药指南, 2015, 13(28): 195.

[82] 贺舒. 整体化康复护理在冠心病患者中的应用效果观察. 中国社区医师, 2020, 36(3): 170-171.

[83] 牛喜娟, 付翠翠, 李颖柯. 运动康复护理干预对冠心病慢性心力衰竭患者心功能及运动耐量的影响. 临床医学工程, 2020, 27(1): 91-92.

[84] 王晓娟, 方向阳. 慢性阻塞性肺疾病全球倡议 2019: 慢性阻塞性肺疾病诊断、治疗与预防全球策略解读. 中国全科医学, 2019, 22(18): 2141-2149.

[85] 臧凝子, 庞立健, 李品, 等. 中医肺康复标准化体系构建策略探析. 中华中医药杂志, 2020, 35(12): 5964-5970.

[86] 刘博通, 张明雪. 基于贝叶斯网状 Meta 分析的中医皮部疗法治疗冠心病胸痹的优化研究. 中华中医药学刊, 2020, 38(6): 99-104.

[87] 赵琦, 李海松, 冀美琦, 等. 推拿治疗原发性高血压的疗效和安全性系统综述及 Meta 分析. 中医杂志,

2018, 59(18): 1568-1573.

[88] 朱兰，郎景和．女性盆底功能障碍性疾病．北京：人民军医出版社，2008.

[89] 孙德荣．新编临床妇产科学．天津：天津科学技术出版社，2018.

[90] 中华医学会妇产科学分会妇科盆底学组．女性压力性尿失禁诊断和治疗指南．中华妇产科杂志，2017, 52(5): 289-293.

[91] 宋奇翔，廖利民．中华医学会压力性尿失禁指南(2019版)要点解读．实用妇产科杂志，2022, 38(6): 419-421.

[92] 俞旭君，高庆和．慢性前列腺炎中西医结合多学科诊疗指南．中华男科学杂志，2020, 26(4): 369-376.

[93] 蔡文智，孟玲，李秀云．神经源性膀胱护理实践指南(2017年版)．护理学杂志，2017, 32(24): 1-7.

[94] 王惠琴，马娟文，马明妍，等．女性盆底功能障碍性疾病的研究进展．实用妇科内分泌电子杂志，2019, 6(32): 17-18, 24.

[95] 刘娟，葛环，李环，等．产后盆底康复流程第二部分：康复评估——病史收集、盆底组织损伤及盆底功能评估．中国实用妇科与产科杂志，2015, 31(5): 426-432.

[96] 黄文莉，刘秀珍．早期盆底康复治疗对产后盆底功能障碍的疗效研究．吉林医学，2020, 41(1): 244-246.

[97] 孙智晶，朱兰，郎景和，等．盆底肌肉训练在盆底功能障碍性疾病中的作用．中华妇产科学杂志，2017, 52(2): 138-140.

[98] 丁曙晴．盆底功能障碍所致便秘的诊治策略．中华结直肠疾病电子杂志，2015, 4(2): 11-14.

[99] 陈小敏，邓学东．盆底功能障碍性疾病的诊断研究进展．中华医学超声杂志(电子版)，2018, 15(12): 912-925.

[100] Miwa Hiroto, Nagahara Akihito, Asakawa Akihiro, et al. Evidence-based clinical practice guidelines for functional dyspepsia 2021. J Gastroenterol, 2022, 57: 47-61.

[101] 柯美云．中国消化不良的诊治指南(2007大连)．胃肠病学，2008(2): 114-117.

[102] 吴捷，王雪峰．儿童功能性消化不良中西医结合诊治专家共识．中国实用儿科杂志，2022, 37(1): 7-11.

[103] 郃先桃，艾健．选择性脊柱推拿疗法对老年人动力障碍型功能性消化不良的疗效观察．老年医学与保健，2010, 6(16): 380-382.

[104] 林三仁．消化内科．北京：人民军医出版社，2014.

[105] 胡凌燕，刘红，张之娟，等．神经源性直肠功能训练在脊髓损伤患者直肠功能障碍治疗中的应用．护理实践与研究，2018, 15(19): 155-156.

[106] 中华中医药学会脾胃病分会．消化不良中医诊疗共识意见(2009)．中国中西医结合杂志，2010, 30(5): 533-537.

[107] 彭美霞，赵春梅，姚小燕，等．中医护理在急性胰腺炎患者胃肠动力障碍中的应用．护理实践与研究，2019, 16(19): 79-80.

[108] 许树长，孙会会．胃肠动力障碍与功能性疾病的诊治进展．上海医学，2017, 40(12): 720-722.

[109] 吴晓尉，季洪赞，许莲娥，等．针灸对比胃肠促动力药治疗功能性消化不良的Meta分析．中国中西医结合消化杂志，2015, 23(2): 100-104.

[110] 方燕平，黄于婷，陈典，等．推拿治疗功能性便秘有效性和安全性的系统评价和Meta分析．中国针灸，2021, 41(6): 691-698.

[111] 司梦冉，蔡君豪，王文奕，等．推拿与蒙脱石散治疗小儿腹泻效果比较的Meta分析．中国医药导报，2016, 13(19): 76-79.